Maria Peters

Ich will alles und noch mehr

Über das Buch:
Wir Frauen und Mütter schlagen uns beinahe unaufhörlich mit Problemen, wie zu viel Arbeit, zu wenig Zeit für uns selbst, Stress, hohen Anforderungen und Druck von allen Seiten herum. Gespickt mit jeder Menge guter Ratschläge und Weisheiten anderer „Leidensgenossinnen" und sonstiger Mitmenschen, treibt uns dies über kurz oder lang zielsicher in eine Sackgasse. Wir laufen in unserem eigenen Hamsterrad und kommen nicht mehr alleine heraus.

Die Geschichte einer Frau, die an den eigenen Anforderungen an ihr Leben beinahe zerbricht.

– *Ausgebrannt auf dem Weg zur Perfektion.* –

Maria Peters

Ich will *alles* und noch *mehr*

AUSGEBRANNT AUF DEM WEG ZUR PERFEKTION ...

1. Auflage, Februar 2015

Lektorat: Kornelia Schwaben-Beicht, www.abc-lektorat.de
Satz + Umschlaggestaltung: Alexandra Zwölfer, schmetterlingsfabrik.at
Umschlagfoto: © 123dartist / fotolia.de

Maria Peters
c/o AutorenServices.de
König-Konrad-Str. 22
36039 Fulda

ISBN 978-3-9503965-0-8

www.maria-peters.com

Inhalt

*Für Catrin, die leider viel zu früh
von uns gegangen ist*

„Gehe du vor", sagte die Seele zum Körper,
„denn auf mich hört sie ja nicht!"
„Gut, ich werde krank werden", sagte der Körper,
„dann hat sie Zeit für dich!"
(Unbekannter Autor)

Vorwort

Diese Geschichte basiert auf wahren Begebenheiten.

Mein Name ist Maria Peters, geborene Sanders. Ich bin mit Fabian verheiratet, und wir haben einen achtjährigen Sohn. Sein Name ist Luca.

Seit 19 Jahren übe ich leidenschaftlich den Beruf der Eventmoderatorin, Redakteurin und Sprecherin aus. Man könnte sagen, ich habe mein Hobby, das ununterbrochene Quasseln, zum Beruf gemacht.

Ich bin eine große Chaotin, aber zugleich auch eine Perfektionistin. Und genau das hat mich in mein persönliches Chaos gestürzt. Klingt sehr ambivalent, ich weiß, deshalb muss ich das an dieser Stelle auch genauer erklären.

Damals, vor acht Jahren, als alles begann und so kam, wie es kommen musste, setzten mir diese beiden gegensätzlichen Eigenschaften viel mehr zu als heute. Damals, als ich die ersten Anzeichen einer unerklärlichen Erschöpfung bei mir wahrnahm. Damals, als ich mir niemals hätte vorstellen können, einmal nicht mehr aus dem Bett zu kommen, weil die Erschöpfung so groß wurde. Damals, als alles immer perfekt sein sollte, ich mich aber stattdessen in meinem Chaos verlief.

Damals, vor acht Jahren, wurden meine gesamte Persönlichkeit, mein Tun und Handeln von diesem Gegensatzpaar völlig in Beschlag genommen. Die Perfektion zog die Zügel an, und das Chaos ließ sie wieder locker. Sie stritten sich oft mit mir – Engelchen auf der einen Schulter, Teufelchen auf der anderen – und trieben mich manchmal beinahe in den Wahnsinn.

Zu Hause wollte ich an sich, dass es perfekt aufgeräumt und sauber sein sollte. Was tat ich stattdessen? Außen hui, innen pfui! Ich warf alles einfach wild in irgendeine Schublade. Weg war es – zunächst. In meinem begehbaren Schrank sah es aus, als hätte eine Bombe eingeschlagen, so unaufgeräumt präsentierten sich dort meine Klamotten. Um das Chaos nicht mehr zu sehen, schloss die Perfektionistin einfach die Türe. Manchmal fand ich nach Monaten zufällig Kleidungsstücke wieder, von denen ich nicht mehr gewusst hatte, dass sie überhaupt existierten.

Ich behielt aber stets dieses „Chaos hinter den Türen" im Hinterkopf. Es beschäftigte mich. Ich wollte das ja nicht so, schließlich war ich doch eine Frau, die alles im Griff hatte.

In meinem Job suchte mich der Perfektionismus ganz schlimm heim. Hier konnte ich Chaos überhaupt nicht akzeptieren – das ist übrigens auch heute noch so. Alles muss sitzen, und ich will auf der Bühne eine gute Figur machen: Eloquent, empathisch und locker will ich sein und vor allem top vorbereitet. Es gibt für mich nichts Peinlicheres als einen Moderator, der chaotisch wirkt und auf der Bühne den Anschein macht, als habe er nichts im Griff.

Bei meinen Moderationen macht es mich total kirre, wenn der Veranstalter im Vorfeld unorganisiert ist. Alles muss penibel genau durchdacht sein. Ich will wissen, welches Programm mich erwartet. Es gäbe für mich nichts Schlimmeres, würde hierbei Chaos herrschen. Bei der Veranstaltung dann bin ich total locker, und nichts kann mich mehr erschüttern, selbst wenn dann doch nicht alles nach Plan läuft.

Was mein äußeres Erscheinungsbild betraf, so musste vor einigen Jahren jederzeit jedes einzelne Haar richtig liegen, und ich trug sogar Make-up und Wimperntusche auf, um nur mal schnell den Müll nach draußen zu bringen. Es wäre für mich undenkbar gewesen, ungeschminkt das Haus zu verlassen. Heute gehe ich schon mal unfrisiert und „naturbelassen" aus dem Haus, ohne gleich in Panik zu verfallen, es könnte mich vielleicht jemand sehen, den ich kenne.

Auch in der Kindererziehung wollte ich selbstverständlich alles perfekt machen. Dass dies aber ein Ding der Unmöglichkeit ist und jede Mutter früher oder später ihre Fehler macht, musste ich schließlich schmerzlich erfahren. Der Preis, den ich dafür bezahlen musste, war sehr hoch, und er ging auf Kosten meiner Gesundheit.

Ich wollte immer ein braves Kind haben, das ordentlich „Grüß Gott" sagt und „Bitte" und „Danke". Ein Kind, das aufs Wort folgt, nie quengelt, sich nicht schmutzig macht und quasi kein Eigenleben hat. Besonders schlimm war jedoch, dass ich es als mein persönliches Scheitern empfand, wenn die Erziehung mal nicht so klappte, wie ich mir das vorgestellt hatte, und Luca das machte, wozu er Lust hatte.

Kinder machen, wie ich jetzt auch weiß und akzeptiere, nicht immer das, was wir von ihnen erwarten. Gerade dann nicht, wenn wir vor Familie und Freunden unser „dressiertes Äffchen" präsentieren wollen. Ist es wichtig, dass das Kind immer frisch duftet und saubere Klamotten anhat, oder soll es Kind sein und sich auch mal so richtig im Dreck wälzen dürfen?

Manchmal verwandeln sich diese kleinen, hübsch herausgeputzten Vorzeigemodelle sogar in richtige Monster. Wenn sie sich schreiend im Supermarkt auf den Boden schmeißen und auf Durchzug schalten, ist unglaublich viel Coolness vonseiten der Mütter und Väter gefragt. Wir alle kennen diese Szenen …

Muss der Keks wirklich immer artig am Tisch gegessen werden? Es ist doch eigentlich scheißegal, ob Krümel auf den Boden fliegen. Das passiert uns Erwachsenen doch auch mal. Jedenfalls schont man sein Nervenkostüm, wenn man nicht ständig sofort mit dem Staubsauger hinterherrennt, nicht andauernd die Klamotten wechselt und sich auch nicht schämt, wenn das Kind mal unartig ist und wieder durchdreht.

Aber das war mir damals, vor einigen Jahren, so noch nicht klar. Das Engelchen namens Perfektionismus sah dies ganz anders.

Natürlich wollte ich auch eine gute Ehefrau sein, die in völliger Harmonie mit ihrem Partner lebt. Es sollte keinen Streit und auch keine Probleme geben. Es sollte einfach alles perfekt sein. Ich glaube, ich muss jetzt nicht extra erwähnen, dass dies unmöglich ist. Aber, sehr viele Jahre definierte ich mich darüber, wie gut ich als Ehefrau, Geliebte, Mutter, Hausfrau, Freundin und Geschäftsfrau funktionierte und darin auch erfolgreich war.

Kurzum, ich wollte die perfekte Frau sein, so, wie sie in den Köpfen irgendwelcher Unwissender aussieht, und damals auch in meinem: die Frau, die zwei Kinder im Arm und eines im Bauch hat, nebenbei am Herd den Kochlöffel schwingt und gleichzeitig am Telefon noch Geschäfte macht.

Heute weiß ich, es ist nicht das Wichtigste, dass frau perfekt aussieht, die Wohnung blitzeblank und das Kind ein Musterschüler ist. Viel mehr zählen die emotionale Intelligenz, Herzlichkeit, Gesundheit, Glück und Erfüllung in der Partnerschaft und wertvolle Freundschaften.

Das aber war ein jahrelanger, schmerzhafter Lernprozess für mich.

Auch heute hadere ich noch manchmal mit Perfektion und Chaos, aber ich lasse mich nicht mehr von ihnen unter Druck setzen, sie nicht mehr mein Leben bestimmen. Heute habe ich gelernt, viele Dinge lockerer zu nehmen.

So viel also zu meinem perfektionistischen Chaos.

Was gibt es noch Wichtiges über mich zu wissen: Ich bin siebenunddreißig Jahre alt, im Sternzeichen des Wassermanns geboren und liebe Tiere über alles.

Dieses Buch entstand aus den Geschehnissen der letzten acht Jahre meines Lebens. Diese Geschichte zeigt, wie man in den ganz persönlichen Wahnsinn abdriften, aber auch wieder mit Erfolg – wie ein Phönix aus der Asche – emporsteigen kann.

Meine Erfahrungen aus acht Jahren „Lehrzeit" – und sie ist noch immer nicht vorüber –, gespickt mit Ratschlägen und Informationen zweier Fachleute, einer Psychiaterin und einer Psychologin und Psychotherapeutin, sollen Mut machen und vielleicht auch ein Anreiz für ebenfalls Betroffene sein, über ihr Leben etwas nachzudenken, bevor die Situation so wie bei mir eskaliert.

Sie sollen früher um Hilfe schreien, beim Partner, Familie und Experten.

Wir berufstätigen Frauen und Mütter müssen alle täglich viel bewältigen, und es wird viel – oft zu viel – von uns erwartet. Wir packen Dinge wie Ehe, Kind, Haushalt, Beruf und Freundschaft wie selbstverständlich unter einen Hut; damit es harmonisch funktioniert, müsste der Tag aber mehr als vierundzwanzig Stunden haben.

Die Uhren im 21. Jahrhundert drehen sich immer schneller. Wir sind permanent erreichbar – auch wenn wir das vielleicht nicht sein sollten –, empfangen und beantworten E-Mails, während wir die Hausaufgaben unserer Kinder kontrollieren, den täglichen Einkauf machen, kochen oder Staub wischen.

Zusätzlich steigen unsere Ansprüche. Wir wollen am liebsten zwei Pkws in der Einfahrt unseres großen Einfamilienhauses stehen haben, einen riesengroßen Garten, mehrmals im Jahr Urlaub machen und einen Lebensstandard haben, der keine Wünsche offen lässt. Der Preis, den wir aber dafür zahlen, ist sehr hoch, und manchmal kostet er uns sogar unsere kostbare Gesundheit.

Dies ist eine Leidensgeschichte, so, wie sie das *wahre* Leben geschrieben hat, jedoch mit Happy End.

Auch die Männer lade ich herzlich ein, „Ich will alles und noch mehr“ zu lesen. Zum einen sind auch sie nicht davor gefeit, in ihre persönliche Bredouille zu geraten – auch wenn sie das oftmals glauben. Zum anderen werden sie dadurch sicher manchmal ihre „Prinzessinnen“ besser verstehen.

Die Namen der Personen in diesem Buch, außer die der beiden Fachleute, wurden bewusst geändert, da es sich um meinen engsten Familien- und Freundeskreis handelt.

Viel Spaß beim Lesen
Ihre Maria Peters

Kapitel 1

Die Neuigkeit

– April 2006 –

Morgen habe ich einen Termin beim Hautarzt – zur Fett-Weg-Spritze. Die hat mir eine Kollegin empfohlen. Angeblich soll das Fett damit nur so dahinschmelzen. Es brauche nur ein paar Sitzungen, und schon würde man damit dem lästigen Übel zuverlässig auf die Pelle rücken, hat sie mir berichtet.

Die Assistentin des Arztes hat mich heute gefragt, ob eine Schwangerschaft auch sicher ausgeschlossen sei. Ich denke schon … Deshalb habe ich die Frage auch ganz mutig bejaht. Allerdings, so genau kann eine Frau das doch nie wissen, oder?

Meine Tage lassen zwar schon wieder auf sich warten, aber das ist nichts Neues bei meinem verwirrten Zyklus. Meine Frauenärztin hat mir allerdings vor Kurzem Gelbkörperhormone verschrieben, die ich gerade einnehme. Sie meint, so müsse sich mein Zyklus wieder in Ordnung bringen lassen, und ich sollte in Kürze meine Monatsblutung bekommen. Na ja, sei's drum, sicherheitshalber flitze ich noch schnell in die Apotheke und kaufe mir einen Schwangerschaftstest.

Warum lächeln Apothekerinnen beim Einkauf solcher Produkte nur immer so überaus nett? Ist ja ganz sympathisch, aber …

So einen Test zu kaufen, ist eines *der* Dinge, die ich in der Apotheke leise flüstere. So, als wäre es überaus peinlich, eventuell schwanger zu sein. So peinlich, wie Salbe gegen Fuß- oder Scheidenpilz zu kaufen oder Antidepressiva.

Endlich zu Hause angekommen – es ist bereits 17.00 Uhr –, lege ich, nach vorschriftsmäßiger Anwendung, das Ding neben die Toilette auf den Kosmetikeimer und verlasse den Raum. Der Haushalt ruft. Ich muss noch jede Menge Dinge erledigen: Wäsche waschen, Bügeln, Spülmaschine ausräumen, sauber machen und tausend andere Kleinigkeiten. Den Moderationstext muss ich heute auch noch fertig schreiben.

Mensch, bin ich müde! Vor allem müde, ständig dieses Chaos zu beseitigen. Irgendwie hört das nie auf. Eine echt undankbare Arbeit. Kein Lob, kein Dank, und nichts bleibt lange da, wo es hingehört. Und dabei habe ich noch nicht einmal ein Kind, das zu dem ganzen Durcheinander noch das Seine beiträgt und meine Wohnung mit Spielzeug verwüstet.

Apropos Nachwuchs: der Test! Den hab ich völlig vergessen!

Nur so nebenbei werfe ich schnell einen Blick auf das massiv zukunftsveränderte Teil und bekomme plötzlich eine Pulsfrequenz von einhundertachtzig.

Zwei Striche! Ich schaue noch einmal genauer hin, weil ich das nicht glauben kann. Sicher hab ich was falsch gemacht. Gut, dass ich mir gleich zwei Tests mitgenommen habe, die gab's im Angebot. Schnell noch einmal die Gebrauchsanweisung durchlesen, und auf geht's in die zweite Runde.

Mir ist irgendwie übel.

Vorhin verging die Zeit wie im Flug, jetzt zieht sich jede Sekunde hin wie Kaugummi. Die Minuten, die ich warten muss, dauern gefühlt Stunden. Tausend Gedanken rasen durch meinen Kopf. Fabian will derzeit noch kein Kind. Gerade hat er seine neue Arbeit begonnen, wir sind in unsere Eigentumswohnung gezogen und wollen jetzt unser Leben erstmal so richtig genießen. Und ich will auch nicht schwanger sein. Zumindest jetzt noch nicht.

Später wollen wir Kinder haben, aber jetzt finden wir beide, ist noch nicht der richtige Zeitpunkt dafür. Fabian wird durch seinen neuen Job viel im Ausland sein, und am Wochenende arbeitet er noch nebenbei als DJ. Da will ich nicht immer alleine bei unserem Kind zu Hause sitzen und warten, bis er nach Hause kommt.

Auch in meinem Job läuft es prima. Ich bin derzeit sehr gut gebucht. Durch meine Selbstständigkeit bin ich immer von neuen Aufträgen abhängig, und eine Babypause könnte mich ganz schnell ins Abseits befördern. Die Konkurrenz schläft nicht. Außerdem – wenn ich ehrlich bin – habe ich mächtigen Schiss davor, Mutter zu sein. Ich werde nächstes Jahr dreißig, aber trotzdem bin ich noch nicht so weit, so viel Verantwortung zu übernehmen.

Die Zeit ist um. Im Bad ist es plötzlich furchtbar kalt, ich zittere. Kann sich mein Leben wirklich so schnell ändern? Hoffentlich nicht!!

Eigentlich will ich gar keinen zweiten Blick riskieren. Ich schaue in den Spiegel und sehe, wie verängstigt ich bin. Immer schon haben Fabian und ich uns ein Kind oder vielleicht auch ein zweites gewünscht, aber wir wollten es besser planen, zuerst den richtigen finanziellen Background schaffen.

So weit sind mir im Moment aber noch nicht.

Ich denke, und vor allem habe ich Angst, dass jetzt nicht der richtige Zeitpunkt ist. Fabian ist ja auch noch dazu vier Jahre jünger als ich.

Ein Kind zu bekommen, ist doch das größte Geschenk auf Erden, heißt es. Viele Frauen würden alles darum geben. Sie mühen sich oft jahrelang erfolglos ab und werden einfach nicht schwanger. Und ich? Bei mir hat es vielleicht jetzt geklappt, aber ich kann diese frohe Botschaft derzeit einfach noch nicht schätzen.

Und ich möchte diesen verdammten zweiten Test nicht kontrollieren!

Starke Selbstzweifel überkommen mich. Was ist, wenn? Bin ich überhaupt schon reif für diese große Aufgabe? Ein Kind, Mutter sein …

Die Situation scheint mir ja jetzt schon über den Kopf zu wachsen, und dabei hat meine Mutterschaft noch nicht einmal begonnen. All die Dinge wie Stillen, Wickeln, Erziehung und Nachtwachten bei einem kranken Kind erwarten mich doch erst, falls ich …

Riskier doch endlich den Blick. Ich will aber nicht! Ich sehe, wie mein Spiegelbild vehement den Kopf schüttelt.

Und dann die Schwangerschaft – keine Ahnung, ob mein Körper dieser Herausforderung gewachsen wäre! Irgendwie traue ich ihm das nicht zu, dass er so ein Wunderwerk fabrizieren und auch austragen kann. Es ist doch ein Wunder, oder?

Diese von Angst geprägten und mutlosen Gedanken rasen durch meinen Kopf. Ich bin verzweifelt und überfordert zugleich. Ich kauere mich auf den kalten Fliesen zusammen und bin wieder einmal nicht Frau der Lage. Anstatt mich zusammenzureißen, meine Frau zu stehen und den Tatsachen ins Auge zu blicken, sitze ich einfach nur da und bin wie gelähmt.

Diesen Moment, sofern es tatsächlich so sein sollte, hatte ich mir komplett anders vorgestellt: Ich wollte meinem Mann diese freudige Nachricht mit der Übersendung süßer Babyschühchen ins Büro überbringen – und jetzt? Ich sehe mich in naher Zukunft schon als alleinerziehende Mutter, die irgendwie mit diesem ganzen Chaos über die Runden kommen muss.

Obwohl ich am ganzen Körper zittere, bricht mir der Schweiß aus. Ich erlebe die reinste Achterbahnfahrt der Gefühle. Das kann doch nicht sein … Aber, wenn doch?

Wir hatten doch nur ein einziges Mal ungeschützten Geschlechtsverkehr. Wir sind erwachsene Menschen und haben ein einziges Mal nicht an die Konsequenzen gedacht. So etwas Großes gehört aber doch geplant. Das sollte nicht einfach … passieren.

Ich wollte mich immer auf eine Schwangerschaft vorbereiten können. Hätte ich nicht auch die ersten Anzeichen erkennen müssen?

Müde und abgeschlagen habe ich mich in letzter Zeit oft gefühlt, aber ich dachte bloß, ich schleppe etwas Virales mit mir rum. Ich habe nicht auf meinen Körper gehört, weil ich an die Möglichkeit, schwanger zu sein, nicht einen einzigen Moment lang gedacht habe. Es gibt schließlich auch Tausend andere Dinge, an die ich tagtäglich denken muss, bei meinem Job, für den Haushalt und für Fabian.

Außerdem kenne ich dieses Abgeschlafftsein bei mir. Ich bin oft müde und schleppe mich durch den Tag. Seit einigen Monaten schon erscheint mir sogar der normale Alltag anstrengend.

Während ich da so zusammengekauert sitze und den Blick hin zu dem Schwangerschaftstest vermeide, entdecke ich auf dem Kachelboden schon wieder überall Staubflusen. Es ist zum Haare raufen! Die Arbeit, der Haushalt – und jetzt vielleicht noch bald ein Kind.

Mein ständiger Hunger – ist das nicht auch ein unverkennbares Zeichen für eine Schwangerschaft?

Mein Appetit war in letzter Zeit nicht gerade von schlechten Eltern, eine Schwäche, die ich eigentlich nicht zulassen darf. Deshalb war ich ja auf die Idee mit der Fett-Weg-Spritze gekommen.

Im Moment könnte ich aber wirklich die ganze Zeit nur essen. Ich habe ständig Appetit auf ungesunde Lebensmittel wie Leberkäsesemmeln, Pommes frites und Gummibärchen. Schlechte Kohlehydrate und Fett machen aber dick. Basta. Und das in jeder Form, das weiß doch jedes Kind.

Ich erinnere mich: Meine erste Diät habe ich schon im zarten Alter von zwölf Jahren begonnen. Seitdem denke ich: Ein tolles Gefühl ist das, sich und überhaupt alles unter Kontrolle zu haben. Schwach sind die, die unkontrolliert und wahllos in sich hineinfressen!

Gott sei Dank ist mir schon seit ein paar Tagen immer wieder übel, so halte ich automatisch auch meinen derzeitigen Heißhunger etwas im Zaum. Boah, ich hab echt eine an der Waffel! Da freue ich mich, dass mir speiübel ist, nur damit ich nicht esse … Was ist nur aus mir geworden?!

Andererseits ist es doch allzu verständlich, dass ich auf das Äußere achte. Ich bin Moderatorin und Redakteurin beim hiesigen Stadtsender.

Präsenz in der Öffentlichkeit und im Rampenlicht stehen verbieten jedes Gramm zu viel auf den Hüften und verlangen ständig perfektes Aussehen. Zumindest bläuen uns dies all die Hochglanzmagazine und Fernsehshows ein. Die ständig darüber berichten, dass zum Beispiel der Hintern von Jennifer Lopez noch draller und brasilianischer geworden sei.

Die Leute sind grausam: Müssen die einen ständig nur aufs Erscheinungsbild reduzieren? Wissen die überhaupt, welch großen Druck das bei einer Moderatorin wie mir erzeugt? Aber das ist denen ja egal. Allerdings – ganz ehrlich, mittlerweile denke ich sogar selbst schon oft so oberflächlich.

Aber trotzdem: HALLO? Ich kann auch was!!

Ich bin nicht nur der optische Aufputz des Fernsehsenders.

Unser Programm ist zwar etwas oberflächlich, frei nach dem

Motto „Sehen und gesehen werden", aber das ist nun einmal der Auftrag eines Regionalsenders. Trotzdem würde ich mir mehr Aufmerksamkeit für meine Arbeit und nicht nur für mein Äußeres wünschen.

Vor einigen Wochen entflammte doch tatsächlich eine heftige Diskussion über einen blauen Schal, den ich mir erlaubt hatte, bei einer Moderation zu tragen. Ob er gefiel oder nicht – ich finde, es ist ein Wahnsinn, dass so etwas Unwichtiges überhaupt zum Thema wird.

Ob ich zu- oder abgenommen habe und ob mein Kopf noch zu meinem Körper passt, ist doch ganz alleine mein Problem und nicht das der Zuschauer. Spielt es denn wirklich eine entscheidende Rolle, ob ich Brille trage oder nicht, mir die Haare schwarz oder blond färbe, ein Kleid oder Hosen trage? Da geht's echt um meine Fähigkeiten und mein Können, oder? Aber die Medienbranche ist knallhart und oft auch oberflächlich.

Früher standen große, langbeinige, wunderschön schlanke Models an unserer Stelle vor der Kamera. Keine ausgebildeten Moderatorinnen. Nein, Mädels aus einer Modelagentur. Das muss man sich einmal vorstellen.

„Die Zuschauer wollen angeblich Ästhetik im Fernsehen, und das bieten nun mal nur schlanke, adrette Menschen", meint so mancher Fernsehboss auch heute noch.

Das Schlimme daran ist, dass ich ihnen zum Teil recht geben muss. Ich ertappe mich auch immer wieder dabei, lieber das Schöne anzusehen: gut aussehende Menschen, schöne Kleidung … Stellt sich nur die Frage: Was ist schön? Ist das, was mir gefällt, auch für andere schön? Ist Schönheit nur dann da, wenn der Körper wohlproportioniert ist, die Haut rein und faltenfrei, die Haare perfekt gestylt?

Aber heißt es nicht so schön: Auf die inneren Werte kommt es an? Pah! Seien Sie mal ehrlich zu sich selbst: Auf was achten Sie, wenn Sie einen Menschen kennenlernen? Ich glaube, wer behauptet, auf die inneren Werte zu achten, insbesondere bei der Partnerwahl, der belügt sich selbst. Wie soll das auch bitte gehen? Schließlich zählt der erste Eindruck, und der funktioniert nun mal zunächst übers Auge und andere Sinne. Der wahre Charakter, ob unschön oder schön, offenbart sich oft erst viel später, manchmal zu spät.

Wenn ich so darüber nachdenke, ist es beinahe zum Lachen – oder doch eher zum Heulen? Zum einen rege ich mich über diese Oberflächlichkeiten auf, und zum anderen mache ich selbst mit. Das soll mal einer verstehen.

Natürlich achte auch ich penibel auf mein Aussehen, nicht nur wegen meines Jobs. Und auch für mich ist es ein Zeichen von Schwäche, sich gehen zu lassen. Die Anforderungen, die ich an mich selbst stelle, sind sehr hoch. Disziplin, Perfektion und Kontrolle in allen Bereichen – na ja, sagen wir mal in fast allen Bereichen – lautet meist mein Credo.

Disziplin, Perfektion und Kontrolle … Mit Kind …?

Und dann schaue ich auf das zweite Testergebnis.

Seit einer halben Stunde kauere ich hier und bin immer noch nicht weiter. Feigling!, schimpfe ich mich. Fabian sitzt oben im Büro und arbeitet – wie immer. Wie bringe ich meinem Freund am besten bei, dass er in nur vierzig Wochen bereits Vater sein könnte?

Reiß dich zusammen, du Luschi, und zieh das jetzt durch!

Mit weichen Knien und tränenüberströmt erklimme ich die Stufen ins obere Geschoss, als wäre es ein unüberwindbares Massiv.

Fabian, der über seinen Unterlagen grübelt, sitzt am Schreibtisch und ist im Geist meilenweit von zu Hause entfernt. In Sekundenbruchteilen katapultiert ihn mein desolater Auftritt ins Hier und Jetzt zurück.

„Maria, was ist denn mit dir passiert?“, fragt er entgeistert und springt auf.

Völlig aufgelöst und dem Nervenzusammenbruch nahe, falle ich in seine Arme.

„Wir … wir bekommen ein Kind, Schatz“, schluchze ich ihm die Neuigkeit entgegen.

„Das kommt jetzt zwar … etwas überraschend, aber grundsätzlich ist das doch wunderbar. Warum bist du so am Ende?“ Er strahlt mich an und nimmt mich in den Arm, was mich total verblüfft.

„Ich dachte, du willst im Moment noch kein Kind? Um gar keinen Preis! Das … das hast du mir mehr als einmal gesagt.“

Ich heule in seinen weißen Hemdkragen, während er mir zärtlich über den Rücken streichelt und mit beruhigender Stimme versucht, mich aufzumuntern.

„Schatz, wir sind seit über fünf Jahren ein Paar. Wir schaffen das schon. Was spricht dagegen?“

Trotzdem wollen bei mir die Tränen nicht aufhören, und ich hauche verzweifelt: „Ich glaub, ich … schaff das alles nicht! Was ist, wenn ich als … Mutter kläglich versage?“

Es überkommen mich Selbstzweifel ohne Ende. Ich habe doch keine Ahnung davon, was man als Mutter alles wissen und machen muss … Außerdem könnte das Baby nicht gesund sein … Und in einer Schwangerschaft geht so oft etwas schief. Eine Bekannte hat vor Kurzem im fünften Monat ihr Baby verloren. Zu diesem Thema fallen mir zig fürchterliche Geschichten ein.

„Fabian, überleg doch mal: Was wird aus meinem Job? Du weißt doch, wie das ist in der Branche – Figur hin, Job weg! Verdammt! Ich kann nicht schwanger sein.“

Ein Kind – ich bin weg vom Fenster. Aus die Maus. Die nächste Kollegin sägt schon am Sesselbein. Und ich gehe auseinander wie ein Germknödel – denn meine momentan schlanke Figur ist nach der Geburt sowieso Geschichte –, und ein junges, schlankes Ding setzt sich ins gemachte Nest.

Und meinen Termin zur Fett-Weg-Spritze kann ich dann wohl auch canceln.

Sofort mache ich einen Termin bei meiner Gynäkologin. Vielleicht sind die Testergebnisse ja doch falsch. Schließlich war es auch ein Sonderangebot.

„Frau Sanders, herzliche Gratulation, hier sehen Sie schon das kleine Herzchen schlagen.“ Meine Ärztin grinst übers ganze Gesicht wie ein Honigkuchenpferd.

Und ich?

Ich weine wie eine Idiotin, aber jetzt doch vor lauter Freude. Und starre auf etwas, was ich weder als Herzchen noch als Kind erkennen kann. Aber wenn die Ärztin meint …

Oh mein Gott, mein Kind! Sein kleines Herzchen schlägt. Wie konnte ich nur eine Sekunde Zweifel haben, dass ich das nicht schaffe? Ein Wunder … das schönste Gefühl der Welt. Ich werde Mutter, die beste Mutter auf der ganzen Welt!

Ich beschließe, ich werde alles, alles tun für mein Kind und mich voll und ganz diesem kleinen Wesen hingeben. Es wird, nein, es muss einfach perfekt werden – Fabian, das Kleine und ich, wir werden eine mustergültige Familie!

„Hier ist das erste Ultraschallbild von Ihrem Kind, Frau Sanders“, sagt die Ärztin gefühlvoll und überreicht mir feierlich den ersten Schnappschuss von unserem Baby.

Ich fühle mich wie auf Wolke sieben. Glücklich schwebend, direkt gen Himmel.

An der Rezeption überreicht mir die Sprechstundenhilfe das Startpaket, das für alle werdenden Mütter reserviert sei. Bei der nächsten Untersuchung bekäme ich dann den Mutter-Kind-Pass.

Wahnsinn, eigentlich hätte ich heute um diese Zeit den Hautarzttermin zum Fettschmelzen gehabt, und jetzt stehe ich hier mit einem Babystartpaket und dem Bewusstsein, dass ich in den nächsten Monaten eher Fett ansetzen werde.

Das muss ich erst mal verdauen. Hätte ich vielleicht so nicht denken sollen. Gesagt, getan! Mir wird schlecht. Hand vor den Mund halten, reicht nicht. Gleich hier am Empfang lasse ich mir diese unglaublichen Neuigkeiten noch einmal „durch den Kopf gehen“ und erbreche direkt vor das Pult, an dem die Arzthelferin sitzt.

Wie peinlich! Das fängt ja schon früh an, dass mein Körper macht, was er will.

Ebenso unangenehm wie für mich ist das übel riechende Szenario auch für die Arzthelferin, denn die darf den ganzen Schlamassel auch noch beseitigen. Mitleidige und wissende Blicke der anderen Frauen im Wartezimmer begleiten mich zum Ausgang.

Ach du heilige Scheiße, ich muss schon wieder kotzen!

KAPITEL 2

Aller Anfang ist schwer

– September 2006 –

„Freudvolle" fünf Monate schleppe ich mich nun schon durch den Tag. Anders als zu Beginn der Schwangerschaft begrüße ich die ständige Übelkeit nun nicht mehr. Habe ich mich tatsächlich mal darüber gefreut, dass dies der beste und natürlichste Appetitzügler sei? So ein Schwachsinn aber auch.

Zum Frühstück gibt es täglich Jagdwurstbrot – ich will nichts anderes –, das postwendend den Weg wieder nach draußen sucht. Trotz der Übelkeit und der Tatsache, dass ich mich andauernd wieder der Nahrung entledige, die ich zu mir genommen habe, zeigt meine Waage bereits stolze zehn Kilogramm plus. Das Schlimme an der Geschichte ist, dass Essen die Übelkeit nur kurz stillt. Wobei Süßes am längsten in meinem Körper verweilt – blöde Geschichte!

Ich bin jetzt schon fett wie ein Wal, ein Schatten meiner selbst und habe Ängste ohne Ende. Jetzt haben wir den Salat!

Sollte ich nicht denken, wie wundervoll alles ist? Sollte ich diese neun Monate nicht genießen? Wäre ich eine der schwangeren Frauen, bei denen alles harmonisch läuft und die sich super fühlen, wäre das wohl auch so. Die haben ja auch leicht reden! Sie fühlen sich wahrscheinlich, als wären sie eingehüllt in einen rosa Wattebausch, sind voll von superguten Gefühlen und eins mit sich selbst und dem heranwachsenden Baby in ihrem Bauch.

Sorry, aber ich hab echt andere Probleme – von Genießen nicht die Spur. Mir ist ständig schlecht, auch mein Hinterteil hat schon eine beachtliche Größe angenommen, während mein Bauch im Vergleich dazu richtig schmächtig aussieht.

Und spätestens zu diesem Zeitpunkt der Schwangerschaft beginnt der niemals endende Wahnsinn anderer Mütter gegenüber uns Neo-Mamis. Sie mischen sich in allen nur erdenklichen Situationen – auch ungefragt – mit weisen Ratschlägen und Tipps knallhart in das Leben der werdenden Mutter ein.

Und hier meine ich die sogenannten Übermütter. Die Frauen, die alles besser wissen, deren Kinder angeblich nie schreien, nie krank sind und auch sonst keine Probleme machen. Diese Geschichten erzählen sie zumindest und behaupten damit, alles immer im Griff zu haben. Sie würden niemals jemanden um Rat fragen, niemals zugeben, dass sie doch an etwas gescheitert sind. Sie finden, das Muttersein sei eine natürliche, von Gott gegebene Gabe, die jede Frau aus dem Effeff beherrschen müsse. Sie kochen natürlich nur selbst fürs Baby, nur den besten Biobrei und verurteilen alle, die Babybrei aus dem Glas füttern.

Ist ja gut!

Ihr dürft all das natürlich so machen, wie Ihr es für richtig findet, aber lasst uns junge, unbedarfte Mütter damit doch in Ruhe! Es verursacht Stress, wenn sich ständig jemand einmischt und einem ein schlechtes Gewissen macht, nicht richtig und gut für das eigene Kind zu sorgen.

Nicht genug, dass jeder dahergelaufene Trottel deinen Bauch antatscht, als wäre man ein Objekt der Liebe und Wärme, das ungefragt gestreichelt werden müsse. Nein, sie können nicht mehr aufhören mit ihren sogenannten „guten Ratschlägen".

„Trink genug Wasser! Iss reichlich Fisch, Obst, Gemüse, Vollkornbrot!"

Allein bei dem Gedanken daran muss ich schon wieder kotzen.

„Rauche nicht und trinke nicht! All das ist nicht gut für dein Kind, weißt du!"

„Hast du dich auch gut genug auf das Baby vorbereitet?"

„Geh in den Geburtsvorbereitungskurs!", der übrigens das Allerschlimmste ist (aber dazu später).

„Mach Schwangerschaftsyoga!"

„Du musst unbedingt Mozart hören!"

...

Rutscht mir doch alle den Buckel runter ! Das Kind ist noch

gar nicht da, und alle, wirklich alle um einen herum machen sich wichtig.

Wie soll ich da zur Ruhe kommen, vor lauter schlechtem Gewissen, noch immer keinen Mozart gekauft zu haben.

21. Schwangerschaftswoche – 02.00 Uhr morgens

Verschlafen fahre ich hoch. Was war das denn? Stechende Schmerzen im Rücken und ein steinharter Bauch machen auf sich aufmerksam. Mir wird heiß und kalt.

Nein, das sind jetzt aber doch bitte noch keine Wehen!

Völlig hysterisch wecke ich Fabian und kreische: „Schatz, wach auf, das Kind! Ich glaube, ich hab Wehen."

„Bist du sicher?" Verschlafen versucht er, die Augen aufzubekommen.

„Tolle Frage! Keine Ahnung! Ich hatte ja vorher noch nie welche. Aber diese Schmerzen sind neu. Lass uns bitte ins Krankenhaus fahren, zur Kontrolle. Ich hab kein gutes Gefühl", gebe ich völlig verängstigt von mir.

Kurz darauf hänge ich auch schon im Krankenhaus am CTG.

„Gar nicht so einfach, in der einundzwanzigsten Schwangerschaftswoche schon Herztöne zu hören, Frau Sanders", sagt die Hebamme mit ruhiger Stimme. „Das Baby ist noch sehr klein, und es ist sehr unruhig im Moment."

Was soll das jetzt heißen? Ist mein Baby etwa zu klein? Es ist unruhig? Wieso? Fühlt es sich etwa nicht wohl bei mir?

Wie auch, wenn die Ultraschallwellen vom Geräuschpegel her an eine vorbeifahrende U-Bahn erinnern.

„Muss ich mir jetzt Sorgen machen, dass etwas mit meinem Baby nicht stimmt, oder kommt das öfter vor?", frage ich kleinlaut und besorgt.

Die nette, rundliche Dame lächelt. „Nein, alles in Ordnung, das ist ganz normal. Manchmal wollen die Zwerge auch gar nicht beobachtet werden von uns", sagt sie und zwinkert mir dabei zu.

Fabian sitzt im Sessel neben mir und kämpft mit dem Schlaf. Ist er etwa nicht beunruhigt? Wie kann er jetzt müde sein!

In diesem Moment betritt eine Ärztin den Raum, um mich zu untersuchen. Sie macht auf mich einen säuerlichen Eindruck. Offensichtlich wurde auch sie geweckt. Gleich fühle ich mich schuldig, vielleicht überreagiert zu haben, aber … was weiß ich schon. Schließlich ist es mein erstes Kind.

Das CTG zeigt keine Wehentätigkeit. Auch bei der anschließenden körperlichen Untersuchung zeigen sich „keine Auffälligkeiten“, wie sich die genervt wirkende Ärztin ausdrückt. Keine Wehen, gute Nachrichten – aber ich stehe jetzt da wie eine Idiotin, die sich bloß was eingebildet hat. Toll.

Beim nächsten Mal überlege ich es mir zweimal, ob ich ins Krankenhaus fahre. Ich hoffe, es sind nicht immer alle dort so angepisst, wenn man sie in der Nacht aufsucht. Kann ja bei mir wieder vorkommen. Und außerdem ist es ja auch ihr Job!

Dieses eigenartige Gefühl im Bauch und die starken Rückenschmerzen werde ich auch die nächsten Tage nicht los.

Gott sei Dank habe ich einen Kontrolltermin bei meiner Frauenärztin. Sie wird der Sache sicher auf den Grund gehen, im Gegensatz zu dieser unangenehmen Krankenhausärztin.

Meine Ärztin ist wirklich ein Segen, bei ihr fühle ich mich geborgen und gut aufgehoben. Ich berichte ihr über meine nächtliche Ausfahrt und die unangenehmen Befindlichkeiten. Mit strengem Blick, den sie normalerweise nie aufsetzt, vermisst sie vaginal meinen Gebärmutterhals.

Nur eins Komma fünf Zentimeter. Definitiv zu kurz für die 22. Woche, meint sie.

„Frau Sanders, Sie müssen heute noch ins Krankenhaus, und wir müssen über eine Therapie mit Wehenhemmern nachdenken“, sagt sie sehr ernst.

Oh mein Gott! Wehenhemmer? Krankenhaus?

Für mich bricht augenblicklich eine Welt zusammen: zuerst fünf Monate speiübel und jetzt auch noch vorzeitige Wehen. Herrschaftszeiten, hat denn das die Ärztin im Krankenhaus nicht bemerkt?

Ich fühle, wie ich krebsrot werde, denn das Blut steigt mir vor lauter Angst in den Kopf. Dazu beginnt mein Herz, heftig zu rasen.

Wehenhemmer? … Krankenhaus? …

Und Fabian ist beruflich in Russland … und meine Eltern machen Urlaub auf Gran Canaria. Was mache ich bloß mit meinem Hund Tim, wenn ich auf der Stelle ins Krankenhaus soll? Wer weiß, wie lange! Wer kümmert sich dann um ihn? Was, wenn mein Baby jetzt schon auf die Welt möchte? Das ist doch noch viel zu früh!

Zu Hause angelangt, stopfte ich – relativ kopflos – schnell ein paar Dinge in meine Tasche und fahre gleich im Anschluss mit dem Taxi ins Krankenhaus.

Meine Schwiegermutter hat sich zum Glück kurzfristig bereit erklärt, sich um den Hund zu kümmern.

Im Krankenhaus werde ich bereits erwartet. Meine Frauenärztin hat schon alles telefonisch für mich geregelt. Ein gut gelaunter, äußerst sympathischer und obendrein auch noch umwerfend aussehender Arzt ist sehr um mich bemüht.

Auch wenn er es vielleicht gerne möchte, so kann er mir leider die Infusion mit dem wehen-hemmenden Mittel nicht ersparen. Und das fährt ein wie eine Bombe: Mein Herz rast, als wäre ich auf der Flucht, meine Kehle ist trocken und brennt, und ich spüre meine große Angst vor all den Dingen, die noch auf mich zukommen werden.

Angst, das ist so ein Thema bei mir. Sie begleitet mich schon seit jeher. Ehrlich gesagt kann ich mich überhaupt nicht erinnern, wann ich mal keine Angst hatte. Ich habe Angst vor schweren Krankheiten, vor dem Alleinsein, vor der Zukunft und der Ungewissheit, was diese mit sich bringt. Angst davor, dass meiner Familie etwas Schlimmes passieren könnte, Angst vor langen Autofahrten, vor einem Autounfall, Angst, dass Einbrecher in mein Haus kommen könnten, Angst davor, in meinem Perfektionismus Fehler zu machen. Und ich habe eine unbeschreiblich große Angst davor, keine gute Mutter zu sein oder jetzt gar mein Kind zu verlieren.

Ein oder vielleicht auch *der* Auslöser war der schwere Autounfall meiner Eltern am 22. Dezember 1989 gewesen. Ich war damals zwölf Jahre alt. Auf dem Weg von einer Firmenweihnachtsfeier in Salzburg nach Hause geschah der furchtbare Unfall. Das Auto kam ins Rutschen, und mein Vater konnte es einfach nicht mehr unter Kontrolle bringen. Der Wagen raste mit gut einhundert Stundenkilometern an einen Granitfelsen.

Mein Vater ließ sich beim Aufprall in den Gurt fallen, meine Mutter fing leider die ganze Wucht des Aufpralls mit ihrem rechten Arm und dem rechten Bein ab, als sie sich abstützte. Der Wagen begann zu qualmen, und meine Mutter war darin gefangen. Ein Handy hatten meine Eltern zu dieser Zeit noch nicht.

In seiner Verzweiflung gab mein Vater sein gesamtes Geld einem ungarischen Lkw-Fahrer, der aber, wie sich im Nachhinein herausstellte, gar nicht daran dachte, Hilfe zu rufen, sondern sich wahrscheinlich über meinen gutgläubigen Vater so richtig eins ins Fäustchen lachte. Eine gute Stunde dauerte es, bis ein Rettungswagen eintraf.

Meine Mutter war schwer verletzt. Sie musste aus dem Auto geschnitten werden und wurde im Anschluss zwölf Stunden lang operiert. Diagnose: Oberschenkelhals-, Oberarm- und Vorfußtrümmerbruch sowie ein gewaltiger Schock.

Mein Vater hingegen kam mit einem dreifachen Rippenbruch und jeder Menge Vorwürfe, die er sich machte, davon. Auch er musste für eine Woche im Krankenhaus bleiben. Ich war damals bei meinen Großeltern untergebracht und hatte dort viel Zeit zum Grübeln. Zum ersten Mal war ich so lange Zeit von meinen Eltern getrennt.

Am Eingang der Intensivstation, in der meine Mutter untergebracht war, teilte uns der Arzt sehr direkt mit, dass dies die letzte Nacht für meine Mutter sein könnte, sollte das Blut, das sich durch den Schock in ihrer Niere gesammelt hatte, nicht über Nacht zurückgehen.

Wusch, Volltreffer! Diese Information traf mich wie ein knallharter Schlag ins Gesicht.

Alle gemeinsamen Erlebnisse mit meiner Mama zogen in dem Augenblick in Lichtgeschwindigkeit an meinem geistigen Auge vorüber. Zu diesem Zeitpunkt starb etwas in mir: meine Unbekümmertheit, meine jugendliche Leichtigkeit, mein Leben ohne Angst.

Weihnachten ohne meine Eltern – unfassbar für mich in diesem Augenblick. Vor allem mit der unerträglichen Angst im Nacken, am nächsten Tag könnte meine Mutter tot sein.

In dieser Nacht hatte ich meine erste Panikattacke: Herzrasen, Enge in der Brust, Schweißausbrüche und das Gefühl, den Verstand zu verlieren, setzten mir damals mit meinen gerade mal zwölf Jahren unglaublich zu. Ich dachte, ich wäre vielleicht auch schwerkrank, wollte aber meine Familie nicht noch mehr belasten, deshalb rief ich niemanden und kämpfte alleine, bis die Attacke nachließ. Ich war zu diesem Zeitpunkt bei meinen Großeltern untergebracht, da hätte das sowieso niemand verstanden.

Am nächsten Morgen läutete um halb sieben das Telefon. Es war mein Vater: Ein Wunder sei geschehen, Mama gehe es besser. Sie mache rasante Fortschritte. Es gehe also bergauf. Mir fiel ein Riesenbrocken vom Herzen.

Meine Mama kam nach vier Wochen Krankenhausaufenthalt sehr beeinträchtigt nach Hause. Ich musste alles im Haushalt übernehmen. Das war aber kein Problem, vielmehr sorgte ich mich um ihr Befinden. Mit ansehen zu müssen, wie die eigene Mutter, vorher noch lebenslustig und völlig gesund, unter starken Schmerzen an das Bett gefesselt war, ohne ihr helfen zu können, war fast unerträglich für mich. Ich fühlte mich so hilflos.

Aus war sie, meine Kindheit und beginnende Pubertätsphase. Jetzt muss ich stark sein, dachte ich damals. Ab sofort bin ich die Frau im Haus. Ich muss Verantwortung übernehmen und den Laden schmeißen. Meine Mama fällt jetzt für lange Zeit aus, und ich muss sie und Papa unterstützen.

Ich musste auf einen Schlag erwachsen sein und Mama zur Seite stehen, wo immer ich nur konnte. Ich war ihr Seelentröster, wenn sie wieder einmal nicht mehr weiterwusste, weil sie die Schmerzen fast in die Besinnungslosigkeit trieben. Ich kümmerte mich um Haushalt, den Einkauf und die Wäsche. Ich half ihr bei der täglichen Hygiene und beim Anziehen und versuchte ihr, so gut es ging, Mut zuzusprechen und ihr die Langeweile mit Gesprächen oder Karten spielen zu vertreiben. Mein Vater musste damals das Geschäft meiner Eltern alleine weiterführen und war deshalb viel unterwegs.

Nach drei Wochen Schonzeit zu Hause wurde Mamas rechtes Bein septisch. Das heißt, es bildeten sich zwei Fisteln, die sich einen Ausgang an Hüfte und Knie suchten. Wieder Krankenhaus, wieder Sorgen, wieder keine Mutter. Das ganze Spiel wiederholte sich im Jahr 1990 ganze zwölf Mal.

Unsere Familie litt sehr unter diesem ständigen Hin und Her. Vor allem ich machte mir unglaubliche Sorgen um meine Mutter und unsere Zukunft. Wird sie jemals wieder gesund werden? Wird sie wieder gehen können? Muss ihr vielleicht das Bein abgenommen werden? All diese Fragen schwirrten mir jeden Abend vor dem Zubettgehen in meinem kindlichen Kopf herum.

Meine Mutter war zu diesem Zeitpunkt auch psychisch ein Wrack. Dies war für mich zusätzlich sehr belastend, denn damit konnte ich in diesem Alter überhaupt nicht umgehen. Sie weinte viel und hatte extrem negative Gedanken. Kein Arzt kam damals auf die Idee, sie zusätzlich mit einem Antidepressivum zu behandeln. Leider.

Die Dreifachbelastung Hausbau, Familie und Geschäftsaufbau lastete auf meinem Papa wie ein zentnerschwerer Sack. Alleine kämpfte er sich Tag für Tag durch, und wenn er spätabends nach Hause kam, erwartete ihn eine depressive Frau und eine völlig überforderte pubertierende Tochter. Unser Haus am Stadtrand war damals fast fertig. Eingezogen sind wir wegen der Beeinträchtigung meiner Mutter erst viele Jahre später. Mama konnte keine Treppen steigen.

Insgesamt dauerte die Genesung meiner Mutter sechs lange, knallharte Jahre, denn das Bein wollte nicht heilen, und meine Mutter ging lange Zeit mit zwei Stützkrücken im Krankenhaus ein und aus.

In diesen Jahren geschah zum Glück auch einiges auf dem medizinischen Sektor. Immer öfter wurde das Metall Titan eingesetzt. Es ist besonders für Anwendungen geeignet, bei denen es auf hohe Korrosionsbeständigkeit, Festigkeit und geringes Gewicht ankommt. Leider aber ist Titan fünfunddreißigmal teurer als andere verbreitete Stahllegierungen. Deshalb wurde es damals nur dann eingesetzt, wenn es unbedingt nötig war. Heute kann man sich die Medizin ohne Titan gar nicht mehr vorstellen.

Schließlich war Titan dann aber die Rettung für das Bein meiner Mutter, denn die Ärzte wollten es ihr zu dieser Zeit bereits amputieren. Der jüngste Bruder meiner Mutter, selbst Arzt, begleitete meine Mama schon einige Zeit und erfuhr von diesem neuen Material. Er setzte alle Hebel in Bewegung, um eine geeignete Operationsmethode für sie ausfindig zu machen. Im Januar 1996 wurde meine Mutter im Krankenhaus Kirchdorf operiert, denn die Unfallchirurgie dort genoss einen hervorragenden Ruf.

Ab diesem Zeitpunkt ist es in Minischritten bergauf gegangen. Heute walkt sie wieder stundenlang mit meinem Vater – das hätten wir uns alle in unseren kühnsten Träumen nicht gedacht, dass sie jemals wieder so mobil sein würde.

Mein erster Angstanfall oder die erste Panikattacke in der Nacht nach dem Unfalls wurde wahrscheinlich durch die große Angst ausgelöst, meine Mutter könnte sterben. Ich hatte als Kind immer schon große Angst gehabt, es könnte meinen Eltern etwas Tragisches passieren, und dann wurde ich in meiner Angst mit diesem Autounfall auch noch bestätigt. Und ich war in jener Nacht ganz auf mich allein gestellt – niemand, der mir half, niemand der mir zur Seite stand.

Keine Ahnung, wie ich das damals als Kind so hinnehmen konnte, ohne je ein Wort darüber zu verlieren. Wahrscheinlich wollte ich schon als junges Mädchen niemandem Probleme machen und auch selbst keine haben. Ich war ein sehr ängstliches Kind, mimte aber immer die Starke. Hatte stets ein scharfes Mundwerk, fürchtete mich aber enorm vor der Dunkelheit. Wenn ich so darüber nachdenke, wollte ich offensichtlich damals schon das Vorzeigekind abgeben.

Völlig erschlagen liege ich im Krankenhausbett. Was richtet dieses Zeug bloß mit mir an?

Die Nacht ist der blanke Horror. Alle fünf Minuten das Gefühl von Wehen – und mein Mann weilt im Ausland. Ein Blick auf die Uhr, halb eins ist es.

Ich läute der Nachtschwester. Noch einmal fährt sie mich mit dem Bett ins Hochparterre zur Untersuchung. Das grelle Licht der Deckenbeleuchtung blendet mich, und ich ziehe mir die Decke noch mehr übers Gesicht. Ich habe verdammt große Angst, dass mein Krümel schon zu uns will. Aber er ist noch zu klein, hat die Hebamme gesagt. Er darf noch nicht kommen!

Eine nette Ärztin untersucht genauestens meinen Gebärmutterhals. Keine Veränderungen, alles beim Alten. Ich schicke derweil einige Stoßgebete zu Gott.

„Versuchen Sie zu schlafen, Frau Sanders. Ich glaube, Sie sind zu aufgeregt."

Wie bitte?

Bevor ich was Falsches sage, schweige ich lieber. Während mich die Schwester wieder auf mein Zimmer bringt, ärgere ich mich noch immer über die Aussage der Ärztin.

Soll das heißen, ich bilde mir das alles nur ein, oder was? Die hat leicht reden. Wer kann da schon schlafen, wenn Herzrasen, Schweißausbrüche, Enge im Brustbereich und das Gefühl, man habe Wehen und bekomme jetzt vielleicht gleich sein Kind, einem die Hölle heißmachen?

Ich kann nicht schlafen, so gerne ich auch möchte. Schon alleine das Zimmer macht mir Angst, vor allem aber auch die Tatsache, hier im Krankenhaus zu sein. Und die Situation, in der ich mich gerade befinde, stresst mich zusätzlich. Ich soll versuchen, mich zu entspannen … Wie aber soll mir das gelingen, wenn ich der psychische Stress in Person bin?

Ich hasse die Dunkelheit. Alles erscheint mir schwer, leer und einsam und flößt mir Angst ein. Ich bin daher auch sehr ungern alleine zu Hause, besonders nachts. Kaum geht die Sonne auf, kommt neues Lebensgefühl in mir auf. Die Welt ist hell und freundlich und riecht frisch.

In unserem Krankenhauszimmer dagegen steht die Luft. Ich muss das Fenster öffnen, um atmen zu können. Die kalte Nachtluft füllt meine Lungen mit frischem Sauerstoff. Die Enge in meinem Brustkorb ist weniger eng, und ich beruhige mich etwas.

Die Uhr zeigt mittlerweile drei Uhr früh. In einigen Wochen werde ich wahrscheinlich um diese Uhrzeit auch nicht schlafen können. Und dabei ist mir mein Schlaf wirklich heilig. Ich brauche mindestens acht Stunden davon. Das wird mit dem Baby sicher ein Heidenspaß werden.

Meine Bettnachbarin schnarcht. Selig eingehüllt in die harte, steril wirkende Bettdecke ist sie bereits seit vielen Stunden im Land der süßen Träume. Dafür beneide ich sie.

KAPITEL 3

Alles umsonst

„Guten Morgen, die Damen, hier kommt das Frühstück."

Die Beleuchtung fährt mir wie ein Blitz durch Mark und Bein.

Was zum Teufel ... Ich bin doch gerade erst eingeschlafen!

Nach der Visite und der anschließenden Untersuchung erfahre ich, dass ich am nächsten Tag nach Hause darf, denn der Gebärmutterhals habe sich nicht weiter verkürzt. Vorausgesetzt, ich würde mich zu Hause extrem schonen und alles rund um mich einfach geschehen lassen.

Na toll, wie soll das denn gehen? Wer macht den Haushalt, wer wäscht die Wäsche, und vor allem, wie komme ich in den ersten Stock, ohne Treppen zu steigen? Soll mich Fabian etwa tragen, und wenn er nicht da ist, bleibe ich einfach unten?

Die haben ja gar keine Ahnung. Soll ich etwa die nächsten zwanzig Wochen auf der Couch sitzen und vor mich dahinvegetieren? Mit mir allein die Zeit totschlagen?

Ein Ding der Unmöglichkeit. Naja, ich werde sehen, was ich machen kann, wobei – ich bin nicht gerne mit mir alleine, auch das macht mir irgendwie Angst. Dann grübele ich andauernd, male mir aus, was noch alles passieren könnte.

Wieder zu Hause, halte ich mich natürlich an die Vorschriften der Ärzte und liege den ganzen Tag nur herum. Meine Stimmung ist in kürzester Zeit auf dem Nullpunkt, mir ist schon nach wenigen Stunden langweilig, und mein Rücken rächt sich mit unglaublichen Schmerzen und Verspannungen.

Um mich aufzuheitern, bleiben nur die „kleinen“ Sünden des Lebens, die mittlerweile schon eher eine beachtliche Größe angenommen haben, denn vor lauter Frust und Langeweile stopfe ich ständig irgendetwas Essbares in mich hinein, und das in rauen Mengen. Übel ist mir ja Gott sei Dank seit einigen Wochen nicht mehr. Ich bin überzeugt, ich werde nie mehr attraktiv sein, wenn ich so weitermache.

Engelchen und Teufelchen führen dazu Zwiegespräche in meinen Kopf.

„Iss nur, du hast dich dein Leben lang kasteit. Jetzt bist du schwanger, da darf man dick sein. Scheißegal, hau rein und lass es dir schmecken.“ Teufelchen versteht mich.

„Was machst du nur, Maria?“, fragt Engelchen. „Du brichst alle deine Prinzipien. Wie kannst du dich nur so gehen lassen? Sieh dich an, wie du aussiehst! Deinen Job kannst du sowieso vergessen. Was glaubst du, wie die Leute reden werden? Du wohnst in einer kleinen Stadt.“

Vielleicht hat Engelchen ja recht: Sobald ich wieder bei der Arbeit bin, werden sie sicher alle gleich bemerken, dass ich einiges mehr auf den Rippen habe. Vielleicht bin ich nach der Geburt nicht mehr attraktiv genug, um zu moderieren?

Oh Gott, fang ich jetzt etwa schon an, durchzudrehen? Ich brauche dringend Leute um mich, aber ich kann mich ja schlecht im Rollstuhl in die Stadt schieben lassen.

Nein, lieber eine Freundin anrufen. Obwohl die Mädels meine Nörgelei sicher auch schon nicht mehr hören können, wähle ich die Nummer meiner Seelenverwandten und besten Freundin. Soweit ich weiß, hat Birgit heute keinen Dienst. Sie ist Ärztin und macht derzeit ihren Turnus, also die Ausbildung zum Allgemeinmediziner. Sie versteht mich immer. Wir kennen uns bereits viele Jahre, und sie weiß, wie ich ticke. Außerdem hat sie stets die Ruhe weg, und davon kann ich derzeit nicht genug bekommen.

Ich erzähle ihr von meinen Ängsten, das Baby könne vielleicht zu früh kommen, und davon, dass ich vor lauter Langeweile schon Selbstgespräche führe. Am Ende müssen wir beide sogar herzhaft lachen, weil ich manchmal so ein Freak sein kann.

Nach ungefähr einer Stunde Mädelsgespräche fühle ich mich dann doch etwas besser. Birgit ist ein Schatz, sie heitert mich immer wieder auf. Was würde ich nur ohne sie machen?

Nach dem Telefonat unterhalte ich mich wieder einmal mit meinem Zwerg. Ich rede mit ihm oder ihr – wir wollen uns nicht sagen lassen, was es ist –, er oder sie möge doch bitte so lieb sein und noch etwas in meinem wohlig warmen Bäuchlein verweilen.

Irgendwie hört sich das jetzt wahrscheinlich total blöd an, aber immer, wenn ich mit meinem Krümelchen rede, bekommen ich postwendend Antwort von drinnen in Form eines ordentlichen Tritts. Heißt das jetzt Ja oder Nein?

Die Wochen vergehen leider im Schneckentempo, und meine einzige Verbindung zur Außenwelt ist der wöchentliche Besuch bei meiner Gynäkologin. Sicher kommt hin und wieder jemand, um mich zu Hause zu besuchen, aber ich sitze trotzdem immer nur in diesen vier Wänden und es langweilt mich zu Tode.

Mittlerweile schreiben wir Schwangerschaftswoche 32, und sie konfrontiert mich gleich wieder mit der nächsten Hiobsbotschaft. Der Gebärmutterhals habe sich weiter verkürzt – ich darf also wieder ins Krankenhaus.

Ja, alle Neune! Am liebsten würde ich jetzt vor lauter Wut und Ärger über diese Tatsache laut zu heulen beginnen. Warum? Ich habe mich doch strikt an die Anweisungen der Ärzte gehalten und mich kaum bewegt. War dieses Martyrium jetzt umsonst?

Ich bin schon so wütend über diese Scheißhilflosigkeit und so ärgerlich wegen meiner Unfähigkeit. Was bin ich für eine Mutter, die nicht mal ordentlich ihr Kind austragen kann? Wieso kann ich nicht eine dieser perfekten Schwangerschaften erleben? Warum immer nur andere Frauen? Wieso muss bei mir alles nur Chaos sein? Ich habe doch alles getan, was die Ärzte und Hebammen mir geraten haben. Ich würde ja nichts sagen, wenn ich tanzen gegangen oder durch die Gegend gejoggt wäre. Aber so? Nein, ich habe fast elf verdammte Wochen in der Gegend rumgelegen und mich gemästet.

Kaum auf der Geburtenstation angelangt, hänge ich auch schon wieder am Tropf und lasse das ganze Szenario erneut über mich ergehen. Trotz allem bin ich heilfroh, dass es diese Wehenhemmer gibt. Nicht auszudenken, wenn ich jetzt schon entbinden müsste.

Das Ärzteteam ist der Meinung, wir sollten jetzt zur Sicherheit noch eine sogenannte Lungenreifung durchführen. Die Lungen des Babys seien noch nicht ausgereift. Soll das etwa heißen, es könnte noch nicht atmen, wenn es jetzt zur Welt kommen würde?

Schon wieder kommt etwas Panik hoch, und, nachdem ich den wilden Herzschlag und das bange Gefühl im Magen wieder unter Kontrolle habe, gibt's ein ernstes Gespräch zwischen mir und meinem Kind.

„Sag mal, du kleiner Zwerg, offensichtlich möchtest du mich bald kennenlernen? Manchmal bin ich ja auch total deiner Meinung, denn deine Tritte in meine Leber, oder mit welchen Organ du auch immer fast permanent Fußball spielst, sind oft echt die Härte. Es ist jetzt aber doch noch ein bisschen zu früh, zu uns zu stoßen, mein kleiner Schatz. Genieß noch die Zeit, abgeschottet von der wilden, schnellen Welt hier draußen. Du wirst schon noch früh genug damit Bekanntschaft machen."

Und siehe da, mein Kind folgt mir aufs Wort, und mein Selbstwertgefühl steigt dadurch schier ins Unermessliche. Wenn das später auch so klappt? Na, dann hab ich gewonnen.

Wieder sind zwei Wochen der Schwangerschaft vergangen, und nun kann ich es sogar noch *genießen*, denn ich mache mir nicht mehr allzu große Sorgen um unseren Krümel. Alle Vorkehrungen für eine bevorstehende Geburt sind jetzt auch noch durch die Lungenreifung getroffen worden. Es könnte also jeden Moment losgehen, ohne dass das Kind einen Schaden davonträgt.

Ich gehe fast jeden Morgen mit einer Freundin oder meiner Mutter frühstücken und bin damit beschäftigt, zu Hause die letzten Vorkehrungen in unserem Babyzimmer zu treffen, Bilder an die Wand zu hängen und die winzige Wäsche zum bereits fünften Mal zu sortieren und zusammenzulegen. Zum Glück muss ich mich ja jetzt nicht mehr schonen.

Ich bin jetzt endlich in der 40. Schwangerschaftswoche angekommen, und der kleine Prinz oder die kleine Prinzessin scheint keine

Eile mehr zu haben, das Licht der Welt zu erblicken. Das Einzige, was mich derzeit nur unglaublich nervt, sind die täglichen Anrufe aller, wirklich aller meiner Freundinnen und Familienmitglieder, und dann noch ihre guten Ratschläge für die Geburt.

Ich wollte ja noch was zum Geburtsvorbereitungskurs sagen …

Liebe Frauen, wenn Ihr Eure Männer nicht völlig traumatisieren wollt, dann, bitte, unterlasst den Besuch solcher Kurse. Die armen Kerle haben so schon eine Heidenangst vor der Geburt und auch keinen blassen Schimmer, was da auf sie zukommt. Und dann müssen sie sich auch noch Geburtsvideos fremder Frauen reinziehen.

Also das geht echt nicht! Schreiende, keuchende, schwitzende Gebärende, die ihre Kinder in allen möglichen Geburtsstellungen unter qualvollen Schmerzen zur Welt bringen, wer will das bitte sehen? Ich eigentlich auch nicht.

Zurück zu den „guten Ratschlägen" – und noch ein Aufruf an alle Mütter dieser Welt!!

Wir Schwangeren wollen keine Horrorgeschichten, wenn auch gut gemeinte, zum Thema Geburt. Erinnert Euch bitte an die Zeit Eurer eigenen Schwangerschaft. Alles, was nicht zur Abteilung „wunderschöne Traumgeburt" gehört, ist absolut tabu. Niemand auf dieser Welt will wissen, wie lange Ihr gebraucht habt, welche Schmerzen Ihr dabei hattet und wie schlecht es Euch und Eurem Kind dabei ging (um jetzt nicht noch mehr ins Detail Eurer Geschichten gehen zu müssen).

WIR NEO-MÜTTER HABEN OHNEHIN EINE SCHEISS-ANGST VOR DER GEBURT!

Vielleicht will mein Krümelchen ja genau aus diesem Grund nicht raus, weil seine Mama Angst hat vor der Geburt.

Nein, jetzt mal im Ernst … Hoffentlich übertrage ich nicht wirklich meine Ängste auf mein ungeborenes Kind! Ich habe mal gehört, dass so etwas möglich sei! Das wäre furchtbar, wenn das stimmen würde!

Auf meinen Körper und Geist haben die Tausend Ängste ja offensichtlich auch einen Einfluss. Warum dann nicht auch auf mein ungeborenes Kind?

In den letzten Monaten verselbständigt sich einfach alles. Körper und Geist machen, was sie wollen – das wiederum jagt mir erneut Angst ein. Manchmal bin ich sogar nicht einmal mehr der deutschen Sprache mächtig. Ich nenne es Schwangerschaftsmatschbirne. Die Hormone sollen angeblich Verursacher der Wortfindungsstörungen sein. Hab ich mal in einem Schwangerschaftsratgeber gelesen. Ich hoffe, das legt sich bald wieder, denn sonst heißt es „Adieu für die Moderatorin", wenn ich keinen geraden Satz mehr rausbringe.

Kapitel 4

Lucas Geburtstag

– 3. Dezember 2006 –

Nach gefühlten hundert Fehlalarmen ist heute, glaube ich, wirklich der Tag aller Tage. Klein Sanders und ich haben beschlossen: Heute ist Kennenlerntag. Zehn Tage über dem errechneten Geburtstermin bleibt mir Gott sei Dank die gefürchtete Einleitungsphase erspart.

Auch hier wieder ein großes Dankeschön an die netten Weisheiten der Supermütter, die „einem ja nur helfen wollen" mit ihren Schauergeschichten. Wir erinnern uns: Das sind die mit dem selbstgekochten Babybiobrei, die ohne Probleme … Meines Erachtens ist das reine Selbstbeweihräucherung, meine Damen.

Also ich habe schon seit drei Tagen Wehen, aber irgendwie wollte die ganze Show bis jetzt nicht so recht in Schwung kommen. Heute aber ist alles anders …

Seit meinem Erwachen fühle ich mich sensibler als sonst, bin total weinerlich und dünnhäutig – dachte gar nicht, dass hierbei noch eine Steigerung möglich ist. Nach einer ausgedehnten Dusche fühle ich mich bereit für alles, was mich heute noch erwartet.

Fabian schläft noch, aber zum Glück ist er heute wenigstens zu Hause und nicht auf Geschäftsreise.

Soll ich ihn jetzt schon wecken, oder soll ich noch zuwarten? Zu oft hatten wir schon falschen Alarm. Aber ich bin so aufgeregt! Sanft küsse ich sein verschlafenes Gesicht.

„Guten Morgen, mein Schatz, ich glaube, heute geht's wirklich los."

Nicht wirklich beeindruckt von meiner Aussage, dreht er sich noch einmal auf die andere Seite.

„Sag mir, wenn es losgeht“, raunt er völlig schlaftrunken.

Sag mal, geht's noch?! Was heißt hier, wenn es losgeht? … Soll ich etwa alles alleine machen und mich kurz vor den Presswehen noch mal schnell melden? Äh, Schatz, wir wären dann soweit … Der hat Nerven … Ich habe diese auf jeden Fall schon lange nicht mehr.

Meine Krankenhaustasche ist schon seit Monaten gepackt, trotzdem durchsuche ich lieber noch mal schnell den Inhalt: Schüssler Salz Nr. 7, Geburtsöl, Geburtsaromaöl, Kräcker, Traubenzucker, Pyjama mit Knöpfen, Socken, mein Schwangerschaftskissen (Ohne das kann ich nicht sein!), eine warme, weiche Decke für das Baby, Jogginganzug und Hygienebeutel mit Pflegeutensilien.

Ich glaube, ich habe alles, ansonsten kann Fabian es mir ja nachbringen. Vorausgesetzt, er erwacht aus seinem hundertjährigen Schlaf. So, jetzt aber!

„Fabian, stehst du jetzt bitte auf! Ich bin mir sicher, wir bekommen heute unser Kind!“

Das ist doch mal eine Ansage. Männer mögen es ja angeblich direkt, auf den Punkt gebracht, ohne langes Drumherum und Verschnörkeltes. Na, was sag ich – er steht auf.

Im Krankenhaus werden wir schon von meiner Hebamme erwartet. Marietta ist eine tolle Frau. Im besten Alter, mit viel Erfahrung und stoischer Ruhe. Genau das brauche ich jetzt. Jemand, der mich beruhigt.

Nach den üblichen Untersuchungen, bei denen alles in Ordnung zu sein scheint, kommt mich meine Angst wieder mal besuchen, was ich natürlich jetzt so überhaupt nicht gebrauchen kann.

Ich male mir alle möglichen und unmöglichen Geschehnisse einer Geburt aus – schließlich haben die vielen Erzählungen anderer Mütter meiner Fantasie genügend Stoff geliefert – und flippe dabei fast aus. Ich laufe im Raum auf und ab und kann mich kaum beruhigen. Mein Mund ist trocken, ich bekomme schwer Luft, dazu rast mein Puls. Jetzt kann ich nicht mehr zurück, da muss ich wohl oder übel durch!

Was, wenn ich jetzt kollabiere? Hoffentlich passiert nichts bei der Geburt!

Nur negative Gedanken zischen durch meinen Kopf, und ich kann mich nicht mehr ordentlich konzentrieren. Marietta meint, hier könnte ein Bad wahre Wunder wirken.

Die Wehen sind noch erträglich, ehrlich gesagt, weiß ich gar nicht, was die alle immer haben. Bei einem Magen-Darm-Infekt sind die Schmerzen schlimmer. Blöder Vergleich eigentlich, aber den hat meine Mutter immer gebracht.

Gerade, bevor ich mich in der Wanne gemütlich niederlassen will, erinnert mich mein Darm an den Einlauf, den ich über mich ergehen lassen musste. So schnell wie nur für eine Schwangere möglich hieve ich mich noch einmal heraus und sprinte auf die Toilette. Puhhh – gerade noch geschafft! Der Albtraum einer jeden Gebärenden.

Eine Dreiviertelstunde sitze ich in der Wanne, während sich Fabian und Marietta blendend unterhalten. Die Zeit vergeht wie im Flug, die Wehen sind erträglich, meine Anspannung lässt etwas nach, und mein Zwerg hat wieder mal keine Eile.

Wäre da nicht der Oberarzt, der immer mal wieder etwas Krankenhausflair in den Raum bringt, könnte ich fast meinen, ich würde mich hier auf Wellnessurlaub befinden.

Schon lustig, so habe ich mir das eigentlich nicht vorgestellt.

„Das ist die Ruhe vor dem Sturm“, flüstert mir Marietta zwinkernd zu.

Ach herrje!

Die Wehenabstände verringern sich, und ich liege mittlerweile auf dem Geburtsbett. Trotz alledem warte ich immer noch auf die unerträglichen Schmerzen. Der Wehenschreiber schlägt aus wie ein Geigerzähler in Tschernobyl.

Irgendwie kann ich sogar etwas Ratlosigkeit auf den Gesichtern der Ärzte und von Hebamme Marietta erkennen. Das macht mich natürlich wieder total nervös …

„Ist alles in Ordnung, oder muss ich mir Sorgen machen? Warum spüre ich keine starken Schmerzen?“

Der Arzt muss lachen. „Wahrscheinlich haben Sie sich schon daran gewöhnt.“

Sehr lustig, du Spaßvogel!, denke ich. Der hat leicht lachen. Er muss ja nicht gebären.

Fabian ruft derweil seine Mutter an, um einen kurzen Zwischenbericht abzugeben.

„Gott sei Dank hat Maria noch keine unerträglichen Schmerzen", flötet mein Lebensgefährte gut gelaunt ins Telefon.

Und dann stellt meine Schwiegermutter die alles entscheidende Frage, die selbst ich verstehe: „Ist die Fruchtblase schon geplatzt?"

Fabian sieht mich fragend an, und in genau diesem Augenblick geschieht es tatsächlich: Die Fruchtblase gibt ihren Dienst auf. Jetzt ist Schluss mit lustig.

Marietta schenkt mir einen Blick, der mehr sagt als tausend Worte. Anschließend sagt sie lächelnd: „This is the point of no return."

Aha, es gibt also kein Zurück mehr, und ich merke es ganz deutlich. Oh weia, jetzt geht aber ordentlich die Post ab! Von wegen, ich bin die einzige Frau, die ohne Schmerzen ein Kind zur Welt bringt. Wie konnte ich auch nur so blöd sein und denken, ich sei die Auserwählte.

Die Wehen kommen so heftig und ohne Pause, dass ich beinahe einen Schock erleide. Wie in Trance lasse ich meinen Körper das tun, was er tun will. Ich bin ausgeliefert und ohne Kontrolle. Wie ich das liebe!

Das Gute an dem ganzen Szenario ist, dass der Geburtsvorgang in Windeseile voranschreitet. In nur zwanzig Minuten hat sich mein Muttermund zur Gänze geöffnet. Ich will natürlich ohne PDA, also ohne Schmerzmittel entbinden, koste es, was es wolle, also muss ich da jetzt durch.

Es folgt ein Positionswechsel nach dem anderen. Hebamme Marietta geht sehr gefühlvoll und erfahren mit der Situation um. Fabian hält meine Hand und ist einfach da.

Mehr lasse ich nicht zu. Nur ja keine sonstigen Berührungen, sonst flippe ich aus.

„Alles verläuft nach Plan", meint unsere Hebamme.

Jetzt bin ich an dem Punkt angelangt, wo mir alles egal ist. Nicht einmal mehr denken kann ich. Eigentlich ein Ding der Unmöglichkeit. Mein Kopf hat auf Durchzug geschaltet und lässt einfach geschehen, was geschehen muss, egal, ob perfekt oder chaotisch.

Grundsätzlich ein tolles Gefühl. Das ist mir neu. Sollte öfter passieren, nur nicht unter diesen Umständen natürlich.

Nur ganze zwei Stunden später – gelobt sei Jesus Christus! – erblickt unser Sohn Luca das Licht der Welt. Fabian und ich sind die stolzesten Eltern der Welt, mit dem süßesten Baby im ganzen Universum. Klar, was sonst!

Kapitel 5

Achterbahn der Gefühle

– Mitte Dezember und Januar 2007 –

Die vergangenen Tage im Krankenhaus habe ich im Rausch der Gefühle verbracht. Alles war rosa, oh Pardon, babyblau.

Ich bin ohne Schlaf ausgekommen (keine Ahnung, wie das ging), denn ich musste Luca die ganze Zeit ansehen. Sogar, wenn er geschlafen hat, habe ich ihn mit Argusaugen beobachtet. Das Muttertier in mir ist in seiner ganzen Pracht erwacht und mit ihm das riesige Verlangen, diesen Winzling immer und vor allem zu beschützen und ihn zu lieben bis in alle Ewigkeit – ein wirklich übermächtiges Gefühl, ein irgendwie auch erdrückendes Gefühl, das mir so in dieser Form zum ersten Mal begegnet.

Und dann ist da noch die totale Verantwortung für dieses unschuldige, hilflose Kind, das absolut angewiesen ist auf mich! Gut, dass wir beide uns noch in der Obhut des Krankenhauses befinden. Hier muss ich mich nicht zusätzlich noch um meinen Mann und um den Haushalt kümmern. Das minimiert meinen mentalen Stress wenigstens ein bisschen. Und ich habe Hilfe beim Wickeln, beim Füttern, bekomme Antworten auf meine Fragen.

Ich bin zudem noch sehr geschafft von der Geburt, und hier kann ich noch ein bisschen Kraft tanken.

Meine überaus nette Zimmerkollegin heitert mich immer wieder ein bisschen auf. Vor allem ist sie ebenso oft mit der Mutterrolle überfordert wie ich. Wir verstehen uns blendend und teilen die gleichen Sorgen und Ängste.

Diese neue Aufgabe kann einem schon ordentlich Angst einflößen. Kaum daran gedacht, was mich noch alles als Mutter erwartet, ist sie auch sofort zur Stelle, meine *liebe Freundin* Angst.

Sie ist die Emotion, die ich von allen am meisten hasse, und meine hat auch jede Menge tolle Dinge mit im Gepäck: offene Fragen, Schuldgefühle, Selbstzweifel und … und … und. Auch Engelchen und Teufelchen hat sie mitgebracht, und die legen gleich wieder los.

„He, Maria, du bist jetzt Mutter, ein wunderschönes Gefühl, oder? Du hast ein kerngesundes Kind, du bist doch jetzt sicher der glücklichste Mensch auf Erden! Alles, was du dir je erträumt hast, ist in Erfüllung gegangen“, säuselt mir Engelchen liebevoll ins Ohr.

„Pah, du undankbares Geschöpf. Was heißt, du bist müde? Funktioniere, du Waschlappen! Du bist nicht die einzige Frau auf der Welt, die ein Kind bekommen hat. Was heißt hier Selbstzweifel …? Wie kann man nur so egoistisch sein. Jetzt zählt dein Kind und sonst nichts, basta! Du hast jetzt mal Pause für die nächsten Jahre“, schreit mich Teufelchen an.

Und Teufelchen gewinnt. Das hat gesessen. Wie recht es doch hat. Wie kann ich jetzt an mich denken? Das wäre doch zu selbstsüchtig, oder? Mein Kind braucht mich jetzt und immer. Aber wie soll ich das schaffen? Was ist, wenn ich dem nicht gerecht werde?

Meine beiden Großmütter haben jede sechs Kinder in die Welt gesetzt – und ich mache schon ein Drama bei nur einem Kind. Ich fürchte mich vor der Zukunft mit meinem Baby außerhalb des Krankenhauses, davor, dass ich vergessen könnte, es zu füttern, oder nicht merke, wenn es ihm schlecht geht, dass der Schlafentzug mir meinen Verstand rauben könnte, dass ich nicht ausfallen oder krank werden darf … Denn mein Kind hat sonst niemanden, der richtig auf es achtgibt.

Fabian hält sich derzeit in seiner Rolle als Vater noch ziemlich zurück, aber daran bin ich auch zu einem großen Teil schuld. Ich weiß! Kaum will er sich einbringen, mische ich mich ein und erkläre ihm, wie er es besser machen könne. Ich denke, dass das für ihn ein Graus sein muss, aber ich kann nicht über meinen Schatten springen. Warum nur glaube ich, dass nur ich genau weiß, was mein Kind braucht?

Luca ist die ersten beiden Wochen zu Hause wirklich ein sehr braves und umgängliches Kind gewesen. Zufrieden und ausgeglichen hat er den ganzen Tag geschlafen, und mit dem Stillen lief es auch prima. Rundherum eigentlich alles wunderbar, könnte man meinen. Wäre da nicht meine mit jedem Tag schlechter werdende Stimmung …

Seit ich zu Hause bin, nervt mich alles, und ich bin sehr sensibel und nicht belastbar. Ich rege mich über jede Kleinigkeit, die Fabian macht, auf. Sogar meine Mutter und der Rest der Familie gehen mir mit ihren Weisheiten mächtig auf den Keks. Ich weiß, alle meinen es nur gut mit uns und wollen helfen. Am liebsten wäre mir aber jetzt, sie würden mich alle in Ruhe lassen.

Ich könnte auch die ganze Zeit nur heulen. Manchmal vor Glück, wenn ich dem kleinen Luca zum Beispiel beim Schlafen zusehe. Aber manchmal überkommt mich auch ohne jeglichen Grund eine unendliche Traurigkeit. Ich habe keine Ahnung, wie ich damit umgehen soll.

Was ist bloß los mit mir? Ich habe alles, was ich mir je wünschte, und bin doch so betrübt. Das geht jetzt schon einige Zeit so, und meine miese Laune überträgt sich mittlerweile – glaube ich – auch schon auf meinen Sohn. Bin ich jetzt vielleicht auch noch schuld an seiner Stimmung?

Luca weint seit einigen Tagen viel und schläft kaum. Und wenn er nicht schläft, kann ich auch nicht schlafen. Ich bin mit meinen Nerven schon ziemlich am Ende.

Heute hat er noch kein Auge zugetan. Ich flippe bald aus. Den ganzen Tag trage ich ihn nun schon durch die Gegend, und er hört einfach nicht auf.

Hat er Schmerzen? Ist er etwa unglücklich? Habe ich etwas falsch gemacht? Bitte, was weiß eine Neo-Mami schon darüber …

Hier besteht eine riesige Marktlücke, liebe Gynäkologen, Hebammen und Co. Wir frischgebackenen Mamas haben keine Ahnung, was zu tun ist. Von wegen, das sagt dir schon dein Bauchgefühl. Ich habe keines. Ich habe nur ein Kopfgefühl, und *das* ist völlig durch den Wind.

Ich habe wie andere Schwangere zwar einen Geburtsvorbereitungskurs besucht, aber nach dem Krankenhaus wirst du dir selbst überlassen. Wirst hinaus in die Prärie geschickt – dein

Mutterinstinkt wird dir schon sagen, was zu tun ist. Pustekuchen! Das funktioniert vielleicht so in der Tierwelt, aber nicht bei uns Menschen im 21. Jahrhundert.

Für alles gibt's Anleitungen und Gebrauchsanweisungen, Zentimeter dick. Für dein Baby, dieses winzige, hilflose Menschlein, und dein Leben mit dem Kleinen bekommst du ein Schulterklopfen und ein wissendes Lächeln.

Jetzt haben wir den Salat, ich hab keinen blassen Schimmer, was zu tun ist. Was ich machen kann, damit Luca aufhört zu schreien und er und ich wieder etwas Ruhe finden.

Alles, was in meiner Macht steht, habe ich bereits ausprobiert. Ich bin stundenlang mit ihm in der Wohnung auf und ab gegangen, habe sein Bäuchlein mit Öl massiert, mich mit ihm hingelegt, ihm ein warmes Bad gegönnt und alle Lieder gesungen, die ich kenne.

Luca schreit sich jedoch immer noch die Seele aus dem Leib, und ich bin mit meiner Weisheit und meinen Nerven am Ende. An den absolut bescheuerten Spruch „Das machen Babys, um ihre Lungen zu kräftigen" will ich jetzt gar nicht denken, sonst raste ich völlig aus.

Mein Kind weint lautstark ohne Unterlass, es ist die reinste Folter für Mutter und Kind. Ich kann Luca keine Sekunde hinlegen, da ich das Schreien nicht ertragen kann. Andererseits hört er auch nicht auf zu weinen, wenn ich ihn auf dem Arm habe.

Dabei brauche ich doch nur ein paar winzige Minuten für mich selbst! Nur ein paar Minuten Ruhe und Entspannung! Bitte, Luca, hör doch auf zu weinen! Was mache ich denn nur falsch?

Wenn Fabian am Abend spät nach Hause kommt, drücke ich ihm Luca in aller Regel vor lauter Verzweiflung noch an der Haustüre sofort aufs Auge, andernfalls würde ich irgendwann hier alles liegen und stehen lassen und abhauen. Aber noch ist es nicht Abend, und Luca weint und weint.

Verzweifelt wähle ich die Nummer der Hebamme Marietta, vielleicht hat sie ja eine Idee. Nach dem Gespräch mit ihr fühle ich mich gleich besser. Es tut sich sozusagen ein Licht auf am Ende des Tunnels. Marietta hat mir eine Kinderärztin empfohlen, die sich auf sogenannte Schreibabys spezialisiert haben soll.

Mit Sack und Pack und einem schreienden Kind trudeln wir am nächsten Tag in der Praxis von Frau Doktor Heiss ein. Natürlich schäme ich mich wegen unseres kleinen Schreihalses. Luca schlägt ja auch mächtig Radau.

Wir müssen auch nicht lange warten, und die nette Kinderärztin empfängt uns lächelnd. Wir sind wohl nicht die Einzigen, deren Kind so Gas gibt. Mittlerweile kann sogar Fabian das Geschreie nicht mehr entspannt hinnehmen. Dabei ist er normalerweise die Ruhe in Person, und er muss es noch nicht mal so lange ertragen wie ich. Beide sind wir gespannt, was uns die Ärztin nun raten wird.

Schweißgebadet sinke ich in einen gemütlichen Sessel. Ich bin wirklich am Ende. Während ich ihr von unserem Tagesablauf erzähle, muss ich ununterbrochen weinen vor lauter Hilflosigkeit. Fabian legt seinen Arm auf meine Schulter und versucht, mich zu beruhigen.

Währenddessen untersucht die Kinderärztin Luca eingehend und meint: „Der kleine Mann ist wirklich sehr neugierig – er dürfte etwas reizüberflutet sein. Wenn Babys von Anfang an so interessiert sind, nehmen sie alle Eindrücke ungefiltert auf. Das können sie dann am besten mit Schreien verarbeiten. Kurzum, Ihr Kind braucht viel Schlaf, um sich wieder richtig zu regenerieren und alles Erlebte zu verarbeiten."

Aha! Nicht nur er braucht Schlaf.

„Klingt ja grundsätzlich sehr einfach, aber wie bringe ich den kleinen Knopf zum Schlafen? Wissen Sie, Frau Doktor, wir haben wirklich alles probiert."

Ich hoffe auf ein Patentrezept für mich.

Sie lächelt freundlich.

„Ein streng geregelter Tagesablauf mit genauen Schlaf-, Wach- und Essenszeiten wird alles wieder ins Lot bringen, Frau Sanders."

Ich glaube, sie weiß schon, wovon sie spricht. „Ihr Wort in Gottes Ohr, Frau Doktor, aber wie stellen wir das bitte an?"

„Sie müssen penibel darauf achten, dass Luca wirklich alle eineinhalb Stunden zu einem Schläfchen kommt. Nur so kann er wieder abschalten und entspannen. Das wird anfangs gar nicht so leicht sein, denn er ist schon total aus dem Rhythmus. Geben Sie ihm und sich ein paar Tage, vielleicht auch Wochen Zeit, dann wird alles wieder in geregelten Bahnen laufen."

Nein, bitte nicht noch ein paar Wochen. Das übersteh ich nicht!

„Ach ja, und noch etwas ganz Wichtiges! Bleiben Sie viel mit ihm zu Hause. Keine Einkäufe, Familientreffen oder Sonstiges. Er muss jetzt wirklich zur Ruhe kommen."

Luca muss zur Ruhe kommen, natürlich – und ich? Was ist mit mir? Ich schaue Fabian an, und er zuckt auch nur ratlos mit den Schultern.

„Das werden wir auch noch schaffen, Maria", versucht er, mich zu beruhigen.

Er hat da gut reden, denn er geht morgens aus dem Haus und hat zudem stundenlang seine Ruhe, zumindest vor dem Kindergeschrei.

Ich dachte, ich würde endlich einen hilfreichen ärztlichen Rat und mal etwas Abwechslung von dem ewigen mit einem plärrenden Kind Zuhausebleiben bekommen. Aber das!

Jetzt soll ich also weitere Wochen wie eine Gefangene zu Hause sitzen, und endlos lange auf den Abend warten, bis Fabian heimkommt? Das steh ich nicht durch! Ich möchte ja jetzt schon am liebsten davonlaufen.

Ich kann aber auch nicht einfach mal ein paar Stunden außer Haus gehen und meine Mama bitten, sich um Luca zu kümmern, solange er die ganze Zeit schreit wie am Spieß. Das bringe ich nicht übers Herz.

Die Kinderärztin gibt uns auch noch sogenannte Schlaftagebücher mit. Wir sollen genau eintragen, wie lange Lucas Schlafzeiten andauern, wie oft er schläft, wie er einschläft und wie der Tag so allgemein abläuft.

Schon seit zwei Wochen halte ich mich strikt an die Anweisungen unserer Kinderärztin, und es ist auch schon eine leichte Verbesserung bei Luca zu erkennen. Anfangs hat er lautstark protestiert, wenn er in sein Bettchen musste, aber ich glaube, so langsam gewöhnt er sich etwas an den neuen Rhythmus. Ich sitze nun nicht mehr eine geschlagene Stunde an seinem Bett und warte, dass er endlich für wenigstens zwanzig Minuten in den Schlaf fällt, sondern muss nur noch dreißig Minuten neben ihm warten. Ich merke, dass ihm das vermehrte Schlafpensum guttut, denn er schreit lange nicht mehr so viel wie noch vor zwei Wochen.

Heureka, schön langsam fange ich wieder etwas an zu leben, was genau genommen bedeutet, dass ich während seiner Schlafphasen Zeit habe – kostbare Zeit für mich. Entweder lege ich selbst kurz die Beine hoch, genieße in aller Ruhe eine Tasse Kaffee, oder ich rufe eine Freundin an und kann ungestört plaudern. Das ist doch mal wieder etwas Lebensqualität. Man wird mit Baby ja so bescheiden.

Heute haben wir einen Termin bei einer sehr renommierten Osteopathin. Man muss ein halbes Jahr auf einen Termin warten, und neue Patienten nimmt sie normalerweise nicht mehr auf. Zum Glück hat meine Tante auf ihren Termin bei ihr verzichtet und ihn Luca zur Geburt geschenkt. Ein wirklich sehr sinnvolles Geschenk.

Wie jedes Mal, wenn ich mit Luca im Auto unterwegs bin, fürchte ich mich: vor dem Anziehen, der Fahrt, seinem Geschrei, wenn ich mal kurz halten muss, und dass ich nassgeschwitzt am Ziel ankommen werde. Er brüllt so dermaßen, wenn ich ihn anziehe, dass ich ihn am liebsten den ganzen Tag nackt lassen würde. Geht nur leider nicht, wir haben erst Januar. Wenn ich das Anziehen des Kleinen überstanden habe, dann kommt das Härteste: Sobald ich ihn in seine Babyhartschale setze, flippt er wirklich völlig aus.

Ich glaube, jede Mutter weiß jetzt genau, was ich meine, wenn ich sage, ich leide immer noch mehr als er. Es gibt kaum etwas Schlimmeres: Dein Baby schreit, und du kannst nichts zu seiner Beruhigung machen, weil du Auto fährst und dein Kind auf dem Rücksitz in seiner Schale liegt.

Kein Wunder, wenn meine Konzentration gleich null ist bei dieser gewaltigen und vor allem geräuschintensiven Ablenkung.

Ortseingangsschild – Gott sei Lob und Dank! Wir sind da und heil angekommen.

Eine sehr gefühlvolle und stimmige Atmosphäre empfängt uns. Luca ist eingeschlafen. Sicher vor Erschöpfung. Oh Wunder … Da beruhigt sich auch gleich mein ganzer Organismus, und ich werde schläfrig. „Und wo kann ich mich jetzt hinlegen?“, würde ich am liebsten fragen. Ständig unter Strom zu stehen und Unmengen an Adrenalin auszuschütten, bedeutet für Körper und Geist echt Schwerstarbeit.

In der Praxis riecht es nach beruhigendem Lavendel und Grapefruit. Herrlich. Im Wartezimmer brennen Kerzen und tauchen den Raum in gemütliches Licht. Wir beide sind jetzt schon völlig entspannt. Vielleicht sollte ich die Osteopathin fragen, ob sie auch Zimmer vermietet. Zumindest mal für die nächsten Wochen.

Schon nach wenigen Minuten werden wir aufgerufen und begleiten die äußerst sympathische und ruhige Frau in ihren Behandlungsraum, in dem ebenfalls eine unglaubliche Stimmung herrscht. Es riecht auch hier fantastisch dezent nach Aromaöl, und überall im Raum liegen gemütlich weiche Sitzkissen. Ganz leise vernehme ich Vogelgezwitscher, das aus den Lautsprechern zu kommen scheint. Und diese Dame ist wohl mit sich selbst völlig im Reinen, denn das strahlt sie mit jeder Faser ihres Herzens aus. Selten hab ich das bei einem Menschen spontan so intensiv gespürt.

Auch ihr Draht zu unserem Sohn ist einzigartig. Obwohl er kurz wach geworden ist, schreit er nicht. Er hält normalerweise nie so lange ruhig. Ich kann nur staunend zusehen. Es scheint fast so, als würde er alles über sich ergehen lassen, weil er merkt, wie gut es ihm tut. So, als würde er auf einer anderen Ebene mit ihr kommunizieren – ich kann es eigentlich kaum beschreiben.

Sie behandelt ihn fast unsichtbar. Ihre Hände liegen zuerst auf seinem Bäuchlein, und dann legt sie sanft die Handflächen auf seinen Kopf, während ihm die Augen wieder zufallen.

Osteopathen behandeln, wie ich mich zuvor schlau gemacht habe, für den Patienten fast unmerklich, die Muskeln, Knochen, Organe und auch Gelenke. Dadurch sollen die Blockaden gelöst und die Selbstheilungskräfte aktiviert werden. Ein Diagnose- und Therapiekonzept, das auf den US-Amerikaner Andrew Taylor Still zurückgeht und jahrelanger Ausbildung bedarf. Die Osteopathie findet heute zum Glück immer mehr Anklang und Akzeptanz in der Schulmedizin.

Luca scheint es zu genießen. Selig schlummert er vor sich hin, egal, wie sie ihn dreht und wendet. Was passiert hier gerade?

Und Achtung: Auch mein Kopf arbeitet nicht, alles geschieht. Ich mache mir gerade um nichts Sorgen und habe die tiefe Überzeugung, dass alles gut werden wird und Luca wieder zufriedener sein kann.

Die Osteopathin erzählt mir leise von einem sogenannten Geburtstrauma, das alle Kinder bei der Geburt erleben. Aber nicht bei jedem Kind sei es so stark ausgeprägt wie bei unserem Sohn. Sie ist überzeugt, dass er nach ihrer Behandlung auch leichter in den Schlaf finden und längere Schlafphasen durchleben werde. Das macht mir große Hoffnung.

Ich liebe diese Frau. Mein ganzes Geld würde ich ihr geben, nur um Luca wieder glücklich zu machen. Wenn er glücklich ist, bin ich es auch.

Ein spannender Tag mit vielen Eindrücken neigt sich dem Ende zu, und – jetzt kommt's – Luca hat heute Nachmittag vier (!!!) Stunden geschlafen.

Das ist der absolute Hammer! Ich war so aufgeregt und glücklich darüber, dass ich selbst nicht zur Ruhe gekommen bin. Allen meinen Freundinnen musste ich sofort von der Osteopathin und ihren erstaunlichen Fähigkeiten erzählen. Dabei habe ich versäumt, mich selbst mal ein bisschen aufs Ohr zu hauen und zu relaxen.

Seit Luca wieder wach ist, ist er total gut aufgelegt und spielt mit der Borte in seinem Stubenkorb. Er strampelt fröhlich und freut sich, wenn das Stoffteil munter zu seinen Bewegungen tanzt.

Das Leben bekommt wieder einen Sinn, es geht bergauf!, hoffe ich.

Kapitel 6

Ruhelos

– Februar 2007 –

Unsere Situation verbessert sich mit jedem Tag. Luca hat gelernt, wieder einzuschlafen. Ich müsste eigentlich mit Glück erfüllt sein bis obenhin, nur leider hänge ich etwas in den Seilen.

Immer, wenn Luca etwas anspruchsloser ist, habe ich mehr Zeit für mich und meine irren Gedanken. Ich fange an zu grübeln, zu zweifeln, mache mir um alles Sorgen. Was alles geschehen könnte, woran ich scheitern könnte, was ich alles nicht bewältigen kann ... Ich verstricke mich in irgendwelche wahnsinnigen Gedankenmuster.

Das Gefühl, völlig erschöpft zu sein, und diese Sorgen, die ich mir mache, kommen und gehen. Sie belasten mich mal mehr, mal weniger. Sobald Luca mich mehr braucht, habe ich keine Zeit zum Grübeln. Aber es ändert sich dadurch nichts – meine Probleme warten dann so lange in meinem Hinterkopf auf ihren nächsten Auftritt.

Es ist verrückt: Jetzt schläft er endlich relativ geregelt und ich hätte mehr Zeit für mich, aber ich renne andauernd an sein Bett und überprüfe seinen Atem. Derzeit geistert mir ständig der „plötzliche Kindstod“ im Kopf herum. Eine Bekannte meiner Freundin hat so voriges Jahr ihr drei Monate altes Baby verloren. Undenkbar, was diese Mutter durchmachen muss.

Hoffentlich passiert uns das nie! Für mich hätte das Leben keinen Sinn mehr ohne mein geliebtes Kind.

Bei diesem Gedanken springe ich sofort wieder auf, und laufe an sein Bettchen. Zum Glück – er atmet ruhig und sieht zufrieden aus.

Die Verantwortung, die man als Mutter für ein hilfloses Baby hat, macht mich fast irre. Um den „plötzlichen Kindstod" zu vermeiden, gehe ich im Geiste jeden Abend gefühlte tausend Mal alle Sicherheitsvorkehrungen durch: Es sollte nicht zu warm sein im Zimmer, Luca darf nicht auf dem Bauch schlafen. Kein Lammfell, keine Stofftiere und Schnuller … Herrje, was ist, wenn er in Rückenlage erbricht und ich bemerke es nicht?

Wenn ich an all das denke, was uns noch bevorsteht … vor welchen Dingen ich Luca noch beschützen muss. Was ist, wenn er später mal im Kindergarten vom Baum fällt und sich verletzt oder auf dem Schulweg von einem Fremden angesprochen wird, wenn er mit dem Moped unterwegs ist oder seine erste Bekanntschaft mit Alkohol macht?

Das Babyfon knackst leise: Luca! – Sofort muss ich wieder zu ihm hinein und nachsehen. Aber mein Kleiner liegt weiterhin schön friedlich auf dem Rücken und schläft.

Ich weiß sehr wohl, dass ich nicht immer auf ihn aufpassen kann. Irgendwann muss ich die Verantwortung abgeben: zum Beispiel im Kindergarten, in der Schule und später bei seinem ersten Discobesuch. Ich darf gar nicht daran denken.

Sind diese Gedanken noch normal? Denken alle Mütter so? Oder bin ich die Glucke in Perfektion? Ich wünschte, ich könnte etwas entspannter sein. Ich mach mich ja noch kaputt mit meinen Abertausenden Ängsten.

Nachdem wir ungefähr zwei Wochen lang ein ausgeglichenes Kind erleben durften, hängt nun seit mehreren Tagen bei uns wieder einmal der Haussegen schief. Luca wirkt jetzt wieder so unzufrieden. Fabian und ich wissen auch nicht, was mit ihm los ist. Der Junge weint fast unaufhörlich, und das Stillen funktioniert auch nicht mehr richtig.

Er schreit meine Brust an und trinkt nicht. Jedes Mal, wenn es wieder an der Zeit dafür ist, schwitze ich Blut und Wasser, weil ich ahne, was auf mich und auf ihn zukommen wird. Das spürt er sicher auch. Ein Teufelskreis, aber wie kommen wir da wieder raus?

Auch in der Nacht schreckt er oft hoch und schreit wie am Spieß. Da stimmt doch was nicht, aber was?

Manchmal quält er ihn ein starker Würgereiz. Ich halte jedes Mal den Atem an, wenn ich ihm dabei zusehe, wie er an der Nahrung, die ihm hochkommt, herumwürgt. Der arme kleine Mann, so richtig glücklich wirkt er nicht.

Fabian und ich streiten uns zurzeit oft, er ist schon extrem genervt von mir, überängstlich, wie ich bin. Das verstehe ich zwar, aber was kann ich bitteschön dagegen tun?

Vor ein paar Tagen wollten wir uns einmal einen romantischen Abend machen. Wir hatten es zumindest vor, und es wäre sicher auch nett geworden, wenn ich nicht die ganze Zeit aufs Babyfon gehört und nicht ständig kontrolliert hätte, ob es auch eingeschaltet war.

Es tut mir wirklich leid, dass ich mich so irre verhalte. Aber irgendetwas, wogegen ich überhaupt nicht ankomme, treibt mich immer wieder dazu, alles zu kontrollieren, jeden vielleicht noch so kleinen Kieselstein für mein Kind aus dem Weg zu räumen und alle Sicherheitsvorkehrungen zu treffen. Es ist fast schon zwanghaft, aber was kann ich tun? Ich hoffe, das legt sich bald wieder, denn dann ginge es uns allen sicher besser.

Da sich Lucas Zustand nicht ändert, suchen wir unsere Kinderärztin auf. Sie untersucht ihn gründlich und meint, er kämpfe mit einer Erkältung. Daher lässt sie ihn in der Praxis mit Natriumchlorid inhalieren. Und unser Kleiner überrascht mich wieder: Während er bei uns immer geschrien hat, stört ihn nicht einmal das sehr laute Geräusch des Inhalators. Er lässt die Behandlung brav über sich ergehen. Ich habe den Eindruck, er genießt es.

Am nächsten Tag gehen wir wieder hin, um das Prozedere zu wiederholen. Die Erkältung bricht zwar nicht aus, das Verschleimtsein bessert sich aber trotz Inhalationen auch nicht. Luca nimmt weiter ab. Er schläft beim Stillen ein und trinkt nicht ordentlich.

Deshalb sind wir den dritten Tag bei der Kinderärztin, heute zum „Trinkwiegen". Das Ergebnis nach einer Stunde Stillen ist erschreckend, wobei das bei uns zu Hause meist noch länger dauert. Er bringt gerade einmal zehn Gramm mehr auf die Waage. Also eigentlich nichts.

„Frau Sanders, Sie sollten unbedingt mit einem Fläschchen zufüttern. Luca bekommt zu wenig Nahrung und wird immer schwächer."

„Das hört sich ja furchtbar an, Frau Doktor. Wieso hab ich das denn nicht bemerkt?" Ich bin total erschüttert und breche in Tränen aus. Mein Kind verhungert an meiner Brust! Himmel, bin ich eine unfähige Mutter!

„Das ist sehr schwer festzustellen, Frau Sanders. Deshalb wiegen wir das Kind vor und nach dem Stillen, dann wissen wir es genau", versucht sie, mich zu beruhigen.

Ich schlucke mehrfach und wische mir die Tränen weg.

„Ich … ich wollte aber lieber länger stillen und eigentlich erst mit einem halben Jahr mit dem Fläschchen beginnen … Sie wissen doch – die besondere Mutterbindung, Allergien vermeiden, der Immunschutz …" Genau so hatte ich mir das vorgestellt, der Idealfall einer fürsorglichen Mutter wollte ich doch sein.

Rabenmutter!, schimpfe ich mich. Hatte ich nicht immer befürchtet, nicht bereit zu sein für diese große Verantwortung? Oh mein Gott!

„Sie können ja auch noch weiter stillen, aber Zufüttern ist jetzt trotzdem sehr wichtig für Luca. Da kommen Sie nicht dran vorbei."

Todtraurig und mit dem belastenden Gefühl, als Mutter so richtig versagt zu haben, verlasse ich mit Luca die Kinderarztpraxis.

Ich kann mein Kind nicht alleine ernähren, und das Schlimmste ist, ich hab es noch nicht mal gemerkt! Diese Gedanken lassen mich nicht mehr los.

Zu Hause mache ich ein Fläschchen fertig. Luca stürzt sich drüber wie über ein Festmahl. Es scheint im sichtlich leichter zu fallen, daraus zu trinken als aus meiner Brust, und er schläft auch nicht total erschöpft während des Trinkens ein. Erst nachdem er die erste Flasche seines Lebens vollständig geleert hat, gönnt er sich zufrieden ein Schläfchen.

Auch wenn ich immer noch etwas unglücklich darüber bin, zufüttern zu müssen – Hauptsache, er ist glücklich und satt.

Einmal Flasche, immer Flasche, denkt sich mein Sohnemann offenbar, denn meinen Busen würdigt er ab diesem Moment keines Blickes mehr. Nach zig gescheiterten Versuchen gebe ich schließlich genervt auf. Aber noch nicht ganz: Eine Milchpumpe muss her, denn dann soll er wenigstens Muttermilch aus dem Fläschchen trinken. Aber das Abpumpen gestaltet sich viel schwerer, als ich gedacht habe.

Seit zwei Stunden (!) hänge ich nun schon an dieser Melkmaschine und komme mir vor wie eine Kuh. Während mein Sohn sich Ruhe gönnt, versuche ich, mein Bestes für ihn zu geben. Was tut man nicht alles für sein Kind. Auch wenn die eigene Würde dahinschwindet. Zwei vergebliche Stunden, in denen ich mich extrem unwohl fühle, verbringe ich so, denn mein Milchspendereflex will und will nicht einsetzen. Mein Körper macht einfach, was er will. Er weigert sich, so behandelt zu werden.

Von der Stillberaterin lasse ich mir sogleich Tipps geben. Ich soll mir während des Abpumpens ein Foto meines Kindes ansehen oder an sein Schreien denken. Das soll wahre Wunder bewirken, meint sie.

Ich bin überzeugt, das funktioniert vielleicht bei anderen Müttern, aber bei mir nicht. Die gute Frau kennt ja auch meinen Kopf nicht. Wenn der blockiert ist, geht gar nichts mehr. Trotzdem setze ich mich mit einem Foto von Luca in die Küche und lasse die Prozedur über mich ergehen.

Schon alleine das Geräusch … Echt frustrierend. Was hat das bitteschön mit dem himmlischen Bild einer erfolgreich stillenden, versonnen aufs Baby hinabblickenden Mutter mit einem glücklichen Baby zu tun, das einem in der Werbung so oft präsentiert wird? Meine Brust schmerzt vom vielen Abpumpen, und ich bin den Tränen nahe. Und Fabian rät mir schon die ganze Zeit, ich sollte abstillen, dann hätte ich doch wieder etwas mehr Ruhe. Dieser Verräter an einem Mutterinstinkt.

Nach einem Telefonat mit meiner Mutter, die mich übrigens nur acht Wochen gestillt hat – und ich lebe noch! –, fühle ich mich etwas besser.

Dann beschließe ich, wenn auch schweren Herzens, nach nur elf Wochen, das Stillen aufzugeben. Ich muss zugeben, meine

Mutter und Fabian haben recht. Ich kann nicht mehr. Und meinem Kind geht es gut, wenn es auch mir gut geht. Das Ei von einer glücklichen Henne schmeckt immerhin auch besser. Außerdem – was will ich denn überhaupt? Luca kommt bestens klar mit dieser Situation. Er ist selig mit seinem Fläschchen.

Wenigstens etwas, denn sein sonstiges Befinden hat sich noch nicht wirklich gebessert. Nach wie vor ist er sehr verschleimt und kämpft oft heftig mit seinem Würgereiz. In der Nacht schnappt er oft nach Luft, als hätte er einen anstrengenden Tauchgang ohne Sauerstoffflasche hinter sich.

Fabian und ich werden von diesem Geräusch regelmäßig aus dem Schlaf gerissen und stürzen wie wild in sein Zimmer. Es hört sich so an, als würde ihm die Luft zu knapp werden. Letzten Endes schläft er dann aber wieder friedlich ein, als wäre nichts gewesen. Wir beide gehen – unter Strom – wieder zurück ins Bett. Das ist für uns alle sehr kräftezehrend und für ein Baby sicher auch nicht normal.

Einige Tage später läutet am Nachmittag mein Telefon. Frau Doktor Heiss ist am Apparat und meint, sie habe kein gutes Gefühl mehr bei Luca.

„Frau Sanders, wir doktern jetzt schon seit Wochen an dem Kleinen herum, aber das Ergebnis ist sehr, sehr unbefriedigend."

Ich erschrecke fürchterlich, nicke, was sie natürlich nicht sieht, und mein Herz sinkt mir sprichwörtlich in die Hose.

„Bitte, fahren sie heute noch mit ihm ins Krankenhaus, damit dort weitere Untersuchungen gemacht werden können. Ich habe schon alles in die Wege geleitet und schon mit dem diensthabenden Kinderarzt dort telefoniert."

„Wieso kommt das jetzt alles so plötzlich, Frau Doktor?", frage ich völlig aufgelöst. Mir ist regelrecht schlecht, und ich beginne, heftig zu zittern.

„Mein Bauchgefühl, Frau Sanders … Machen Sie sich jetzt aber nicht allzu viele Sorgen. Wir sollten nur schleunigst Klarheit in die Sache bringen."

Ihr bestimmter Ton macht mir erst recht Angst.

„Muss … muss das wirklich gleich heute noch sein? Luca schläft

gerade, und mein Partner ist in Salzburg. Ich bin also ganz alleine."
Ich hoffe, ich kann es hinauszögern, bis Fabian zurück ist.

„Bitte, Frau Sanders, es wäre mir als ihre Ärztin schon sehr wichtig, dass Sie heute noch fahren."

Nachdem das Gespräch beendet ist, sterbe ich fast vor Angst.

Die hat sicher eine Vermutung. Womöglich was Schlimmes … Warum sagt sie denn nichts? Die Gedanken drehen sich im Kreis.

Eilig wähle ich Fabians Nummer und erzähle ihm von dem Anruf. Mittendrin breche ich in Tränen aus. Völlig verzweifelt höre ich nur am Rande, was Fabian mir zu sagen hat.

„Schatz? Hör zu! Beruhige dich erst mal! Ich fahre bald los und komme dann gleich zu euch ins Krankenhaus. Du packst in aller Ruhe, solange der Kleine noch schläft, ein paar Sachen zusammen, und dann rufst du dir ein Taxi oder die Rettung, ja?"

Ich beruhige mich etwas und suche die wichtigsten Dinge zusammen, wobei ich jeden Handgriff sicher zweimal mache. Jetzt meldet sich auch Luca – der Hunger ruft, oder er hat Lunte gerochen.

Eine Stunde später treffen wir in der Kinderambulanz ein, wo uns bereits eine Horde von Ärzten erwartet. Ich möchte zu gerne wissen, welchen Verdacht die Ärztin geäußert hat, dass alle so Gewehr bei Fuß stehen.

Zuerst wollen sie dem Kleinen Blut abnehmen, noch dazu aus der Vene. Ein äußerst schwieriges Unterfangen bei einem elf Wochen alten Baby. Zudem ist der Turnusarzt am Werk – nichts gegen Ärzte in Ausbildung –, jedoch nach zwei vergeblichen Versuchen bei einem Säugling sollte dann doch besser der Assistent oder der Oberarzt übernehmen. Ich sage das auch.

Luca schreit das ganze Krankenhaus zusammen, und der nette, mittlerweile schon sehr nervöse Arzt meint, ich solle besser draußen warten. Wenn meine Blicke töten könnten …

Der spinnt wohl?! Was bildet der sich überhaupt ein? Massakriert hier mein Kind und sagt, ich solle rausgehen. Ich!! Erstens lasse ich mein Baby nicht alleine und zweitens schon gar nicht hier bei einem Typen, für den Luca vielleicht ein Versuchskaninchen ist. Der Oberarzt merkt, dass ich kurz vorm Explodieren bin, und schreitet ein.

„Lassen Sie mich mal, Herr Kollege, ich mache hier weiter", flüstert er kaum hörbar seinem Azubi zu.

Ich atme wenig erleichtert aus, wobei ich jetzt erst merke, dass ich die Luft angehalten hatte. Das grelle Licht und die Kühle in dem Untersuchungsraum bringen Luca zusätzlich total aus der Fassung. Er beruhigt sich überhaupt nicht mehr. Mein Herz zerbricht, und ich bin am Ende. Mein Kleiner tut mir so unendlich leid, und ich kann ihm nicht mal helfen. Daneben zu stehen und zu sehen, wie das eigene Kind leidet, ist das Allerschlimmste für eine Mutter.

Nun folgt auch noch eine Ultraschalluntersuchung. Das kalte Gel auf dem kleinen Bäuchlein lässt Luca natürlich wieder lauthals protestieren.

Ich hoffe, diese ganze Tortur ist bald vorüber, sonst drehe ich noch durch.

Fabian ist leider auch noch nicht da. Sonst könnte er mich wenigstens kurz mal ablösen oder mir seelisch beistehen.

Am liebsten würde ich Luca nehmen und das Weite suchen.

Es ist bald Mitternacht, und endlich schläft mein kleiner Schatz. Eine ganze Stunde hat er gebraucht, um sich nach der Untersuchung wieder zu beruhigen. Er schläft sehr unruhig in seinem Bett, das viel zu groß für ihn ist. Wie verloren er darin aussieht!

Eine Maschine überwacht seinen Herzrhythmus und die Sauerstoffsättigung im Blut und gibt ständig einen Fehlalarm ab. Das käme oft vor bei so kleinen Zwergen, erklärt mir eine Schwester. Es brauche nur die Elektrode ein wenig zu verrutschen und schon läute das Gerät. Jedes Mal erschrickt er kurz und weint, schläft aber dann wieder total erschöpft ein.

Ein Horror. Ich bin wieder auf dreihundert und kann kein Auge zu tun, obwohl man mir ein Bett in sein Zimmer gestellt hat.

Leise öffnet sich die Türe und ein greller Streifen Licht fällt in das Innere unseres Zimmers. Dann tritt Fabian ein.

„Ich hab es leider nicht früher geschafft, mein Schatz", entschuldigt er sich.

Weinend fallen wir uns in die Arme. Zu groß ist die Sorge um unser Kind.

Ich schildere ihm alles bis ins kleinste Detail. „Da wurde Luca so gequält – und dann … Nichts haben die Untersuchungen bisher gebracht. Morgen früh soll's weitergehen."

„Sie finden bestimmt heraus, was dem Zwerg fehlt." Immer wieder blickt er mit sorgenvollem Gesicht zu unserem Jungen hin und streichelt sanft seine Wange.

Ich weiß, er macht sich genauso viele Gedanken und Sorgen wie ich, nur aussprechen tun wir es beide nicht. Fabian noch weniger, denn er will der Starke sein. Er ist der Meinung, es reiche, wenn einer – ich – ständig die Fassung verliere.

Still sitzen wir nebeneinander am Bett unseres Sohnes und halten uns an den Händen. Wir befürchten wahrscheinlich beide das Schlimmste.

Ich weiß nicht, ob ich überhaupt geschlafen habe. Ein Blick auf die Uhr zeigt mir, dass es gerade mal halb sechs in der Früh ist. Wenn, dann bin ich vielleicht immer wieder mal kurz weggenickt. Fabian hat mich noch lange gestreichelt und mir dadurch Kraft gespendet, aber dann habe ich ihn nach Hause geschickt. Er soll wenigstens seinen Schlaf bekommen. Schließlich muss er morgen wieder fit sein und zur Arbeit gehen.

Eine gut gelaunte Schwesternschülerin bringt das Frühstück. Für mich Kaffee und Buttersemmel und für Luca ein Fläschchen. Nach Essen ist mir eigentlich nicht, und Luca schläft noch. Ich würde mich lieber noch einmal umdrehen und versuchen, etwas zu schlafen.

Aber die Krankenschwester ist anderer Meinung.

Klar, wir sind hier in keinem Hotel, der Betrieb läuft, und auch Luca und ich müssen uns insoweit anpassen. Im Klartext heißt das, wir sollen uns doch jetzt bitte schon anziehen und für die bevorstehenden Untersuchungen bereithalten, meint die strenge Krankenschwester.

Halb neun, und nichts ist bis jetzt geschehen, außer Fieber messen, wiegen und ein Gespräch mit der Schwester. Ziemlich angesäuert und wie bestellt und nicht abgeholt, sitze ich auf dem Bett und schlafe mit schreiendem Kind im Arm fast ein. Nur mit Mühe kann ich meine Augen offen halten, als die Visite mit acht Personen zur Türe hereinspaziert.

Ich verstehe kaum, was mir der Oberarzt mitteilen will, weil Luca schon wieder wie am Spieß brüllt.

„Kann es sein, dass mein Sohn Schmerzen hat?“, schreie ich den ebenso sichtlich ermüdeten Arzt an, damit er mich versteht.

Die Schwester nimmt mir Luca ab und meint, sie gehe mal kurz mit ihm im Gang auf und ab, damit wir uns hier besser verständigen können.

„Frau Sanders, diese Frage kann ich Ihnen leider nicht hundertprozentig beantworten, aber wir gehen mal davon aus, dass es nicht so ist.“

Das klingt für mich jetzt nicht wirklich überzeugend.

„Wir wollen heute noch einen sogenannten Schweißtest machen, um die Krankheit Mukoviszidose auszuschließen. Das ist eine harmlose Untersuchung, wir brauchen nur etwas Schweiß vom Fuße Ihres Kindes …“

Ihres Kindes! – Mein Sohn hat einen Namen! Ich muss mich beherrschen, um nicht völlig aus der Haut zu fahren.

„Eine Schwester wird den Test in der Ambulanz durchführen, und dann wird er eingeschickt. Im Moment deutet eher alles darauf hin, dass mit den Atemwegen Ihres Sohnes etwas nicht in Ordnung ist. Deshalb schlage ich auch vor, so bald als möglich eine Bronchoskopie zu machen. Wir führen dabei ein kleines Endoskop über die Luftröhre bis in die Lungen Ihres Sohnes ein, das Ganze findet natürlich unter Vollnarkose statt und …“

Halt, halt, halt, mein Lieber … Ich kneife die Augen zusammen, runzele die Stirn und frage: „Entschuldigen Sie, bitte, Herr Oberarzt, aber das ist ein bisschen viel für mich im Moment. Was genau befürchten Sie denn, oder besser, was genau vermuten Sie denn bei Luca?“

Sein Blick wirkt plötzlich etwas unsicher, das spüre ich sofort. Und dies wiederum lässt meine Alarmglocken laut läuten.

„Das … nun ja … ist jetzt schwierig zu beantworten, weil wir ja noch nicht nachgesehen haben …“

„Ja, aber“, unterbreche ich ihn ungeduldig, „wenn Sie noch keine Vermutung haben, warum bitteschön soll ich dann Luca eine Vollnarkose und eine … wie heißt das?“

„Eine Bronchoskopie.“

„Ja, danke, … eine Bronchoskopie zumuten? Bitte, verstehen Sie mich nicht falsch, Herr Doktor, ich bin wirklich sehr dankbar für Ihren Einsatz, aber, bitte, nennen Sie mir einen triftigen Grund. Was mich vor allem interessiert: Wie oft haben Sie schon so einen Eingriff bei einem elf Wochen alten Baby hier im Krankenhaus durchgeführt?“

Ich glaube, die Frage hätte ich besser nicht stellen sollen. Offenbar habe ich seine Achillesferse erwischt.

Seine Gesichtszüge entgleiten ihm etwas, und er zischt mir ziemlich angepisst zu: „Liebe Frau Sanders, Sie müssen uns schon etwas Vertrauen entgegenbringen, wir machen das hier nicht zum ersten Mal. Überlegen Sie sich das bitte in Ruhe zu Hause. Sie sollten aber nicht zu viel Zeit verstreichen lassen.“

Mit diesen Worten macht sich die achtköpfige Crew auf den Weg ins nächste Zimmer und lässt mich mit meinen Problemen, Zweifeln und vielen Fragen wie einen begossenen Pudel alleine im Zimmer sitzen.

Na toll, wie sollen wir uns jetzt entscheiden? Habe ich als Mutter denn nicht das Recht auf diese Fragen und auf Antworten?

Aufgeregt telefoniere ich mit Fabian und schildere ihm das unbefriedigende Gespräch. Auch er ist empört und meint, wir sollen mal nach Hause kommen, und dann würden wir alles Weitere besprechen.

Es ist Abend, Luca schläft endlich, und Fabian und ich sitzen am Esstisch und zerpflückten noch einmal alle Details rund um Lucas Beschwerden. Ich bin hundemüde und stinksauer – aber auch verzweifelt und irgendwie machtlos. Ich fühle mich den Ärzten so ausgeliefert.

Auch nach endlosen Diskussionen sind wir keinen Schritt weiter. Es ist sehr schwer, wenn man eine solche Entscheidung treffen soll, die das eigene Kind betrifft. Bei einem selbst fällt es oft schon nicht leicht, aber das hier ist um Welten komplizierter.

Zumal wir nicht wirklich wissen, warum dieser Eingriff gemacht werden soll.

Eines ist uns auf jeden Fall klar: In diesem Krankenhaus beziehungsweise von diesem Arzt wird diese schwierige Untersuchung nicht an unserem Baby durchgeführt werden.

Kapitel 7

Hiobsbotschaft

– März 2007 –

Unser Problem mit Luca hat nun auch in der Familie die Runde gemacht. Fabians Tante hat uns daraufhin vorgeschlagen, wir sollten es doch mal in der Kinderklinik dreißig Kilometer entfernt probieren. Dort gäbe es auf jedem Gebiet Fachleute, und die Klinik habe einen ausgezeichneten Ruf.

Der Vorschlag gefällt mir, und so vereinbare ich gleich einen Termin dort. Im Internet habe ich mich zuvor noch etwas über den zuständigen Professor informiert. Er scheint ein sehr fähiger Mann zu sein, hat unzählige Auszeichnungen, und seine Schwerpunkte sind Lungen- und Atemwegserkrankungen. Erst kürzlich kam er aus einem Wiener Spital zu uns nach Oberösterreich.

Die sympathische Schwester am Telefon schiebt uns noch für Freitag diese Woche dazwischen, nachdem ich ihr unsere Situation geschildert habe. Nach diesem Gespräch fühle ich seit Tagen wieder so etwas wie Freude und Hoffnung in mir aufsteigen.

Endlich ist es Freitag. Der etwas schrullig wirkende Professor empfängt uns zum Anamnesegespräch in seinem Büro. Zuerst erzählen wir ihm unsere Geschichte und berichten von den zahlreichen Untersuchungen, die der kleine Luca in seinem zarten Alter schon über sich ergehen lassen musste. Geduldig hört er uns zu, macht sich Notizen, und hin und wieder runzelt er die Stirn.

„Gut, liebe Familie Sanders …"

Ich stelle jetzt nicht klar, dass Fabian und ich noch nicht verheiratet sind.

„… Sie haben offensichtlich alle drei schon einiges mitgemacht.

Leider kann ich dem kleinen Freund hier weitere Untersuchungen nicht ersparen, denn schließlich wollen wir zu einem Ergebnis kommen. Ich würde vorschlagen, Sie kommen am Montag noch einmal zu uns, und ich nehme ihn für ein paar Tage stationär auf. Sie, Frau Sanders, bekommen selbstverständlich auch ein Bett in seinem Zimmer."

Anders hätte ich es aber auch nicht mitgemacht.

Wir schauen ihn erwartungsvoll an und erfahren, was er alles plant: eine Schluckakt-Untersuchung, Röntgenuntersuchungen, Untersuchungen auf der HNO-Abteilung und Ultraschall. Danach würde man weitersehen.

„Ist das für Sie so in Ordnung?", brummt der vertrauenserweckende, hochdotierte Arzt.

Wir antworten beinahe wie aus einem Munde: „Ja, das machen wir so. Wir fühlen uns bei Ihnen gut aufgehoben, Herr Professor, vielen Dank."

Auf der Heimfahrt schweigen wir. Auch Luca ist gerade mit sich im Reinen und schläft friedlich während der ganzen Fahrt nach Hause.

Am Montag ist die Aufregung groß, zumindest bei mir. Die ganze Fahrt über rotiert es in meinem Kopf, nachdem ich schon die Nacht nicht schlafen konnte.

Was erwartet uns jetzt?

Ich glaube, das wird wieder Schwerstarbeit für mich. Hoffentlich kann ich, wenn das Ganze hier vorbei ist, mal wieder ein bisschen schlafen. Ich denke so an drei Wochen durchgehend … das wäre fein.

Schon werde ich aus meinem kurzen Tagtraum gerissen, denn wir sind an unserem Ziel angelangt.

Der kleine Luca hat in seinem kurzen Leben beinahe schon mehr Zeit beim Arzt und im Krankenhaus verbracht als zu Hause. Traurig – wir sollten uns doch wie alle anderen jungen Familien in einem Wattebausch ähnlichen Zustand, der sich Familienglück nennt, befinden. Das hier aber ist offenbar unser Schicksal. Ich hoffe inständig, dass wir hier wenigstens Klarheit und eine ordentliche Diagnose bekommen und Luca geholfen werden kann.

Der Check-in geht schnell, und wir bekommen ein tolles Zimmer. Wenig später erscheint auch schon der Professor, um nach dem Rechten zu sehen und uns darüber aufzuklären, wie es weitergehen wird. Er habe einiges mit meinem Kleinen vor, meint er.

In wenigen Minuten soll's schon zur ersten Blutabnahme gehen.

Oh nein, da hab ich ein Trauma. Wenn ich nur an das letzte Mal denke, was unser kleiner Spatz da mitgemacht hat …

Luca liegt auf der übergroßen Untersuchungsliege, als ein netter Arzt gut gelaunt hereinkommt. Er wendet sich gleich unserem Kleinen zu und erklärt ihm, so, als würde Luca alles verstehen, was er jetzt gleich mit ihm vorhabe.

Süß, das gefällt mir.

Und Luca hat auch seinen Spaß – er weiß ja nicht, was ihm gleich bevorsteht. Die Schwester kommt hinzu, und los geht's. Beim Einstich gibt's zwar einen kurzen Protest von Luca, aber das war's auch schon.

Schon vorbei? Na bitte, geht doch! Ein guter Start. Am liebsten würde ich den Arzt dafür küssen. Käme aber sicher blöd. Erleichtert, dass das so wunderbar gelaufen ist, bedanke ich mich tausendmal bei ihm, und wir gehen wieder zurück auf unser Zimmer.

Die Atmosphäre hier ist echt genial, wie in einem Hotelzimmer. Für mich steht dort ein normales und kein Krankenhausbett.

Kurz darauf kommt eine Ärztin von der Neonatologie herein. Sie möchte mit einer Nasensonde die Durchgängigkeit der oberen Atemwege kontrollieren. Das mag mein kleiner Sohn natürlich überhaupt nicht und brüllt lauthals. Ich tröste ihn. Der Professor kommt dazu und berät sich im Anschluss mit seiner Kollegin.

„Im Moment sind wir noch nicht weiter, bisher haben sich keine Auffälligkeiten gezeigt", meinen die beiden Ärzte.

Das hab ich schon oft gehört …

Der restliche Tag verläuft ruhig, denn unser behandelnder Arzt möchte sich noch einmal ausführlich mit seinen Spezialisten beraten.

Am nächsten Morgen werden Luca und ich schon sehr zeitig geweckt, allerdings etwas gefühlvoller, als wir es von anderen

Krankenhäusern gewöhnt sind. Nur das kleine Nachtlicht weist der Schwester den Weg ins Zimmer. Sie bittet mich, rasch zu frühstücken, denn der Herr Professor habe für halb acht die Schluckakt-Untersuchung angeordnet.

Ich bin sehr nervös, an Essen ist also nicht zu denken. Was wohl jetzt wieder auf meinen Süßen zukommt?

Luca dagegen haut rein, er zieht an seinem Fläschchen wie ein Großer und leert es in einem Zug. Wie immer lautet danach das oberste Gebot, ihn ordentlich aufstoßen zu lassen, an die fünfzehn bis zwanzig Mal. Ansonsten kommt ihm mit der Luft eine Megafontäne Speisebrei hoch, sodass er dann große Probleme mit seiner Atmung hat. Außenstehende kippen beinahe um, wenn sie das mit ansehen müssen, weil es oft so aussieht, als ersticke er. Keine Ahnung, warum das bei ihm so ein großes Problem ist. Hoffentlich gibt die anstehende Untersuchung Aufschluss darüber.

Wir betreten den dunklen Röntgenraum, wo wir von unserem Arzt schon erwartet werden. Ich habe sein Fläschchen mitgebracht, denn daraus soll er nun gleich das Kontrastmittel trinken, während er in dieser Röntgenröhre liegt.

„So, kleiner Mann, jetzt kommst du mal zu mir und verlässt kurz deine Mama. Sie wird aber die ganze Zeit bei dir sein“, sagt die freundliche Schwester zu meinem Sohn, was er mit einem Lächeln quittiert.

Was jetzt kommt, macht ihm aber keinen Spaß mehr. Hineingeschoben in eine extrem enge Vorrichtung und die kleinen Arme und Beine mit Lederriemen festgeschnallt, schnürt mir dieser Anblick die Luft ab. Luca schreit wie am Spieß und reißt vor Angst die Augen auf. Als ob das noch nicht genug wäre, wird er jetzt, während er das Kontrastmittel trinken muss, auch noch hin- und hergedreht.

Mein Herz zerspringt abermals. Das können hier an dieser Stelle sicher alle nachvollziehen, die Ähnliches bei ihrem Kind erlebt haben oder sich diese Behandlung gut vorstellen können. Mir sind die Hände gebunden. Am liebsten würde ich Luca aus diesem Gefängnis befreien und alles abblasen. Das arme Kerlchen. Aber es muss wohl sein.

Nach gefühlten hundert Mal hin und her und auf und ab, das schreiende Kind in der Röhre, gibt der Arzt das befreiende Ende dieser Untersuchung durch das Mikrofon bekannt. Er sitzt vor dem Bildschirm im Nebenraum und verfolgt so die Untersuchung mit. Diese Schluckakt-Untersuchung soll dokumentieren, ob Speisebrei beim Schlucken durch einen Reflux oder Rückfluss wieder von der Speiseröhre retour nach oben kommt, beziehungsweise, ob der Mageneingang dicht ist.

Die Schwester beeilt sich, Lucas Arme und Beine loszuschnallen.

„Das hast du super gemacht, mein Kleiner", sagt sie zu ihm und reicht ihn mir.

Total verschwitzt drückt sich der völlig aufgelöste Kleine an mich, so, als wollte er mir damit sagen, ich solle ihn ja nicht mehr hergeben. Körperlich und mental erschöpft gehe ich mit meinem Kind zurück auf unser Zimmer und warte auf das Ergebnis dieser Untersuchung.

Eine Stunde später kommt der Herr Professor zu uns ins Zimmer.

„Frau Sanders, bei Ihrem Sohn ist mit dem Schlucken alles in Ordnung. Also ebenfalls keine Auffälligkeiten in diesem Bereich. Wir müssen also leider weitersuchen. Das heißt, ich habe für morgen um acht Uhr den OP für ihn reserviert, um eine Bronchoskopie zu machen."

Oh Gott, also doch!, fährt mir ein heißer Schreck durch die Glieder, und ich blicke zu meinem Kleinen hin, der jetzt zum Glück vor lauter Erschöpfung eingeschlafen ist.

„Das ist eine Untersuchung, die mit einem Endoskop durchgeführt wird, auf dem eine Kamera befestigt ist. Nur so können wir in das Innere der Atemwege von Luca sehen. Leider kann auch ich ihm diese Untersuchung nicht ersparen. Natürlich bekommt der kleine Mann eine Vollnarkose, er wird aber mit einer Larynxmaske beatmet, das heißt über den Kehlkopf, da die Luftröhre für das Endoskop frei bleiben muss."

Eigentlich will ich das alles gar nicht hören und mir vorstellen müssen. Andererseits will ich aber schon wissen, was meinem Kleinen jetzt noch droht. Ich schlucke heftig und schaue den Arzt erwartungsvoll an.

„Dann führe ich das Gerät ein und kann mir den Kehlkopf, die Stimmbänder, die Luftröhre und die Bronchien ganz genau ansehen und in einem Video dokumentieren. Versuchen Sie nicht allzu besorgt zu sein, wir sind ein Kinderkrankenhaus und machen solche Eingriffe auch bei so kleinen Kindern des Öfteren", versucht er, mich zu beruhigen.

Ich breche aber trotzdem hemmungslos in Tränen aus. Mir wird es langsam zu viel. Heute die Aufregung und morgen schon wieder der ganze Zirkus.

Der Arzt gibt sein Bestes, tätschelt meine Hand und versucht, mir etwas Hoffnung zu geben: „Na, na, liebe Frau Sanders, alles halb so schlimm. Glauben Sie mir. Wir machen heute auch nur die notwendigsten Untersuchungen, um Luca nicht noch weiterem Stress auszusetzen. Alles wird gut werden!"

Ich will ihm ja glauben, aber ich komme nur schwer heraus aus meinem plötzlichen Tief. Warum muss das uns nur immer passieren? Was hab ich denn verbrochen? Ich schaffe das nicht mehr, ich will weg hier …

Ich habe nicht einmal die Kraft, ihn Genaueres über diesen Eingriff zu fragen. Ich bin wirklich am Boden zerstört und sage nur: „Danke, Herr Professor, … für Ihre Bemühungen. Ich … ich komm schon klar. Jetzt muss sich einfach mal alles setzen."

Mit diesen Worten will ich ihn abwimmeln. Er versteht und verabschiedet sich. Weg ist er. Gott sei Dank! Ich brauche jetzt meine Ruhe, um meinen Gefühlen freien Lauf zu lassen, aber wie soll das gehen? Ich würde mich gerne irgendwo verkriechen, aber Luca ist ja auch noch da und braucht mich heute mehr denn je.

Luca braucht mich, und ich würde jetzt Fabian brauchen, aber der ist noch nicht mit mir, dafür aber mit seiner Firma verheiratet. Derzeit ist es wieder ganz schlimm. Wir bekommen ihn fast nie zu Gesicht, denn er ist viel im Ausland und oft tagelang unterwegs. Wenn er dann mal da ist, kommt er erst spätabends nach Hause, und dort türmt sich im Büro die Arbeit.

Trotzdem rufe ich ihn jetzt an. Morgen muss er dabei sein, sonst breche ich zusammen. Ich brauche seine Unterstützung mehr denn je.

Er verspricht es mir. Am Vormittag könne er sich freinehmen, meint er. Dem Himmel sei Dank!

In dieser Nacht hat einzig Luca tief und fest geschlafen. Ich habe mich nur – gefangen in meiner Angst und dem Gedankenkarussell – stundenlang hin und her gewälzt. Wenigstens ist er ausgeschlafen.

Er wacht schon um sechs Uhr hungrig auf und verlangt natürlich sein Frühstück. Wie erkläre ich einem drei Monate alten Säugling, dass er nüchtern bleiben muss wegen der Narkose? Immer lauter macht er sich bemerkbar, und nun ist es schon ein richtiges Wimmern. Sein trauriger Blick wird immer fragender. Leider hat er erst in zwei Stunden seinen Eingriff.

Mit dem weinenden Säugling kann ich aber um diese Uhrzeit auch nicht das Zimmer verlassen. Da würden sich die anderen Mütter schön bei mir bedanken und mir wahrscheinlich wie wild gewordene Furien entgegentreten. Der Schlaf des eigenen Kindes ist Gold wert. Ich weiß, wovon ich spreche!

Nicht einmal seine Lieblingstiere lenken Luca ab. Ich gebe den Trottel, imitiere lustige Stimmen und wackele und tanze mit den Stofftieren im Bett auf und ab. Wütend schreit er die Tiere an. Er denkt sich sicher, seine Mama ist jetzt total durchgeknallt. Er hat Hunger wie ein Bär, und ich gebe den Pausenclown und finde das auch noch voll lustig.

Luca lässt sich natürlich weder ablenken noch beruhigen, und so wird die nächste Stunde für uns beide zum nervenaufreibenden Martyrium.

Sieben Uhr: Die Tür unseres Zimmers öffnet sich.

Endlich! Fabian ist da. Ich drücke ihm Luca wortlos in die Arme und renne aus dem Zimmer. Ich bin so verzweifelt, ich muss dringend an die frische Luft. Am liebsten würde ich so richtig laut schreien und mir mal Luft machen von dem ganzen Scheiß. Natürlich tue ich das nicht, sondern weine nur still vor mich hin. Meine Nerven flattern, die Augen brennen, und ich habe schreckliche Kopfschmerzen.

Zehn Minuten später bin ich schon wieder im Zimmer und fühle mich zumindest etwas erleichtert. Fabian, der heute Nacht sicher geschlafen hat, schaut mich nur fragend an. Fast zeitgleich kommt die Krankenschwester herein.

„Na, alle gut geschlafen? Los geht's, Familie Sanders, wir gehen nun rüber in den OP-Bereich. Sie können selbstverständlich noch bei Ihrem Sohn bleiben, bis er von der OP-Schwester abgeholt wird", flötet die gut gelaunte junge Dame. Große Angst steigt in mir hoch, und ich habe den Puls eines Sprinters bei Olympia. Auf dem Weg zum OP-Bereich schicke ich noch schnell ein Stoßgebet gen Himmel. Lieber Gott, steh mir bei, pass bitte auf mein Kind auf und lass den Eingriff gut verlaufen, bitte ich den Herrgott inständig. Ich hoffe, er erhört mich. Allzu oft melde ich mich ja nicht bei ihm …

Die Schiebetüre geht auf, und es riecht noch mehr nach Desinfektionsmittel als ohnehin schon im ganzen Krankenhaus. Alles wirkt steril, aber doch freundlich. Bunte Vorhänge und Decken im Aufwachraum nebenan nehmen dem Raum die Schärfe, die er von Haus aus mit sich bringt.

Luca hat sich beruhigt und schaut sich interessiert um.

Die Anästhesistin begrüßt uns freundlich und nimmt gemeinsam mit der diensthabenden Schwester unseren kleinen Zwerg mit. Das ganze Spektakel geht eigentlich ganz schnell und ohne viel Brimborium vonstatten. Die werden schon wissen, warum.

Für uns beginnt jetzt die Zeit des Wartens … Der blanke Horror!

Die nächsten Minuten werden zu Stunden. Ich war noch nie in meinem Leben so aufgeregt und werde fast wahnsinnig vor Sorge um mein Baby. Ich habe jetzt keinerlei Einfluss darauf, was hinter diesen Türen und Mauern passiert. Was, wenn sie seine Luftröhre verletzen oder seine Stimmbänder? Wenn er die Narkose nicht verträgt oder vielleicht überhaupt nicht mehr daraus aufwacht?

Ich schwitze und zittere gleichzeitig, als würde ich in einem Eisschrank stehen, und habe das Gefühl, keine Luft zu bekommen. So muss es sich anfühlen, wenn man im Begriff ist, seinen Verstand zu verlieren. Ich sorge mich so sehr um meinen kleinen Schatz, dass es körperlich wehtut. Ich tigere auf dem Gang hin und her, starre die Tür, die sich hinter Luca geschlossen hat, an, als könnte sie mir Auskunft geben über das, was dahinter vor sich geht. Aber mir fehlt leider der Röntgenblick. Ich setze mich, stehe wieder auf, schaue auf die Uhr, laufe erneut den Gang rauf und runter.

Fabian versucht, mich abzulenken, erzählt von der Arbeit. Aber zum ersten Mal in meinem Leben will ich nur schweigen. Ich kann jetzt keinen Small Talk führen. Der Eingriff birgt ein großes Risiko für so ein kleines Baby. Nicht selten werden eben Stimmbänder verletzt oder die Luftröhre oder Lunge.

Ich kann keinen klaren Gedanken fassen und starre permanent auf die OP-Schiebetüre. Nichts geschieht. Niemand kommt heraus. Die verdammte Türe will einfach nicht aufgehen. Fabian gibt nicht auf. Immer wieder fängt er mit meiner Meinung nach absolut uninteressanten Geschichten an.

„Hör bitte auf mit dem ganzen Scheiß! Ich hab jetzt echt keinen Kopf für diesen blöden Small Talk“, herrsche ich ihn an.

Er kann zwar nichts dafür, aber meine Nerven liegen einfach blank. Er kann das Ganze offensichtlich besser wegstecken. Er geht generell anders damit um. Ich würde mich immer total reinsteigern, meint er, während er versuche, einen klaren Kopf zu behalten. Das würde ich ja auch gerne können, aber es gelingt mir leider nicht. Bei mir siegen immer die negativen Gedanken. Endlich öffnet sich die elektrische Schiebetüre zum OP-Bereich. Der Assistenzarzt entfernt sich beim Herausgehen noch den Mundschutz und lächelt uns an. In solchen Momenten ist das Lesen aus der Mimik eines Arztes ein Seiltanz.

„Frau Sanders, Herr Peters, Luca hat den Eingriff gut überstanden. Er ist gerade beim Aufwachen und kommt anschließend in den Aufwachraum. Sobald er dort ist, darf einer zu ihm. Der Herr Professor kommt später zu Ihnen auf die Station. Er hat noch einige Operationen, es wird also sicher erst am Nachmittag sein“, meint der nette junge Arzt und geht den Gang entlang, Richtung Chirurgie.

Wieder warten, denke ich, aber da winkt mich auch schon die Schwester zu sich und sagt: „Erschrecken Sie bitte nicht. Luca ist noch im Aufwachen. Die Geräusche, die er wahrnimmt, hören sich für ihn ganz seltsam an, und er sieht alles verschwommen. Das macht ihm Angst, deshalb wird er sich auch schwer beruhigen lassen. Sprechen Sie ruhig mit ihm, oder singen Sie ihm sein Lieblingslied vor. Dann wird er sich vielleicht leichter damit abfinden.“

Kaum haben wir den OP-Bereich betreten, höre ich ein Kind furchtbar grausam schreien. Ein extrem heiseres Geräusch, dann wieder ein hohes Bellen, fährt mir durch Mark und Bein. Das wird doch hoffentlich nicht mein Kind sein, schießt es mir durch den Kopf.

Doch es ist mein Kind! Um Gottes willen, was ist passiert? Wurden etwa die Stimmbänder doch beschädigt? Luca hört sich entsetzlich an! Er keucht und zieht die Luft ein und aus, als würde er ersticken. Abwechselnd mit lautem, rauen und bellendem Husten.

„Frau Sanders“, beruhigt mich die Schwester sofort, „das ist vom Eingriff. Alles ist jetzt gereizt und etwas entzündet. Luca hat schon Cortison bekommen, es müsste gleich besser werden.“

Er sieht so klein aus in diesem großen Gitterbett. Zittrig versuche ich, ihn auf meinem Arm zu nehmen. Gar nicht so einfach mit den ganzen Schläuchen und Kabeln. Die Schwester greift ein und lächelt mich zuversichtlich an. Das hilft auch nicht. Ich bin mit der Situation total überfordert, denn Luca schreit und brüllt sich die Seele aus dem Leib. Unmengen an Adrenalin schießen durch meine Venen. So viel kann ich nie mehr in meinem Leben abbauen. Nicht einmal mit Dauersport.

Fabian steht draußen vor der Glaswand. Tränen laufen über meine Wangen. Nur zu gerne hätte ich ihn nun neben mir.

Nach gut einer Stunde dürfen wir wieder zurück auf unser Zimmer. Die netten Schwestern der Chirurgie 1 holen uns ab.

Luca ist, Gott sei Dank, vor Erschöpfung eingeschlafen, und auch ich kann mich endlich wieder etwas entspannen und merke, wie mich von einer Sekunde auf die andere eine tonnenschwere Müdigkeit überkommt. Jeder einzelne Muskel in meinem Körper schmerzt, so stark ist die Anspannung gewesen.

Ich hoffe nur, der Kleine schläft noch ein bisschen, dann hab ich auch noch etwas Zeit, mich auszuruhen.

Fabian musste leider schon wieder zurück ins Büro, er will aber versuchen, am Nachmittag noch einmal zu kommen.

Ich kuschele mich vorsichtig zu meinem Sohn, und so schlafen wir beide, gezeichnet von den Ereignissen der letzten Tage, eng umschlungen ein. Mein Baby, das ich so innig liebe, darf nun ruhig in meinem absoluten Schutz schlafen, und niemand wird es heute mehr von mir wegbringen. Mutterliebe ist unbeschreiblich und so stark, dass sie manchmal wehtun kann.

Am späten Nachmittag kommt der Professor zur Visite.

„Wie ich sehe, habt ihr beide euch nach dem Schrecken wieder gut erholt“, sagt er lächelnd.

„Ja, wir haben gut geschlafen und gegessen. Luca hat sogar ein ganzes Fläschchen ausgetrunken, er war wirklich sehr hungrig. Jetzt sind wir neugierig auf Ihren Bericht“, versuche ich, möglichst gelassen und locker von mir zu geben.

Der Doktor runzelt die Stirn, und ich ahne, es kommt nichts Gutes auf mich zu.

„Ich habe zwei Nachrichten, eine gute und eine weniger gute – aber zuerst die gute. Wir haben bei Luca etwas gefunden, was sich aller Wahrscheinlichkeit nach auch mit den Jahren verwachsen wird. Nun die weniger gute Nachricht … Luca hat eine subglottische Stenose, eine Tracheomalazie, Ödeme auf den Stimmbändern und eine Schweinebronchie.“ Ich schaue den Arzt fassungslos an. Schlagartig wird mir schlecht, das Blut rauscht in meinen Ohren, und ich bin kurz vor dem Umkippen. Der Arzt ruft nach der Schwester. Gekonnt befördern sie mich auf mein Bett und türmen einige Decken unter meine Beine. Sie messen meinen Blutdruck – und ich werde ohnmächtig. Als ich wieder zu mir komme, blicke ich in die Augen des Professors und der Schwester.

„Frau Sanders, alles okay? Sie waren kurz ohnmächtig“, sagt der fürsorgliche Arzt zu mir und schaut mich eindringlich an.

„Ja, ich glaube schon. Im Moment darf nicht mehr viel kommen, denn ich bin schon sehr dünnhäutig“, säusele ich schwach.

„Das glaube ich Ihnen. Kein Wunder bei den Ereignissen der letzten Tage und Wochen. Sollen wir Ihren Mann anrufen, dass er Sie einmal ablöst und Sie zu Hause wieder etwas zur Ruhe kommen können?“, meint der Arzt besorgt.

„Das wäre zu schön, aber leider ist mein Lebensgefährte ab morgen wieder im Ausland. Und jemand anderem, wie zum Beispiel meiner Mutter, kann ich das hier nicht zumuten." Langsam merke ich, wie es mir wieder besser wird. Offenbar hat das Hochlagern der Beine genutzt.

„Vielleicht ist dies ein Trost für Sie, Frau Sanders: In den nächsten Tagen passiert nicht mehr viel. Luca bleibt lediglich zur Beobachtung hier. Das Stresslevel wird also für Sie beide um einiges weniger werden." Der Professor fühlt noch einmal meinen Puls, bevor er fortfährt: „Wollen wir nun die Details besprechen, und ich erkläre Ihnen in aller Ruhe die Diagnose? Oder soll ich morgen wiederkommen?"

Ich schüttele den Kopf, reiße mich am Riemen und setze mich in meinem Bett auf.

„Nein, nein, das geht schon! Vielen Dank, Herr Doktor, dass Sie sich nun auch noch um mich so mitfühlend kümmern, aber ich glaube, ich bin jetzt bereit. Außerdem sitze ich ja, da kann ich wenigstens nicht mehr umfallen", versuche ich, einen Scherz zu machen und lässig zu wirken.

„Gut, also jetzt noch mal alles verständlicher erklärt: Luca hat nach dem Kehlkopf eine Engstelle in seiner Luftröhre. Deshalb tut er sich schwerer beim Atmen als jedes andere gesunde Kind. Aber er und sein Körper haben sich schon sehr gut mit der Situation abgefunden und kompensieren das Ganze."

Ich nickte mechanisch.

„Durch die aber doch angestrengte Atmung hat er Wasseransammlungen auf den Stimmbändern und ist dadurch immer etwas heiser und auch verschleimt. Die sogenannte Schweinebronchie bedeutet nur eines: Seine rechte Bronchie mündet früher in die Luftröhre als die linke, dies hat aber keinerlei Auswirkungen auf seine Atmung oder seinen Gesundheitszustand. Die Enge in der Luftröhre wird sich wahrscheinlich verwachsen, wenn Luca größer ist."

Stimmbänder … Wasseransammlung … Schweinebronchie … Luftröhre verengt … verschleimt … Gott, nein! In meinem Kopf dreht sich alles.

„Ein alltäglicher Vergleich: Stellen Sie sich einen engen Strohhalm vor und dann einen verengten Gartenschlauch. Bei dem Schlauch fällt die Engstelle nicht mehr so ins Gewicht, da er ja von Haus aus dicker ist."

„Aber … auf was müssen wir jetzt besonders achten … oder aufpassen? Kann Luca überhaupt alles machen? Ist er in seiner Entwicklung eingeschränkt?“, frage ich hektisch.

„Ein Infekt wäre jetzt sicher nicht gut, aber Sie können ihn auch nicht in Watte packen und zu Hause einschließen. Vermeiden Sie vielleicht im ersten Jahr den Kontakt mit vielen anderen Kindern. Ich weiß, das ist schwer, aber es geht um Lucas Gesundheit. Bei jedem Infekt schwellen seine Atemwege an und verengen sich ein klein wenig, und da Luca ohnehin schon an einer Enge leidet, fällt dies dann sicher drastischer aus. Wie genau kann ich nicht sagen, da uns ja bei ihm die Erfahrungswerte fehlen. Bitte, besuchen Sie auch keinen Babyschwimmkurs oder große Kinderfeste.“

Ich schlucke heftig. Wenn ich mir vorstelle, dass mein Kleiner in seinem ersten Lebensjahr alle sozialen Kontakte zu anderen Kleinkindern meiden soll … Und nicht nur das – ich bin dadurch auch irgendwie weiterhin ans Haus gefesselt.

„Gut, Herr Doktor, wir werden uns auf jeden Fall an Ihre Anweisungen halten. Sollte er dann aber doch einmal krank werden, was ja sehr wahrscheinlich ist, was tun wir dann?“

„Auf jeden Fall sollten Sie immer gleich zum Kinderarzt gehen und Luca untersuchen und abhören lassen. Im Notfall müsste er ins Krankenhaus zur stationären Überwachung. Sprechen wir jetzt aber nicht über ungelegte Eier, Frau Sanders. Der kleine Mann ist ein zähes Bürschchen, das hat er jetzt schon oft bewiesen, der macht das schon!“, muntert er mich zum Schluss noch auf.

Ich schaue zu meinem Knirps hin, der müde vor sich hinbrabbelt. Dann bedanke ich mich bei dem Arzt. Er und die Schwester verlassen das Zimmer.

Mit Luca allein, beginnt mein Gehirn eine wilde, nicht kontrollierbare Karussellfahrt, bis ihm ganz schwindelig wird. Tausende Gedanken und Ängste plagen mich. Ich kuschele mich wieder an meinen Kleinen, der wieder friedlich schlafend neben mir liegt, und ich betrachte sein ebenmäßiges, unschuldiges Gesicht.

Das hast du nicht verdient, mein Kleiner. Warum nur?

Und wieder einmal bete ich …

Kapitel 8

Atemlos

– Anfang August 2007 –

Die nächsten Wochen und Monate verlaufen reibungslos, bis auf meine nicht nachlassende Angst, Luca könnte krank werden. Unser Kleiner entwickelt sich prächtig, und ich müsste eigentlich total happy sein, weil alles so gut läuft. Ja, das müsste ich eigentlich. Bin es aber nicht.

Meine mich ständig beherrschenden Ängste lähmen mich, und ich kann die Zeit nicht richtig genießen. Sehr schade, ich weiß, aber das bringt mich derzeit auch nicht weiter.

Als hätte ich nicht schon von Haus aus permanent vor allem Angst, kommt jetzt noch die Befürchtung hinzu, Luca könnte durch seine Beeinträchtigungen etwas noch Schlimmeres zustoßen. Anstatt einfach alles auf mich zukommen zu lassen und mich dann zu sorgen, wenn es so weit ist, denke ich jetzt schon rund um die Uhr nach und male mir das Worst Case-Szenario aus. Immer und immer wieder.

Neben meiner ständigen Sorge kämpfe ich weiterhin mit meiner nachlassenden Energie. Der Füllstand meines Akkus ist immer noch sehr niedrig und hat bei meinem ständigen Bammel kaum eine Chance, schnell zu steigen.

Im Familien- und Freundeskreis ernten Fabian und ich manchmal unverständliches Kopfschütteln, weil wir unser Kind so abschotten. Die Leute haben ja keine Ahnung, und ich binde auch nicht jedem unsere vollständige Geschichte auf die Nase. Außerdem will und muss ich mich nicht rechtfertigen.

Ich hasse es, dass andere versuchen, mir ein schlechtes Gewissen zu machen. Im Speziellen meine ich dabei jene Supermütter ohne

Probleme, die nicht verstehen können, wie ich mich nur so sorgen und nicht lockerer mit unserer Situation umgehen kann. Ich rede von den Nichtbetroffenen, die nicht wissen, was es bedeutet, kein gesundes Kind zu haben, die die immer alles besser wissen und mich ungefragt mit jeder Menge guter Ratschläge und Tipps überhäufen. Und dann wären da noch die „Harten“, die meinen, wir würden überreagieren, wir sollten unser Kind doch nicht so verweichlichen. Es müsse mehr abgehärtet werden.

Ich denke, das Kernproblem ist: Wenn man sich nicht so benimmt und handelt wie die Norm, dann stimmt – nach Meinung der „normalen Menschen“ – gleich etwas nicht mit einem.

Und sie alle mischen sich in etwas ein, was sie nichts angeht. Ich bin dann auch noch so blöd und mache mir nach Gesprächen mit diesen Personen wirklich Gedanken, ob sie nicht vielleicht doch recht haben. Verwirrung und ein schlechtes Gewissen sind da natürlich vorprogrammiert.

Es war aber weder Fabians noch mein Plan, Luca so abzuschotten. Wir müssen dies notgedrungen tun, weil es besser für den Kleinen ist.

Ein weiterer absoluter Kritikpunkt in vielen Gesprächen ist, wenn eine Mutter nicht drei Jahre bis zum Kindergarteneintritt zu Hause bleibt, was ich so auch nicht vorhabe. Da flippen manche gleich völlig aus und meinen, das hinterlasse doch einen erheblichen Schaden beim Kind. Sie rümpfen die Nase und machen einem mit erhobenem Zeigefinger deutlich klar, dass für sie das Kind und nicht das Geld im Vordergrund stehe. Kind geht vor Karriere! Punkt, aus, Ende! Toll, wenn sie sich das auch finanziell oder beruflich leisten können. Eine Frau, die selbstständig ist, oder eine, die im Berufsleben nicht den Anschluss verlieren möchte, kann es sich aber schlicht und ergreifend nicht leisten, drei Jahre lang auszusetzen!

Auch mein Freund könnte es sich beruflich auf keinen Fall erlauben, mal nur sechs Monate „Pause“ zu machen. Es stellt sich daher in unserem Fall gar nicht die Frage, wer zu Hause bleibt. Natürlich ich! Und nicht nur wegen der beruflichen Auswirkungen bei Fabian ist das so. Bei uns läuft wegen Lucas Gesundheitszustand alles etwas anders. Wir müssen notwendigerweise mehr Rücksicht auf ihn und seine Gesundheit nehmen. Egal, was andere darüber denken.

Luca ist mittlerweile schon acht Monate, entwickelt sich gut und hat bis dato noch nicht einmal einen Schnupfen gehabt. Wir haben uns aber auch mit Kontakten zu anderen Kindern total zurückgehalten, wenn es auch sehr schwer war und ich es für den Kleinen sehr bedauerlich finde.

Kürzlich hat er auf unseren Wunsch von seiner Oma eine Babyschaukel geschenkt bekommen. Ich freue mich schon sehr, sie heute mit ihm auszuprobieren. Schaukeln soll ja angeblich das Beste sein, um das Gleichgewichtsorgan im Innenohr zu trainieren und um auch die Gehirnhälften besser miteinander zu verknüpfen. Eine tolle Sache, die sich später sicher auch positiv beim Laufen auswirken wird und förderlich ist für die Intelligenz unseres Kindes.

Für unsere Mütter war das früher alles kein Thema, und wir sind auch groß geworden. Aber vielleicht wären wir ja alle noch intelligenter, als wir sind, hätten wir den ganzen Klimbim damals auch schon gehabt. Die Frühförderung der Kids von heute ist ein sehr gutes Geschäft. Eltern geben Tausende Euros dafür aus, um ihre Kinder in ihrer Entwicklung optimal zu unterstützen. „Viele kleine Einsteins braucht das Land!" – So oder ähnlich könnte der Werbeslogan für die Spielzeug-, Beschäftigungsmittel- und Förderindustrie für unsere Kleinen lauten.

Wir sind mittlerweile auch ein Teil dieser perfekten Erziehungsgesellschaft, zumindest versuchen wir, dabei zu sein. Geht ja auch gar nicht anders, wie man bereits weiß.

Das Schaukeln findet Luca anfangs aber gar nicht so spannend und wechselt von Lachen in eine etwas ungewöhnliche Emotion. Es sieht fast so aus, als würde er sich fürchten …

Komisch, ich dachte, alle Kinder fahren voll aufs Schaukeln ab. Vielleicht will er einfach nur höher hinaus?

Ich schubse ihn also noch ein bisschen mehr an. Er lacht wieder kurz, zieht dann plötzlich die Schultern nach oben – das sieht richtig komisch aus – und reißt gleichzeitig die Augen auf. Fabian und ich sehen uns verdutzt an.

„Meinst du, er hat Spaß?“, frage ich ihn.

„Sieht beinahe nicht so aus.“

Will Luca nun oder will er eher nicht? Ich werde einfach nicht schlau aus seinen Reaktionen. Wie so oft halt … Nach ein paar Minuten denke ich mir, dass das für heute wohl reicht, und nehme Luca aus der Schaukel.

„Wahrscheinlich muss er sich erst an das Ding gewöhnen“, meint Fabian.

Egal, jetzt ist sowieso Essenszeit. Schnell noch seinen Gemüsebrei vorbereiten und dann auf zur Raubtierfütterung. Ich koche ihn übrigens nicht selbst. Wollte ich an dieser Stelle nur mal schnell loswerden. Ja, ich traue mich, meinem Kind Essen aus gekauften Gläschen in den Schlund zu schieben.

Jetzt gibt's Aufschreie, das weiß ich. Ich höre regelrecht das „Wie kann sie nur?“ Aber ich denke, ich bin deshalb keine schlechte Mutter, und mein Kind wird sich auch so prächtig entwickeln.

Im Moment liegen die Prioritäten bei uns schlicht woanders. Ich bin froh, wenn der Kleine zufrieden ist und schlafen kann. Wenn er nicht krank wird und ich vielleicht einmal ein paar kostbare Minuten für mich habe. Da stelle ich mich dann nicht auch noch in die Küche und koche womöglich Biobabybrei. Wie wir alle wissen, ist auch die fertige Kost äußerst nahrhaft und gesund. (Sonst würde der Hersteller nicht mit seinem Namen dafür stehen, oder?) Und Luca isst die Gläschen wirklich gerne.

Luca rutscht schon ungeduldig auf seinem Hochstuhl hin und her und kann es kaum erwarten. Er liebt Gemüsebrei in allen Variationen. Davon isst er immer so viel, dass ich Angst habe, er könnte gleich platzen. So auch heute. Gierig haut er rein. Ich komme gar nicht nach mit dem Befüllen des nächsten Löffels.

Er zappelt mit seinen Beinchen, reißt die Augen auf und quiekt wie ein kleines Ferkelchen, das keine der Zitzen mehr erwischt. Damit bringt er mich immer zum Lachen. Bei dem Anblick könnte ich mich echt wegschmeißen.

Der Moment der heilen Welt lullt mich ein. Wie glücklich ich doch bin mit meinem kleinen Schatz. Man braucht als Mutter nicht viel, wirklich. Man will nur merken, dass das eigene Kind froh und zufrieden ist, dann ist die Welt in Ordnung, und wir schmelzen beinahe vor Liebe und Glück.

Der süße Moment meiner Glückseligkeit wird aber leider eiskalt unterbrochen. Das soeben noch quietschfidele Kind fängt wie aus dem Nichts bitterlich zu weinen an und reißt die ängstlich blickenden Augen ganz weit auf. Diesen Blick und alles, was jetzt folgt, werde ich mein Leben lang nicht mehr vergessen …

„Luca, Schätzchen, was ist denn?"

Er streckt die Arme flehend nach mir aus. Mir wird angst und bange. Was hat er? Tief in mir fühle ich, dass gleich etwas Schlimmes passieren wird. Kaum gedacht, schießt mir eine mächtige Fontäne Brei entgegen. Luca würgt an dem dicken, zähflüssigen Erbrochenen herum, so, als ersticke er gleich daran.

Hilfe, er kann nicht mehr atmen! Ihm muss beim Übergeben etwas in die Luftröhre gelangt sein. Mein Gott, was mach ich nur?

„Fabian … Luca!!", schreie ich aus Leibeskräften.

In Windeseile zerre ich Luca aus seinem Stuhl. Er rudert hilflos mit den Armen, öffnet den Mund, gibt aber keinen Laut von sich. Sein Gesicht beginnt, sich bereits leicht bläulich zu verfärben. Fabian eilt aus der Küche zu uns.

„Luca erstickt, er atmet nicht mehr! Was soll ich tun? Fabian!?"

Fabian steht stocksteif, mit der Situation völlig überfordert, mir gegenüber. Irgendwie sind wir darauf nicht vorbereitet.

Die schlimmsten Gedanken kommen mir in den Sinn …

Luca stirbt mir gleich in meinen Armen weg, und ich kann nichts tun. Ich weiß nicht, was. Es vergehen nur Sekunden, die sich aber wie Stunden anfühlen. Sein Gesicht ist mittlerweile pflaumenblau.

Es geht alles so schnell. Wenn Luca etwas passiert, sterbe ich. Ein furchtbarer Gedanke! Ich weiß, selbst durch den Notarzt würde jetzt jede Hilfe zu spät kommen. Was dann geschieht, geschieht wie in Trance: Ich beginne zu funktionieren und fahre mit Zeigefinger und Mittelfinger tief in seinen Rachen ganz weit hinunter, und dann drehe ich ihn mit dem Kopf nach unten und klopfe wirklich richtig fest auf seinen Rücken.

In diesem Moment der Verzweiflung fängt mein geliebtes Kind zu husten an und befreit sich selbst von den dicken Breiresten, die seine Luftröhre blockiert haben. Er kann wieder freier atmen, und seine Gesichtsfarbe wird wieder rosig.

Fabian steht immer noch wie angewurzelt und kreidebleich neben mir. Völlig hilflos hat er diese entsetzliche Szene mitverfolgen müssen und konnte nichts dazu beitragen, Luca zu retten. Das schockiert ihn maßlos. „Oh, mein Gott, Maria, Luca … ich … ich habe nicht … gewusst … was ich tun soll."

Die Tatsache, wie schnell es gehen kann, und man so vielleicht sein Ein und Alles, sein einziges Kind verliert, setzt ihm ebenso schwer zu wie mir.

Lieber Gott, steh uns bei!

Vor Glück und Verzweiflung schreie ich laut. Ich kann nicht mehr aufhören, zu schreien. Ich liege mit meinem weinenden Kind zusammengekauert und am ganzen Körper zitternd auf dem Boden, und wir schreien uns gemeinsam all den Schmerz und die Angst, die uns noch vor wenigen Sekunden geplagt haben, heraus. Fabian kniet neben uns und streichelt uns.

Sämtliche Anspannung fällt ab, aber ich habe das Gefühl, dieser entsetzliche Verlustschmerz, der mich eben erfasst und noch nicht wieder losgelassen hat, reißt mich entzwei.

Mit einem Mal bin ich so leer, dass ich nichts mehr denken kann. Ich fühle mich wie eine Hülle, der jeder Funken Leben entzogen wurde. Um ein Haar hätte ich mein Kind verloren … Nur dieser Gedanke beherrscht mich, beherrscht alles Denken.

Zwei Stunden später hat sich unser Engel – und der Name trifft jetzt mehr zu als je zuvor – noch immer nicht ganz beruhigt. Ich habe die Todesangst in seinen Augen gesehen, als er keine Luft bekam, und diese beherrscht ihn offensichtlich immer noch. All meine Künste, ihn abzulenken und zur Ruhe zu bringen, versagen.

Er ist klitschnass geschwitzt und mittlerweile schon ganz heiser vom Schreien, und ich habe das Gefühl, er hat den Kampf gegen das Ersticken emotional noch immer nicht beendet. Er leidet regelrecht an einem Schock. Da geselle ich mich gefühlsmäßig gleich dazu. Noch nie zuvor in meinem Leben habe ich so gefühlt und kann noch nicht einmal richtig beschreiben, was und wie.

Dieses Erlebnis bleibt mit Sicherheit tief hinten in der letzten Schublade meines Gehirns für immer gespeichert.

Am nächsten Morgen, ein Montag, rufe ich den Professor im Kinderspital an und berichte ihm von dem Vorfall. Bestürzt versucht er, mich etwas zu beruhigen, denn mir steckt der Wahnsinn von gestern noch ordentlich in den Knochen.

Unter heftigen Weinkrämpfen muss ich jedes Detail noch einmal durchkauen und den Fall verbal rekonstruieren, damit sich der Doc ein Bild machen kann. Er befürchtet, es könnte eventuell ein Zusammenhang bestehen zwischen dem sogenannten Aspirieren (Einatmen) des Erbrochenen und Lucas Handicap der Atemwege. Das wäre fatal, denn es würde bedeuten, dass es jedes Mal beim Erbrechen wieder zu so einem Vorfall kommen könnte.

Ich darf gar nicht an so etwas denken!

Ich erinnere mich, dass er nach jedem Fläschchen ähnliche Probleme gehabt hat mit dem Reflux, und versuche, zu kombinieren. Die Milchnahrung ist wesentlich dünnflüssiger als Brei, und deshalb hat er sich wahrscheinlich leichter damit getan, seine Atemwege wieder freizubringen.

„Frau Sanders, wahrscheinlich wäre es übertrieben, noch einmal eine Bronchoskopie durchzuführen, um herauszufinden, ob bei Luca nicht doch Speise- und Luftröhre zusammenhängen. Wäre dies so, dann hätte er sicher schon mehrmals eine Lungenentzündung gehabt. Aber es ist besser, Sie kommen morgen noch einmal in meine Ordination zur Routineuntersuchung."

„Da habt ihr ja offensichtlich noch einmal ordentliches Glück gehabt. Und Sie haben total richtig reagiert, Frau Sanders. Solche Vorkommnisse enden manchmal fatal. Aber ich will Sie jetzt nicht noch mehr beunruhigen. Ich denke, das war einfach ein unglücklicher Zufall. Hoffen wir, dass es bei dem einen Mal bleibt."

Erleichtert schaue ich ihn an. „Das beruhigt mich, Herr Professor. Ich dachte schon, das blüht uns jetzt jedes Mal, wenn Luca erbrechen muss. Das könnte ich nervlich nicht mehr durchstehen. Mir reichen schon all die anderen Diagnosen. Wenigstens habe ich richtig gehandelt und konnte so das Schlimmste verhindern. Wir sind aber alle noch geschockt von dem, was da vorgestern ablief."

„Das ist verständlich. Möchten Sie, dass ich eine Kollegin hole? Sie ist Psychologin und könnte Ihnen hier sicher weiterhelfen."

„Danke, das ist wirklich sehr zuvorkommend von Ihnen, aber nein danke. Ich denke, wir schaffen das auch so", antworte ich ganz schnell. Puh, wie ein Schlag ins Gesicht, volle Breitseite zielgenau auf mein Ego.

Schnell verabschiede ich mich, bevor der Professor mich gleich abholen lässt und möglicherweise noch einliefert. Während der Fahrt nach Hause bemerke ich, dass ich ständig gedanklich abdrifte.

Meint der etwa, ich drehe jetzt durch? Eine Psychologin, na toll! So weit bin ich schon. Wenn er mit mir spricht und mich ansieht, denkt er gleich an eine Psychologin … Andererseits – psychisch belastbar bin ich ja derzeit wirklich nicht. Nein, ich schaffe das auch so … ohne Hilfe … hoffentlich …

KAPITEL 9

Schlechte Nachrichten

– Ende August 2007 –

Meinem Vater geht es nicht gut. Er hat seit Monaten starke Bauchschmerzen und wird immer schlanker. Ich mache mir wirklich große Sorgen um ihn. Auch seine Fröhlichkeit nimmt immer mehr ab – hoffentlich täuscht mich mein schlechtes Bauchgefühl. Es reicht mir auch nicht mehr, nur tatenlos zuzuschauen, wie er sich quält, deshalb rufe ich den Chefarzt der Gastroenterologie unseres Krankenhauses an, um einen Termin für meinen Dad zu vereinbaren. Er muss sich wirklich dringend einer Magen- und einer Darmspiegelung unterziehen, um Licht ins Dunkel zu bringen. Geraten hätte ich ihm dies schon kurz nach seinem fünfzigsten Geburtstag. Wie wir aber alle wissen, sind Männer die nachlässigsten Patienten.

Drei Tage später – die Schocknachricht. Mein Vater hat Darmkrebs. Diese Diagnose trifft mich und meine Mutter mitten ins Herz. Wir versuchen, für meinen Vater stark zu sein, sind aber wie gelähmt. Das Wochenende darf er noch zu Hause verbringen, am Montag aber muss er ins Krankenhaus, am Dienstag soll er dann operiert werden. Alles muss sehr schnell gehen, denn der Tumor verengt den Dickdarm bereits so stark, dass die Gefahr eines Darmverschlusses sehr groß ist.

Mein Vater läuft zu Hause auf und ab, wie ein Tiger im Käfig. Wir wissen, wie sehr er sich vor der Operation und seiner Zukunft fürchtet und welche Bedenken er hat. Dieses Thema wird aber derzeit bei uns zu Hause tunlichst vermieden. So gut es geht, versuchen wir, ihn abzulenken. Mama und ich haben ihm heute eine Art Glücksbringer besorgt. Ein kleines Kreuz an einer Kette, die wir anschließend in der Kirche weihen ließen. Einzig Gott weiß, wie diese Geschichte zu Ende geht. Wir hoffen aus tiefstem Herzen, er steht ihm und uns in dieser schweren Zeit bei.

Es ist Dienstag, und ich sitze pünktlich um sieben Uhr in der Früh am Krankenbett von Papa. Er ist sehr aufgeregt, und ich tue so, als wäre ich die Ruhe selbst. Wieder einmal muss ich nach außen hin die Starke spielen, tief in mir drinnen sieht es aber ganz anders aus: Ich bin unruhig, ängstlich, traurig … Keine Ahnung, woher ich trotzdem die heiteren Geschichten nehme, die ich ihm fast in Dauerschleife erzähle, nur um ihn auf andere Gedanken zu bringen. Wir wissen nicht, um welche Uhrzeit er heute operiert wird. Irgendwann am Vormittag, hieß es. Jetzt vertreibe ich ihm die Zeit, bis es so weit ist.

Es ist zehn Uhr, als die Schwestern hereinkommen, ausgerüstet mit Beruhigungstablette, OP-Gewand und Rasierer. Streng nach Vorschrift rattern sie das Operationsvorbereitungsprogramm herunter.

Jetzt darf Papa wenigstens eine Beruhigungstablette nehmen. Ich halte seine Hand und kämpfe gegen meine aufkommenden Tränen. Auch ich habe große Angst. Nicht vor der Operation, sondern vor dem, was danach kommt. Wird es mit der Entfernung des Tumors erledigt sein, oder ist dies erst der Anfang der Geschichte? Was, wenn der Krebs bereits gestreut hat und sie bei der OP noch weitere Metastasen finden? Wird er eine Chemotherapie brauchen? Wird er den Krebs besiegen können? Wie lange wird er noch leben? …

Meine Mama ist bei Luca zu Hause und wartet auf mich. Ich habe quasi den Frühdienst bei Papa übernommen, denn sie wäre ihm nicht wirklich eine große Hilfe. Verständlicherweise ist sie total durch den Wind. Es ging auch alles so schnell: erst die Diagnose und dann sofort die Operation. Die Ereignisse der letzten Tage haben sich förmlich überschlagen.

Bis Papa abgeholt wird, bleibe ich bei ihm. Die Tablette wirkt, er ist völlig von Sinnen und redet wirres Zeug. Teilweise muss ich sogar lachen, so verwirrt ist er.

Nun geht's los, die Schwestern holen ihn ab, und ich begleite ihn noch bis zum Aufzug , der ihn in den OP bringt. Und dann endlich darf ich weinen. Ich gebe mich meinen Sorgen und meinem Schmerz hin und heule drauf los. Komplett egal, was sich die Leute denken. Auf dem Weg nach Hause beruhige ich mich wieder etwas. Schließlich kann ich so meiner Mama auch nicht unter die Augen treten.

Papas Arzt hat mir versprochen, sich sofort nach Ende der Operation zu melden. Nun harren wir gemeinsam der Dinge. Luca schläft, und Mama und ich sitzen schweigend auf der Couch. Keiner will sprechen. Meine Gedanken drehen sich um meine Kindheit und all die schönen Dinge, die ich mit Paps erlebt habe. Er war viele Jahre meine Hauptbezugsperson, da meine Mama vor ihrem schweren Autounfall voll berufstätig war und er sich in seinem Job die Zeit einteilen konnte. Schon lange habe ich ihm nicht mehr gesagt, wie lieb ich ihn eigentlich habe. Oft zanken wir wegen Kleinigkeiten, aber wir sind uns auch sehr ähnlich.

In Momenten wie diesen wird einem erst bewusst, wie sehr man einen Menschen liebt, und man hat große Angst, ihn zu verlieren.

Fünf Stunden sind nun bereits vergangen. Stunden, die sich wie eine Ewigkeit angefühlt haben. Und wir warten noch immer. Ich kann es nicht mehr aushalten. Eine innere Kraft drängt mich, im Krankenhaus anzurufen und nachzufragen, wie es um meinen Papa steht.

Ein Pfleger gibt mir Auskunft: Mein Vater werde immer noch operiert. Wie kann das sein? Es hieß doch, in zwei Stunden sei die Operation abgeschlossen. Hoffentlich gab es keine Komplikationen!

Mama und ich verbringen die nächsten dreißig Minuten in einer Art Ausnahmezustand, und dann klingelt endlich mein Telefon. Der Oberarzt erklärt mir bis ins kleinste Detail den Ablauf der Operation. Alles sei sehr gut verlaufen. Es seien sechsunddreißig Lymphknoten statt wie normalerweise zehn entnommen worden, um sicherzugehen, dass sich dort keine Metastasen gebildet haben. Er sei selbst sehr überrascht gewesen, aber derzeit sähe es so aus, als wäre der Tumor total isoliert gewachsen und habe nicht gestreut.

Lieber Gott, ich danke dir!

Mein Papa könne sogar selbst entscheiden, ob er eine Chemotherapie möchte oder nicht. Zwingend notwendig sei sie nicht, meint der Arzt.

Meine Mutter und ich fallen uns um den Hals und weinen beide vor Erleichterung und auch Freude über die guten Nachrichten. In einer Stunde können wir Papa auf der Intensivstation besuchen. Lucas Taufpate David schaut in dieser Zeit nach meinem Kleinen.

Wir werden in die Intensivstation hereingebeten. Bevor wir aber zu meinem Vater dürfen, müssen wir uns noch strengen Hygienevorschriften unterziehen: Hände waschen und desinfizieren, Umhang anziehen und Mundschutz anlegen. Die Schwester bereitet uns darauf vor, dass Dad noch intubiert sei.

Da liegt er, und eine Schwester sagt laut zu ihm, er solle tief atmen. Er kämpft mit dem Schlauch in seiner Luftröhre und reißt die Augen auf. Ein furchtbarer Anblick ist das. Er weiß offenbar nicht, wie ihm geschieht.

„Warum entfernen Sie den Tubus nicht? Er hat offensichtlich große Probleme damit“, versuche ich, halbwegs ruhig zu fragen. Am liebsten würde ich die Schwester anschreien: „Was soll der Scheiß? Wieso ziehen Sie ihm nicht den Schlauch raus?“

Papa streckt Hilfe suchend seine Hand nach uns aus. Meine Mutter kollabiert, weil das zu viel für sie ist. Die Ärzte bringen sie ins Nebenzimmer. Ich ringe auch mit mir selbst. Meinen Papa so zu sehen, ist wirklich eine Zumutung für uns. Während sich ein Arzt um meine Mutter kümmert, entfernt endlich ein anderer das Monstrum aus Daddys Hals.

„Wurde aber auch Zeit!“, fahre ich ihn an.

„Wir hatten gerade noch einen Notfall, deshalb mussten wir uns zuerst um den anderen Patienten kümmern. Es ist aber nicht gefährlich für Ihren Vater, etwas länger intubiert zu sein. Gerade nach einer langen Narkose ist es für ihn eher eine Atemunterstützung“, meint er schon etwas forsch.

Offensichtlich habe ich ihn hier auf dem falschen Fuß erwischt. Ja, sorry! Mir ist klar, hier gibt es viel zu tun, aber für mich zählt nur meine Familie. Und ich habe die blanke Angst in Paps’ Augen gesehen.

„Er war aber schon bei vollem Bewusstsein und wusste nicht, was hier passiert“, gebe ich jetzt kleinlaut von mir.

Antwort bekomme ich keine mehr.

Mein Vater erholt sich schnell. Mit jeder Minute verbessert sich sein Zustand, und er wird auch wieder klarer im Kopf. Sein Gesicht und seine Hände sind aber total aufgedunsen. Die Schwester erklärt mir, dass dies von der hohen Flüssigkeitszufuhr während der OP komme, um den Kreislauf bei Laune zu halten. Mein Paps sieht dadurch total verändert aus. Dann sind unsere dreißig Minuten auch schon vorbei, und wir müssen wieder gehen. Sonst wird es ihm zu anstrengend.

Die Stimmung auf dem Nachhauseweg ist gedrückt. Keiner traut sich auszusprechen, was er denkt.

Ich muss dringend meine Gedanken ordnen und etwas zur Ruhe kommen. Hoffentlich geht alles gut aus …

Drei Tage lang leidet mein Vater sehr. Er hat starke Schmerzen und Probleme mit der langsam wieder zugeführten Nahrung. Die Ärzte sagen, dass dies normal sei und seine Genesung gute Fortschritte mache. Trotzdem müsse er noch weitere zehn Tage im Spital bleiben. Erst dann werde entschieden, wie es weitergehe.

Für ihn ist es eine sehr schwere Entscheidung, ob Chemo oder nicht, entscheidet er doch damit selbst über seine Zukunft. Letzten Endes wählt er doch die Chemotherapie und leidet sehr unter den Nebenwirkungen. Am schlimmsten plagt ihn das sogenannte Hand-Fuß-Syndrom. Die Haut wird dünn und reißt ein, und er hat höllische Schmerzen.

Nach sechs Monaten muss die Chemo abgebrochen werden, denn die Nebenwirkungen setzen meinem Vater zu sehr zu. Ist es ein Zeichen des Körpers, wenn er sich so stark gegen die Chemo wehrt? Keiner weiß, was richtig ist, aber Fakt ist, würde man jetzt nicht abbrechen, würde zu viel Schaden im Körper entstehen, und auch die gesunden Zellen könnten massiv darunter leiden.

Mein Vater ist sehr glücklich über diese Entscheidung, denn endlich bekommt sein Leben wieder etwas mehr Lebensqualität. Eigentlich wollte er von Anfang an keine Chemotherapie, er hat sich jedoch von den Ärzten oder von anderen Krebspatienten, die er kennengelernt hat, zu viel beeinflussen lassen.

Sogar bei Krebs bekommt der Betroffene ungefragt jede Menge Tipps und gute Ratschläge von Hinz und Kunz. Wir hoffen jetzt nur, dass auch ohne die Fortführung der Behandlung mein Vater wieder ganz gesund werden wird.

Kapitel 10

Zerreißprobe

– Dezember 2007 –

Ein Jahr ist nun schon seit Lucas Geburt vergangen, und wir feiern heute seinen ersten Geburtstag. Ich freue mich wie eine Schneekönigin. Seit Tagen befinde ich mich im Ausnahmezustand und stecke voll in den Vorbereitungen für diesen großen Tag. Es soll einfach der perfekte erste Geburtstag werden.

Bei uns zu Hause sieht's Anfang Dezember aus wie am Faschingskehraus. Überall hängen Luftballons, Luftschlangen, Girlanden, Lampions, und der Boden ist voller Konfetti. Den Kuchen habe ich natürlich selbst gebacken, und heute findet seine erste Geburtstagsfete statt.

Irgendwie bin ich heute aber besonders sensibel und habe sehr nahe am Wasser gebaut. Luca stört das wenig, er hat nämlich beschlossen, besonders mürrisch zu sein. Geburtstag wird überbewertet, denkt er wahrscheinlich, und lässt seinen negativen Emotionen freien Lauf. Alles habe ich perfekt organisieren und planen wollen. Seine Stimmung jedoch habe ich natürlich nicht im Griff, das wird mir wieder mal deutlich vor Augen geführt.

Fabian ist bereits zu Mittag nach Hause gekommen, und am Nachmittag beginnt die Sause mit Großeltern, Tante und Onkel. Luca ist immer noch nicht zum Feiern zumute. Er quengelt und quengelt und quengelt – und ich bin extrem genervt davon, da ich nicht weiß, was ich dagegen tun soll.

Immer, wenn ein Kind nicht gut drauf ist, brauchen wir Mütter eine Erklärung dafür, damit wir uns besser fühlen. Meistens schieben wir es auf die Zähne oder darauf, dass der Zwerg etwas ausbrütet. Keine Ahnung, was es heute ist, aber wahrscheinlich eins von beiden. Oder er hat einfach schlechte Laune, die aber so gar nicht zu meinem Plan von einem perfekten Geburtstag für ihn passt.

All unsere Geschenke, die Luftballons oder das Konfetti interessieren ihn nicht die Bohne. Er verfolgt konsequent sein Ziel, der Miesepeter des Tages zu sein. Na gut, dann nicht! Ich bin zwar genervt davon, aber ändern kann ich es nicht wirklich. Wenigstens die Gäste amüsieren sich prächtig, während mir wieder mal zum Heulen zumute ist. Habe ich mich doch so ins Zeug gelegt, und dann hat die wichtigste Person des Tages keinen Spaß daran.

Endlich ist es Abend. Luca schläft schon, wenn auch unruhig. Ebenfalls erschöpft und mit Tränen in den Augen, lasse ich den heutigen Tag noch einmal Revue passieren. Es könnte mir doch völlig egal sein, morgen ist wieder ein Tag. Und es war nur Lucas erster Geburtstag. Viele werden noch folgen, und für ihn war dieser Tag offenbar einfach nicht so wichtig. Und ich hatte mir doch solche Mühe gegeben.

Vielleicht sollte ich etwas daraus lernen und mir was von meinem kleinen Sohnemann abschauen. Je höher die Erwartung, desto größer die Enttäuschung, sagt man doch. Wie passend, aber … Ich will jedenfalls immer alles perfekt haben, und heute war das Ganze weit davon entfernt.

Die Rama-Familie wie im Fernsehen, das ist perfekt. Glücklich, schön, gut gelaunt und immer alles im Griff. Ein Ziel? Eher ein Wunschtraum! Die Realität ist meistens leider anders. Ernüchternd. Vor allem erzeugt es sehr großen Druck, wenn das Ziel, wie bei mir immer, so hochgesteckt ist.

Wenige Tage später, es ist gerade Nikolaustag, klärt sich, warum Luca an seinem Ehrentag so miese Laune hatte. Eine starke Erkältung quält den kleinen Mann. Wieder einmal schläft er kaum und quengelt. So ist es halt! Wenn wir krank sind, sind wir auch lästig.

Wir hüten also das Haus, und meine Freundin Lara ist zu Besuch, um uns die Langeweile etwas zu vertreiben. Sie spielt mit Luca, dem man gerade überhaupt nichts recht machen kann. Immer weint er und schmeißt sein Spielzeug durch die Gegend.

Soll ich ihn jetzt schimpfen, oder soll ich ihn lassen? Ich bin unsicher, was jetzt das Richtige wäre. Immerhin weiß er, dass er das nicht tun soll. Aber der Arme ist krank und unzufrieden. Und ich überlege gerade jetzt, ihn zur Ordnung zu erziehen. Andererseits – wenn ich ihn nicht immer wieder in die Schranken weise, tanzt er mir schon bald auf dem Kopf herum.

Als Lara nach Hause gegangen ist, versuche ich, auf unserer Couch etwas auszuruhen. Ich will nur ein paar Minuten die Augen schließen. Luca sitzt gerade im oberen Stock, natürlich durch die Kindersicherung im Zaum gehalten, und spielt mit irgendetwas. Keine Ahnung mit was, wahrscheinlich stellt er auch gerade was an, weil er gar so brav ist.

Mir egal, Hauptsache, er gibt mal Ruhe und ist beschäftigt. Aber ... was ist das für ein Geräusch ... Oh mein Gott, was ist das? Ich stürme die Stufen nach oben und sehe ihn da sitzen und um Luft ringen. Himmel, was hat er? Hat Luca was verschluckt?

Sicher kreidebleich und am ganzen Leib zitternd stürze ich zu ihm. Er reißt die Augen auf und hat echt zu kämpfen, Luft zu bekommen. Er röchelt und stößt total heiser immer wieder „Mama, Mama, Mama" hervor.

In diesem Moment glaube ich, seine und meine letzte Stunde hat geschlagen. Was mache ich nur? Soll ich jetzt die Rettung rufen? Ich habe keine Ahnung.

Luca bemerkt meine Angst und beginnt zu weinen.

„Luca, nicht weinen, bitte!"

Der Kleine tut sich jetzt noch schwerer. Er hustet und röchelt. Das Husten hört sich wie ein ganz hohes Bellen an. Wie damals im Aufwachraum nach der Bronchoskopie, echt herzzerreißend. Wie soll ich das aushalten?

„Luca, mein Schatz, beruhige dich, bitte! Mami ruft schnell den Doktor an, und dann wird alles wieder gut. Versprochen, ja?"

Er kuschelt sich zu mir und scheint sich wenigstens ein bisschen zu beruhigen. Völlig von Sinnen wähle ich die Nummer des Rettungsdienstes.

„Hallo, hier spricht Maria Sanders, mein Sohn bekommt keine Luft, und ich weiß nicht, warum! Wir wohnen in der Lisbethstraße 19. Bitte, machen Sie schnell! Ich weiß nicht, wie lange das hier noch geht", heule ich mehr, als dass ich spreche, ins Telefon.

Ich zittere am ganzen Leib, müsste aber der Fels in der Brandung sein, um mein Kind nicht noch mehr zu verunsichern. Auch ich verspüre einen starken Druck auf meiner Brust und kann kaum atmen. Mir ist schwindelig, und ich habe Angst, dass ich gleich zusammenbreche.

Halte durch und sei stark für dein Kind!, rede ich mir ein. Du musst jetzt durchhalten, hörst du, es kommt gleich Hilfe.

Fabian ist wieder einmal im Ausland, und ich bin völlig auf mich alleine gestellt. Jetzt muss ich die richtige Entscheidung treffen. Was ist, wenn etwas Schlimmes passiert? Ich kann ihn jetzt nicht mal anrufen, da er gerade im Flugzeug sitzt. Bitte, lieber Gott, hilf uns und lass bald Hilfe kommen!

Es klingelt an der Türe, mein Stoßgebet wurde erhört. Mit dem röchelnden Luca im Arm eile ich hinunter und falle dem Rettungssanitäter beinahe um den Hals. Der noch recht junge Notarzt untersucht meinen kleinen Schatz. Luca erschrickt natürlich durch diese ganze hektische Stimmung und fängt wieder bitterlich zu weinen an. Am liebsten würde ich ihn jetzt trösten und im Arm halten, aber die beiden freundlichen Helfer geben ihr Bestes, um ihn so schnell wie möglich wieder zu mir zu lassen.

„Frau Sanders, so, wie es im Moment aussieht, tippen wir stark auf einen Pseudokruppanfall. Wir müssen Ihren Sohn aber trotzdem ins Krankenhaus bringen, um Weiteres auszuschließen."

„Ja natürlich, lassen Sie uns gleich fahren", stimme ich erleichtert zu.

Wenige Minuten später befinden wir uns auch schon in der Kinderambulanz unseres Krankenhauses.

Eine nette Kinderschwester empfängt uns.

„Der Doktor wird gleich bei Ihnen sein, er weiß schon Bescheid."

Mit großen Augen beäugt mein Süßer die verschiedenen Mobiles, die im Untersuchungsraum hängen, um die Zwerge etwas abzulenken. Auch bei ihm scheint es zu funktionieren.

„Jetzt kommt gleich der Doktor, mein kleiner Schatz, und dann hilft er dir. Bald ist alles wieder gut“, versuche ich, mein Kind und mich selbst zu beruhigen und bei Laune zu halten.

Der Kinderarzt begrüßt mich und fragt: „Na, was hat denn der kleine Mann?“ Dabei zwinkert er Luca fröhlich zu.

Solche Ärzte braucht das Land. Das gefällt meinem Sohn auch, und wir fassen beide gleich Vertrauen. Ich berichte ihm von Lucas Problematik. Mit dann doch strengem Blick hört der Arzt die kleine Brust ab und klopft auf Rücken und Bauch.

„Ihr Sohn hat eine Laryngitis, auch Kehlkopfentzündung genannt oder auch Pseudokrupphusten. Schwester Maria, bereiten Sie doch bitte ein Rectopred Zäpfen 125 mg vor. Wir werden ihm gleich ein Kortisonzäpfchen geben, und er wird etwas Adrenalin inhalieren müssen. Dann sollten die Symptome relativ rasch abklingen.“

„Ist das gefährlich, was Luca hat, Herr Doktor? Immerhin hatte ich vorhin das Gefühl, er erstickt gleich!“ Es ist bestimmt gefährlich! Was auch sonst. Immer wieder trifft es uns. Mein Herz klopft bis zum Hals.

„Wenn man zuwartet und kein Kortison verabreicht, kann Pseudokrupp schon gefährlich werden. Durch die Entzündung im Kehlkopf und der Atemwege schwillt der Rachen zu, und die Kinder können im schlimmsten Fall ersticken. Sie haben völlig richtig gehandelt mit Ihrem Anruf beim Notarzt. Wir müssen den Kleinen auf jeden Fall heute und vielleicht auch morgen noch zur Kontrolle und Überwachung hierbehalten. Sicher ist sicher! Da Ihr Sohn an einer Enge in der Luftröhre leidet, ist mir auch klar, warum die Symptome bei ihm noch schwerer ausfallen als bei anderen Kindern. Wir müssen ihn einfach genau beobachten. Es kann durchaus sein, dass sich wegen seiner Vorgeschichte schneller ein Pseudokrupp entwickelt. Und es folgen meistens weitere Anfälle in den nächsten Jahren. Spätestens aber bei Schuleintritt klingt diese Krankheit wieder ab, und die Häufigkeit der Anfälle sinkt drastisch.“

Na, das sind ja schöne Aussichten. Jetzt erst merke ich, dass ich die ganze Zeit über die Luft angehalten habe, und atme mehrmals tief ein und aus.

„Heißt das, dass wir dann immer wieder ins Krankenhaus müssen?“, frage ich besorgt.

„Nein, Sie bekommen diese Kortison-Zäpfchen für zu Hause aufgeschrieben, und im Notfall geben Sie Ihrem Sohn eines davon. Sollte einmal ein sehr schlimmer Anfall auftreten, müssten Sie doch zu uns in die Ambulanz kommen. Lieber einmal zu oft als zu wenig, bei seiner Vorgeschichte. Aber, Frau Sanders, sorgen Sie sich nicht, das haben wirklich viele Kinder. Und die Eltern bekommen das zu Hause eigentlich sehr gut in den Griff", führt er zu meiner Beruhigung aus.

Sicher kann er an meinem Gesichtsausdruck ablesen, was ich denke. Ich wirke offenbar nicht gerade überzeugt, was ich ja auch nicht bin. Meine Gedanken drehen schon wieder durch, und ich male mir erneut das Schlimmste aus. Hoffentlich behält der nette Arzt recht – ich bin nicht wirklich zuversichtlich.

Wir haben ein wunderschönes Zimmer bekommen, das sogenannte Löwenzimmer. Wahrscheinlich, weil mein Süßer so ein starker, tapferer Löwe ist. Lucas Symptome haben sich etwas gebessert. Zur Überwachung hängt er an einem Monitor, der Herzschlag und Sauerstoffsättigung im Blut anzeigt. Die Werte sehen ganz gut aus, und Luca fällt total erschöpft gleich in den Schlaf. Wenigstens kann mein Baby schlafen.

Immens erschöpft und fertig will mein Körper auch nur eines: Schlaf. Aber jetzt habe ich auch etwas Zeit, meine Gedanken mal wieder ein bisschen kreisen zu lassen. Noch voll mit Adrenalin liege ich hellwach im Bett. Mein Geist hingegen legt gemeinsam mit meinen Emotionen einen wilden Tango aufs Parkett. Ein grauenhaftes Gefühl. Eine Panikattacke schafft hier „Abhilfe".

Ich aber denke, es sei der Kreislauf. Wie immer, wenn mich diese Symptome quälen: Atemnot, Schwindel, Enge in der Brust, Harndrang, Unruhe, Wahrnehmungsstörungen, das Gefühl, den Verstand zu verlieren.

Seit meiner ersten Panikattacke mit zwölf nach dem schweren Autounfall meiner Eltern habe ich stets daran geglaubt, es sei ein Kreislaufproblem oder eine Krankheit. Obwohl ich in diesen qualvollen Minuten Todesangst verspüre, was sicher nicht normal und gesund ist, schiebe ich alles – auch in diesem Moment – auf meinen labilen Kreislauf. Nach circa einer halben Stunden scheint sich mein Körper schön langsam etwas zu beruhigen, und ich schlafe völlig fertig ein.

Wieder sind einige Monate vergangen, die heftig und sehr anstrengend waren. Luca hat circa alle vier Wochen einen Pseudokruppanfall, dem immer wieder ein massiver Husten folgt, der uns in vielen Nächten den Schlaf raubt.

Warum ist Luca jetzt ständig krank? Das erste Jahr haben wir doch total super, ohne eine einzige Krankheit, überstanden.

Da fallen mir wieder die „Supermütter“ und die „Harten“ ein. Vielleicht habe ich ihn wirklich zu sehr verwöhnt und zu warm eingepackt, sodass er überhaupt nichts aushält. Oder ich passe nicht ordentlich auf ihn auf. Er schwitzt sehr leicht, und deshalb verkühlt er sich auch schnell. Ohne die Kortisonzäpfchen geht es leider gar nicht, und ich sorge mich, dass ich damit meinem Kind auch nichts Gutes tue.

Wir gehen bei unserer Kinderärztin ein und aus, und die Arztrechnungen türmen sich. Selbstverständlich besuchen wir nur Wahlärzte, denn das Beste ist für Luca gerade gut genug. Als ob das noch nicht genug wäre, leide ich unter einer beachtlichen Gastritis samt Speiseröhrenentzündung. Ständig habe ich starke Magenschmerzen und enormes Sodbrennen.

Meine Hausärztin meint, das sei auch psychisch bedingt durch den ständigen Stress und die vielen Sorgen, die ich mir immer machen würde. Ich sollte etwas kürzer treten und mehr auf mich achten. Mehr auf meine Bedürfnisse hören. Die hat Nerven und gut reden! Soll ich mein Kind etwa abgeben und ein paar Wochen wellnessen fahren?

Nebenbei bemerkt: Fährt eine Mutter mal kurz zum Entspannen ohne Baby oder Kleinkind fort, kommt sie liebend gerne nach allerspätestens zwei Tagen wieder nach Hause, von Sehnsucht und schlechtem Gewissen geplagt. Das ist jedenfalls bei vielen so – und ich gehöre absolut zu diesen Müttern. Denn nach diesen achtundvierzig Stunden reißt es uns beinahe das Herz heraus, unser Kind irgendwo (Betonung auf irgendwo) wie etwa bei den Großeltern oder dem Erzeuger zu lassen. Das ist ein Ding der Unmöglichkeit!

Gehört man wie ich zu diesen Müttern, denkt man, das Kind könnte nach „qualvollen“ Stunden bei dem leiblichen Vater oder Oma und Opa ein irreparables Trauma erleiden. Wir sind überzeugt, dass nur die Mutter alleine fühlt, was ihr Kleines zum Überleben braucht.

So weit ist es mit mir gekommen. Ich bin schon total durchgeknallt – natürlich bin ich abkömmlich! Alle versuchen, alles zu tun, was in ihrer Macht steht, um den kleinen Luca glücklich zu machen. Das weiß ich, aber irgendetwas Wahnsinniges in mir will mich immer wieder vom Gegenteil überzeugen.

Ich bin so verdammt müde und weiß nicht, ob ich jemals wieder durchschlafen kann, ohne ein Ohr im Kinderzimmer zu haben. Schlafentzug ist wirklich eine Foltermethode. Meine Energie tagsüber leidet massiv darunter. Immer öfter ertappe ich mich dabei, wie ich gereizt reagiere.

An manchen Tagen gehe ich schon wegen Kleinigkeiten auf die Palme. So bin ich doch eigentlich gar nicht. Ich erkenne mich kaum wieder. Offensichtlich entwickle ich mich langsam, aber stetig zu einem Monster.

Und was passt hier ebenfalls perfekt dazu? Genau! Die „so gut gemeinten“ Ratschläge der Supermütter.

„Na, dein Kleiner ist aber wirklich auffallend oft krank. Gibst du ihm auch genügend Vitamine zu essen?“

Wie oft soll ich das noch bejahen?!

„Vielleicht solltest du doch den Babybrei selbst zubereiten!“

Warum soll ich das tun? Nur weil dir das richtig erscheint?

„Pack ihn doch nicht immer so warm ein. So bekommt er ja nie ein gutes Immunsystem.“

Kümmere dich doch um dein eigenes Kind, dem läuft schon wieder die Rotznase!

„Irgendetwas stimmt sicher nicht mit ihm, der ist ja andauernd krank.“

Halte doch einfach die Klappe!

„Geh doch mal zum Kinderarzt und lass ihm Blut abnehmen, du musst sein Immunsystem kontrollieren.“

Hallo, ich geh da sowieso schon ein und aus!

„Ich kenne hier einen Spezialisten, da musst du unbedingt hin“, (Homöopathen, Facharzt, TCM, etc.).

Hilfe!!

What the fuck! Was wollt ihr eigentlich damit bezwecken? Ihr obergescheiten Übermütter! Euer eigenes schlechtes Gewissen beruhigen? Euch ergötzen an eines anderen Leid? Noch einmal, das geht echt gar nicht!!

Neo-Mütter sind von Haus aus unsicher und versuchen im Normalfall, alles Mögliche und auch Unmögliche für ihr Kind zu tun. Da braucht man nicht auch noch solche idiotischen Ratschläge und Tipps. Erinnert Euch doch einmal daran, wie gut Ihr es fandet, als Ihr Euer erstes Kind bekommen habt und jeder wusste, was zu tun war, außer Ihr selbst.

Sogar Fremde auf der Straße sprechen einen an und mischen sich ein. Das ist doch echt die Höhe, oder?

Wenn ich wüsste, woran es liegt, dass mein Kind ständig kränkelt, würde ich mir wahrscheinlich den rechten Arm abhacken lassen, damit der Wahnsinn aufhört! Ständig in Angst und Sorge zu sein und kaum eine Nacht durchzuschlafen, ist der blanke Horror – das kann mir jeder glauben.

Kapitel 11

Schritt für Schritt

– Muttertag 2008 –

Es ist Februar geworden, und wir melden Luca in der Krabbelstube an. Ein denkwürdiger Tag für Mutter und Sohn. Sozusagen ein erstes Abnabeln. Ich bin so nervös … Anders dagegen Fabian: Er ist mal wieder die Ruhe selbst und kann meine Aufregung nicht nachvollziehen. Eigentlich beneide ich ihn darum. Wahrscheinlich wünscht er sich nichts sehnlicher als eine Frau, die etwas entspannter ist, als ich in den letzten Monaten bin. Er denkt sicher, sobald Luca in der Krabbelstube ist, habe ich wieder mehr Zeit für mich, und das wird sich dann positiv auf meine Stimmung auswirken und damit natürlich auch auf mein Verhältnis zu ihm … Ich hoffe, dass er recht behält.

Bei der Anmeldung unseres Sohnes vermischt sich bei mir wieder Unsicherheit mit schlechten Gewissen. Ich kann doch mein Kind mit dann gerade mal zwei Jahren nicht schon weggeben! Für lange drei Stunden am Vormittag … und überhaupt sollte man es ja noch stillen bis zum Kindergarten …

Ich habe es, allen Unkenrufen zum Trotz, doch getan … Luca wird in gut elf Monaten in die Krabbelstube gehen. Meine Freundin wird seine Pädagogin sein. Mutterherz, was willst du mehr? Jetzt bin ich fast ein bisschen stolz auf mich!

Mein Chef ist mittlerweile auch schon ungeduldig, schließlich hätte ich mich lange genug nur um mein Kind gekümmert, meint er. Am liebsten wäre es ihm, wenn ich wieder voll einsatzfähig wäre. Diese Zeiten sind vorbei, und auch meine Prioritäten haben sich geändert. So viel wie früher werde ich sicher nicht mehr arbeiten.

Luca ist jetzt genau vierzehn Monate alt und ein sehr aufgewecktes, fröhliches Bürschchen, das schon einiges plappert. Das Einzige, von seinen vielen Krankheiten mal abgesehen, was uns Sorgen macht, ist, dass er noch keinerlei Anstalten zum Krabbeln oder Gehen macht.

Die Kinder meiner Freundinnen sind ausnahmslos schon alle auf eigenen Füßchen unterwegs, und er krabbelt noch nicht mal. Ich habe das Gefühl, es interessiert ihn nicht die Bohne. Wenn ich ihn auf den Boden setze, schaut er mich mit seinen großen Augen an, als wollte er mich fragen, was er hier solle? Versuche ich ihn hinzustellen, so geben die kleinen Beinchen nach, so, als hätte er keinerlei Kraft und wüsste nicht einmal im Ansatz, was er damit machen soll.

Liebend gerne spielt er mit seinen Holzbausteinen. Er leert den Karton zig Mal am Tag aus, um ihn dann wieder einzuräumen. Und er liebt Musik über alles.

Zu seinem Geburtstag bekam er einen Kinder-CD-Player. Andauernd spielt er damit alle möglichen CDs und singt mit – echt herzig. Außerdem steht er total auf alles, was sich drehen kann, wie zum Beispiel Topfdeckel. Eine leider sehr laute Leidenschaft, wenn man bedenkt, dass die Metalldeckel oft stundenlang am Boden scheppern.

So gesehen kann ich also keine Auffälligkeiten bei ihm erkennen, was seine geistige Entwicklung betrifft. Aber was heißt das schon!

Die Tochter einer Bekannten konnte mit achtzehn Monaten noch nicht einmal krabbeln und sprach auch kein Wort. Ihr behandelnder Kinderarzt wies sie ins Krankenhaus ein, um ein paar Tests zu machen. Herauskam, dass sie unter Epilepsie litt. Wohlgemerkt, dem Kind merkte man bis zu diesem Zeitpunkt nie etwas an, die Eltern dachten lediglich, die Kleine sei etwas fauler als andere Kids in diesem Alter. Solche Geschichten gibt es natürlich noch zuhauf.

Ich befürchte nicht, Luca sei schwer krank, weil er bisher nur sitzt. Aber ich weiß natürlich nie, ob etwas nicht mit ihm stimmt, schließlich bin ich nur die Mutter. Und unsere Kinderärztin ist mir dabei auch keine große Hilfe: Sie rümpft nur jedes Mal, wenn wir kommen, leicht die Nase, weil sich Luca noch gar nicht fortbewegt, auf keine Art und Weise.

Ja, ja, die Meilensteine in der Entwicklung eines Kindes …

Und dann sind da natürlich auch wieder die lieben anderen, die sich mit uns „sorgen". Sie sind sich fast sicher, dass etwas verkehrt läuft. Na, wenn die das sagen … Ihre „guten Tipps" will ich jetzt gar nicht erst aufzählen. Ich befürchte, ich wiederhole mich.

Lucas Kinderärztin wird dann doch ungeduldig und schickt uns zu einer sehr guten Kinderphysiotherapeutin. Die soll sich unseren Kleinen mal genauer ansehen.

Mir rutscht natürlich gleich wieder das Herz in die Hose … Anscheinend steckt doch etwas dahinter, dass Luca noch nicht läuft. Sonst würde uns ja die Kinderärztin keine Überweisung ausstellen.

Die Physiotherapeutin macht ein nachdenkliches Gesicht, aus dem ich angestrengt zu lesen versuche. Nach einer ausführlichen Anamnese und genauem Betrachten seiner Bewegungen kommt sie zu folgendem Schluss:

„Sie brauchen sich keine Sorgen zu machen. Lucas Entwicklung verläuft völlig normal. Offensichtlich ist er in seiner großmotorischen Entwicklung etwas zurückgeblieben. Immerhin hat der kleine Mann schon sehr viel mitmachen müssen und war die ersten Monate stark mit seiner Atmung beschäftigt. Und alles kann sich nicht gleichzeitig entwickeln. Er braucht einfach nur etwas mehr Zeit, und die sollten Sie ihm auf jeden Fall geben, Frau Sanders."

„Sie wissen ja gar nicht, wie sehr Sie mich mit Ihrer Diagnose beruhigen. Man macht sich doch Sorgen, wenn alle Kinder in seinem Alter schon laufen und er nicht einmal im Ansatz irgendetwas macht, was zu seiner Fortbewegung beiträgt."

Sie lächelt wissend.

„Ich kann Sie sehr gut verstehen, schließlich habe ich selbst drei Kinder. Beim ersten ist man natürlich stark darauf fokussiert, wann denn endlich der nächste Entwicklungsschritt kommt. Außerdem kenne auch ich den Druck zur Genüge, der von außen kommt."

Sie verdreht die Augen, und ich muss lachen.

„Da haben Sie recht, ich denke mir manchmal auch, gut, dass manche Menschen keine anderen Sorgen haben und sich so um meine kümmern können."

Jetzt müssen wir beide herzhaft lachen.

Ich bedanke mich bei der Therapeutin, beruhigt darüber, dass ich mir insoweit bei Luca keine Sorgen machen muss.

„Ich versuche jetzt einfach, nicht mehr darauf zu warten, dass Luca in Bewegung kommt, und gebe ihm die Zeit, die er braucht."

Und dann dauert es gar nicht allzu lange – so, als hätte der kleine Mann darauf gewartet, dass wir den Druck von ihm nehmen –, und er fängt an, zu krabbeln.

Es ist so schön mit anzusehen, wie er sich fortbewegt. Mit seinen kleinen, schwitzenden Händchen klebt er sich wie ein Saugnapf am Boden fest und zieht sich nach vorne. Ein Bein ausgestreckt, das andere angezogen. Herrlich!

Im Akkordtempo geht es weiter. Wenige Wochen später zieht er sich am Stuhl hoch und hangelt sich am Mobiliar entlang, um so von A nach B zu kommen.

Der nächste Schritt ist dann für uns alle ein sehr zäher …

Ich würde Luca als eher ängstliches Kind bezeichnen – kein Wunder bei *der* Mutter. Kaum macht er was, bin ich schon dahinter und erinnere ihn, vorsichtig zu sein. Keine Ahnung, wie oft er vom Sitzen auf den Hinterkopf geknallt ist.

Mehrmals habe ich gedacht, der Kopf sei entzwei, und schon wieder waren wir in Richtung Kinderarztpraxis unterwegs.

Er hat echt keinerlei Körperspannung. Kaum kippt er etwas nach hinten, ist es vorbei. Er rollt sich nie ab, sondern rast immer ungebremst nach rückwärts auf sein kleines Köpfchen. Am schlimmsten aber ist immer dieses dumpfe Geräusch beim Aufprall, grausam für mich als Mutter.

Luca tut mittlerweile sehr lautstark kund, dass er von nun an an unseren Händen gehen möchte. Mittlerweile haben wir schon drei Lauflernhilfen zum Anschieben bei uns zu Hause stehen, die unseren geplagten Rückenmuskeln etwas Entspannung bringen sollen. Kein Erfolg. Der kleine Sturkopf will lieber sicher an den Händen geführt werden. Wir sind also ständig auf Achse, denn er will jetzt die Welt entdecken.

Und schon sehne ich mich nach der Zeit zurück, als er noch friedlich am Boden mit seinen Bausteinen spielte. Selbst schuld, das hab ich jetzt davon! Anstatt die Zeit der Entwicklung zu genießen und ihr freien Lauf zu lassen, will man sie, in einem unerklärlichen Wahn, ständig vorantreiben. Eines weiß ich sicher: Sollte ich noch einmal ein Kind bekommen, dann mache ich einiges anders.

Nun sind Fabian und ich schon drei Monate in gebückter Haltung unterwegs, und unsere Masseurin wird derzeit zwei Mal pro Woche von uns gebucht. Ich frage mich, wie ich Luca mehr Sicherheit beim Laufen geben kann. Der kleine Mann krallt sich immer fest, als hätte er vor, sein ganzes Leben an meiner Hand zu gehen. Jetzt will ich mich aber echt nicht beschweren, schließlich haben wir sehr lange darauf gewartet.

Fabian führt mich am Muttertag in das feinste Restaurant in der Stadt aus. Alle drei haben wir uns fein herausgeputzt und freuen uns auf einen netten Tag bei traumhaftem Wetter.

Wir werden mit einem Gläschen Champagner empfangen, und der Duft des bereits aufgebauten riesengroßen Buffets strömt uns entgegen. Runde Tische mit schneeweißen Tischdecken, wunderschönen frischen Rosen und silbernen Kerzenleuchtern stehen auf der Terrasse unter Kastanienbäumen und weißen Sonnenschirmen. Es ist wirklich ein toller Anblick an diesem wundervollen Tag. Luca ist bester Laune, er quatscht und singt fröhlich vor sich hin. Schöner kann man einen Muttertag sicherlich nicht verbringen. Wir genießen die Zwei-Sterne-Küche, und unser Sohnemann hat auch mächtigen Appetit.

Fabian beschließt, im Anschluss an das leckere Essen eine Runde mit ihm zu drehen, sozusagen als Verdauungsspaziergang, und ich freue mich darauf, in aller Ruhe meinen Espresso zu genießen.

Durch meine Sonnenbrille beobachte ich die anderen Mütter samt ihren Familien. Am rührendsten finde ich das Bild derjenigen Mütter, die sich schon im letzten Drittel ihres Lebens befinden. Voll Freude zelebrieren sie die Stunden mit ihren Liebsten, und teilweise sind sogar schon ihre Urenkel mit dabei. Wer weiß, wie viel Zeit sich die Kinder ansonsten für ihre doch schon sehr betagten Mütter nehmen? Sicher verbringen die älteren Damen sehr viel Zeit alleine zu Hause oder in Altenheimen. Wie ihre Augen zu leuchten beginnen, wenn der Sohn oder die Tochter nur ihnen allein die volle Aufmerksamkeit schenkt.

Plötzlich reißt mich ein Schrei aus meinen Tagträumen …

„Maria!“

Aufgeregt läuft mir Fabian entgegen und fuchtelt wild mit den Händen, ich solle sofort kommen. Oh nein, es wird doch nicht etwas passiert sein? Nicht heute! Sofort schnellt mein Puls in die Höhe und mir wird übel. Ich springe auf – und jetzt bemerke ich, dass Fabian lacht! Was ist da los?!

Dann sehe ich das Unglaubliche und traue meinen Augen kaum:

Mein kleiner Engel läuft. Ganz allein. Sofort breche ich in Freudentränen aus und kann nicht fassen, welch süßes Geschenk mir mein Sonnenschein zum Muttertag gemacht hat.

Auch Klein-Lucas Gesicht spricht Bände. Er sieht so glücklich aus, als hätte er auch schon sehr lange auf diesen Tag gewartet. Ich kann es ihm ansehen: Er ganz alleine hat heute beschlossen, von nun an ohne unsere Hilfe das Leben zu entdecken. Sozusagen Schritt für Schritt macht er sich auf in Richtung Selbstständigkeit.

Kapitel 12

Never ending story
– Juni 2009 –

Es hat jetzt noch beinahe ein halbes Jahr länger gedauert, bis Luca in die Krabbelstube gehen konnte, denn er war ununterbrochen krank. Heute aber – er ist mittlerweile sechszehn Monate alt – ist Lucas erster Krabbelstubentag. Letzte Woche hat er schon ein paar Stunden zur Eingewöhnung in dieser niedlichen Einrichtung verbracht, wo alles in Miniatur ausgeführt ist – total süß. Tränen flossen zum Glück keine, weshalb ich annehme, dass er sich rundherum wohlgefühlt hat.

Meine Freundin Nina ist seine Pädagogin, und Luca liebt sie. Das macht es mir leichter, ihn in die Vormittagsbetreuung zu schicken. Ich habe ihm jeden Tag ansehen können, wie er sich gefreut hat, wenn er dorthin gehen durfte, und heute wird er zum ersten Mal drei Stunden am Stück dort bleiben. Natürlich arbeite ich diese Woche noch nicht, denn sollte etwas sein, kann ich ihn gleich abholen.

Ich habe Herzklopfen und einem dicken Kloß in meinem Hals, als wir seinen Gruppenraum betreten. Luca wird gleich herzlich empfangen. Und was macht er? Nach einem kurzen Lächeln vergräbt er seinen Kopf in meinen Schoss und beginnt, bitterlich zu weinen.

Nein, bitte nicht!! Ich nehme ihn gleich wieder mit. Das halte ich nicht aus, das zerreißt mein Herz. Auf einer Skala von eins bis hundert steigt mein schlechtes Gewissen auf einhundertzehn.

Nina geht sehr gefühlvoll mit der Situation um und lenkt ihn ab.

„Glaubst du nicht, es ist vielleicht noch zu früh für ihn?“, frage ich total verunsichert. „Ich möchte ihn echt nicht überfordern.“

„Nein, mach dir keine Sorgen, das ist wirklich völlig normal. Da geht es fast allen Kindern gleich. Die immer noch neue und ungewohnte Umgebung verwirrt Luca anfangs ein bisschen. Die erste aufregende Spannung ist vorüber, und mittlerweile weiß er, dass du jetzt gleich gehst. Sollte er sich nicht beruhigen, rufe ich dich umgehend an, okay? Jetzt verabschiede dich von ihm und gehe entschlossen hinaus", rät Nina mir. Das ist eine meiner härtesten Prüfungen. Eigentlich will ich das jetzt nicht, und nun muss auch ich mich quasi von ihm losreißen. Ich glaube, das überstehe ich nicht. Mein weinendes Kind zurücklassen, ohne es trösten zu können – ich bin wirklich eine Rabenmutter!

Auf dem Parkplatz angekommen, setze ich mich in mein Auto und weine ebenso laut los. Hier bleibe ich jetzt, damit ich so schnell wie möglich bei meinem Kind sein kann, sollte es sich nicht beruhigen. Vom Küchenfenster aus hat mich die Helferin von Lucas Gruppe im Auto erspäht und winkt mich lächelnd zu sich heran.

„Luca spielt schön mit den anderen Kindern, er hat sich sofort beruhigt, nachdem Sie gegangen waren. Also kein Grund zur Sorge, Frau Sanders", tröstet mich Anna. „Sie können also gerne nach Hause fahren, Ihrem Sohn geht es gut."

„Vielen Dank, Anna, jetzt bin ich doch beruhigt. Ich sollte wirklich nach Hause fahren und mich etwas ablenken. Sagen Sie mal ganz ehrlich: Sind alle Mütter so verrückt wie ich?"

Anna lacht. „Frau Sanders, das ist doch ganz normal, dass dieser neue Lebensabschnitt auch Sie mitnimmt. Sie haben eben eine starke Bindung zu Luca und fühlen mit ihm mit. Sorgen Sie sich nicht, das hier haben noch alle überstanden, und ihm geht's jetzt wirklich gut, glauben Sie mir."

Sie zwinkert mir zu, und wir verabschieden uns.

Na gut, dann fahr ich halt nach Hause und kümmere mich ein wenig um den Haushalt. Zu Hause angekommen, fehlt er mir noch mehr. Es ist so still, keiner tobt herum, kein Kinderlachen. Daran muss ich mich jetzt echt gewöhnen.

Ich würde mich jetzt zwar lieber etwas ausruhen, aber bei uns sieht es aus, als hätte eine Bombe eingeschlagen. Jeder lässt sein Zeug liegen, in der Hoffnung, es räumt sich von alleine weg.

Überall ist Spielzeug von Luca verteilt, im Bad und im Schlafzimmer liegt Wäsche von uns herum, und die Küche hätte auch wieder einmal eine gründliche Reinigung nötig. Dieser blöde Haushalt – wenn man es schön haben will, ist man ständig am Werken.

Auch der Rasen gehört gemäht und alle Blumen gegossen. Wenn es so heiß ist, muss das zweimal am Tag erledigt werden.

Aber ich mache jetzt erst einmal Musik an. Dann geht's gleich leichter, und auch die Stille wird übertönt. Irgendwie ist mir schwindelig. Dabei habe ich ja noch nicht einmal mit der Hausarbeit begonnen. Vielleicht werde ich krank? Ich fühle mich wirklich nicht gut. Vielleicht sollte ich mich kurz mal hinlegen? Wird doch nicht schon wieder der Kreislauf sein?

Der macht mir nämlich derzeit öfter zu schaffen, glaube ich zumindest. Daher habe ich schon überlegt, mir einen Blutdruckmesser zuzulegen. In letzter Zeit ist mir öfter schwindelig, ich bin fast immer müde, mein Magen rebelliert, und meine Verdauung ist auch völlig durch den Wind. Vielleicht sollte ich mich mal durchchecken lassen? Hoffentlich habe ich keine schlimme Krankheit. Dieser Gedanke stresst mich sofort und löst noch mehr Unbehagen aus. Ich fange an zu schwitzen, und mein Puls schnellt in die Höhe. Es war nur ein kurzer Gedanke – und ich bin gleich in höchster Alarmbereitschaft. Komisch, meine Reizschwelle ist derzeit unterirdisch niedrig.

Kaum liege ich auf der Couch und lasse meine Gedanken kreisen, bin ich auch schon eingenickt. Das Telefonklingeln lässt mich hochfahren. Anna von der Krabbelstube ist dran.

„Anna, was ist los? Ist was passiert?“, plärre ich aufgeregt in den Hörer.

Ich erfahre, dass Luca Fieber hat. 38,7 Grad hätten sie gemessen, erzählt die Erzieherin.

„Ich habe heute Morgen nichts bemerkt, dass er kränkelt oder so. Ich hole ihn sofort ab“, sage ich aufgeregt und lege schnell auf.

Luca liegt wimmernd in den Armen der Pädagogin. Mein armer Schatz. Na, das ist ja ein Start in den Krabbelstubenalltag, nach nur zwei Stunden muss ich mein fieberndes Kind abholen. Wir packen seine Sachen zusammen und verabschieden uns. Luca winkt, völlig entkräftet, seinen beiden Betreuerinnen zu.

Im Auto wähle ich sofort die Nummer unserer Kinderärztin. Wir bekommen gleich einen Termin. Fünf Minuten später schon sitze ich mit Luca auf dem Schoß im Flur vor der Ordination. Wir gehen nicht ins Wartezimmer, denn dort wuselt es nur so von Kindern, die Viren und Bakterien aller Art mit sich tragen.

Weinende, schlafende, sehr krank wirkende Kinder gehen mit ihren teils genervten und erschöpften Müttern ein und aus. Ich bewundere alle Kinderärzte, die müssen nicht nur die „Kleinen", sondern auch die „Großen" behandeln. Sich nicht nur mit dem plärrenden Balg, sondern auch den manchmal sehr ungehaltenen Eltern herumzuärgern, ist sicher kein leichter Job. Dazu muss man geboren sein, und unsere Ärztin ist wahrlich dazu berufen. Sie ist immer freundlich und nett und äußerst kompetent.

Meine Hochachtung, Frau Doktor, ich glaube, ich hätte an Ihrer Stelle schon das eine oder andere Mal die Nerven verloren und die teils echt ungezogenen Quälgeister samt ihren Erziehungsberechtigten durch Sonne, Mond und Sterne geschossen.

Jetzt sind wir an der Reihe. Wie immer begrüßt die Ärztin zuerst Luca – er ist ja auch die Hauptperson – und dann mich.

„Hallo, mein Großer, na, was fehlt dir denn?", sagt sie und streichelt meinem Sonnenschein über seine gerötete Wange.

„Er hatte heute seinen ersten Tag in der Krabbelstube, und jetzt hat er Fieber. Glauben Sie, dass es zu viel für ihn war?"

„Das gibt es zwar schon …" Sie horcht ihn ab und blickt in seinen Hals. „Aber er hört sich sehr rau an, und auch sein Rachen ist stark entzündet. Es deutet also eher alles auf einen Infekt hin. Machen wir noch einen Streptokokken-Schnelltest, so können wir eine bakterielle Infektion ausschließen, und wir ersparen ihm vielleicht das Antibiotikum." Die Ärztin verschwindet mit dem Teststäbchen in ihr Labor.

Ich finde, sie ist wirklich toll ausgerüstet und innovativ, wenn man bedenkt, wie viele Ärzte heute immer noch bei jedem Furz ohne gründliche Diagnose gleich ein Antibiotikum verschreiben.

Eine Viertelstunde später kommt sie wieder zu uns.

„Liebe Frau Sanders, wir haben das Testergebnis. Keine Bakterien, das heißt, Luca scheint ein Virus zu plagen, und da hilft ohnehin kein Antibiotikum. Geben Sie ihm etwas gegen das Fieber, den Rest müssen Sie leider zu Hause aussitzen."

Na toll, wieder einige schlaflose Nächte. Juhu. Was soll's, ich kann sowieso nichts daran ändern. Und wir werden auch das wieder überstehen.

An der Rezeption bekommen wir noch ein Rezept, und Luca freut sich über seinen Keks zur Belohnung.

Die Tage vergehen, und der Zustand meines Sohnes verschlechtert sich mit beinahe jeder Stunde. Das Fieber haben wir fast nicht mehr im Griff. Ich muss ihm zu der höchstzugelassenen Dosis noch zweimal ein anderes Mittel geben, und noch immer fiebert er.

Das Schlimmste aber ist sein Husten. Er bekommt so starke Anfälle, dass er sich dabei manchmal sogar übergeben muss. Er tut mir so leid, denn nichts hilft mehr. Nicht einmal mehr Kodein-Saft, der für seine stark hustendämpfende Wirkung bekannt ist.

In der Nacht leidet er am meisten. Natürlich will er schlafen, er kann aber nicht, weil er andauernd von diesem verdammten Husten geweckt wird. Ich ertappe mich dabei, wie ich jedes Mal, wenn Luca hustet, mit ihm die Luft anhalte. Auch mir tut schon die ganze Brust weh.

In seinem Zimmer riecht es wie in einer türkischen Kebabbude. Überall habe ich Zwiebelsäckchen aufgehängt und dazu feuchte Handtücher. Alles umsonst, denn er hustet weiterhin im Sekundentakt. Ein Horror.

Wir haben morgen wieder einen Termin bei unserer Kinderärztin, denn ich weiß nicht, wie ich das alleine schaffen soll. Ich kann nicht weiter tatenlos zusehen, wie er sich die Seele aus dem Leib hustet.

Es ist drei Uhr morgens, und seit Stunden sitze ich an seinem Bett. Er atmet schwer und fällt immer nur kurz in den Schlaf. Auch ich bin schon vom Schlafentzug am Ende. Ich bin total gereizt, antriebslos, mein Herz fängt bei der kleinsten Anstrengung zu rasen an, und meine Verspannungen im Nacken bescheren mir unerträgliche Kopfschmerzen – von den Sorgen, die ich mir um Luca mache, spreche ich jetzt gar nicht. Ich gehe mittlerweile deutlich an meine äußersten Grenzen, körperlich und geistig.

In Momenten wie diesen, wird mir meine geringe Belastbarkeit mehr als bewusst. Ich schaffe es aber nicht, in meiner Familie und nicht mal bei meinem Mann um Hilfe zu bitten. Schließlich bin ich Lucas Mutter! Ich muss für ihn da sein und darf ihn nicht im Stich lassen, da muss mein eigenes schlechtes Befinden doch zurücktreten.

Jetzt keucht er wieder ganz laut, und man kann an seiner kleinen Brust erkennen, wie schwer er Luft bekommt. Seine Haare sind nass geschwitzt vor Anstrengung. Der arme Kerl, was muss er denn noch alles mitmachen? Ich weine hemmungslos, so verzweifelt bin ich und so hilflos fühle ich mich.

Mit angezogenen Beinen wippe ich am kalten Fußboden hin und her und frage mich pausenlos, wann der ganze Wahnsinn endlich ein Ende hat. Ich weiß, es ist sinnlos, nach dem Warum zu fragen, aber bitte, was habe ich und vor allem mein unschuldiger kleiner Sohn verbrochen, dass wir uns immer wieder so harten Prüfungen stellen müssen?

Wie stecken das bloß andere Mütter weg, wenn ihre Kinder andauernd krank sind? Was machen die anders als ich? Sind sie grundsätzlich unbeschwerter? Gehen sie vielleicht lockerer damit um? Lassen sie sich von Freunden, von Familienangehörigen unterstützen? Die Großeltern unterstützen uns zwar so gut sie können, aber wenn Luca krank ist, bleibt es an mir hängen, mich um ihn zu kümmern.

Ich weiß nicht, was ich falsch mache, aber ich kann so nicht mehr lange weitermachen, denn dies geht gewaltig an meine Substanz. Ich würde am liebsten alles ganz laut herausbrüllen: All den Schmerz, die Qual und die Sorgen will ich am liebsten herausschreien. Tue es aber nicht.

Was kann ein Mensch aushalten, wenn er muss? Was kann ich noch alles aushalten? Die Antwort lautet: wahrscheinlich noch mehr, als ich mir je vorstellen kann.

Wieder eine Nacht durchgewacht, und ich sehe mittlerweile echt übel aus.

Blass, mit erschreckend dunklen Augenringen verrichte ich nur das Notwendigste. Zu mehr fühle ich mich nicht imstande. Mein Kleiner weint ständig. Er ist ebenfalls müde, kann aber nicht schlafen. Ich zähle schon die Minuten bis zu unserem Arzttermin. Hoffentlich kann uns die Kinderärztin helfen, denn so kann es nicht weitergehen. Das ist für uns alle unerträglich.

Meine Augen sind schwer, und immer wieder falle ich in einen Sekundenschlaf, der aber sogleich wieder von Lucas Weinen und Quengeln unterbrochen wird. Kennen Sie das Gefühl, wenn es förmlich wehtut, wenn man aufgeweckt wird? Derzeit erleide ich Höllenqualen. Ich will doch einfach nur schlafen …

„Anfänglich hat es wie ein gewöhnlicher Infekt ausgesehen, aber nun … Luca hat einen sogenannten RS-Virus."

Erschrocken schaue ich die Ärztin an. Sie wirkt ernst. „Diese Krankheit verläuft meistens sehr schwer, mit für Kleinkinder sehr anstrengenden Symptomen: Atemnot, schwere Hustenanfälle, Erbrechen, sehr hohes Fieber – aber was erzähle ich Ihnen –, und auch die gewöhnliche Atmung fällt den Kleinen sehr schwer. Die Bronchien werden durch dieses Virus nachhaltig geschädigt, das heißt, Luca wird die nächsten Jahre oft und schnell einen heftigen Husten bekommen. Ich kann Ihnen leider auch nichts verschreiben, denn bei einem Virus kann man nur die Symptome bekämpfen, und das tun Sie ja bereits."

Die redet ja ohne Punkt und Komma, denke ich bei mir, und eine Hiobsbotschaft jagt die nächste. Ich bin sprachlos …

„Wenn auch der Kodein-Saft nicht hilft, bin ich ratlos, denn dies ist das stärkste Medikament, das ich hier verordnen kann. Alternative Heilmethoden können auch unterstützend helfen, ansonsten heilt eigentlich nur die Zeit alle Wunden, wie es so schön heißt."

Sie schaut erst Luca, dann mich mitleidig an.

„Ich weiß, im Moment ist es sehr hart für euch beide. Wahrscheinlich wird Luca im Verlauf der Krankheit auch noch eine Lungenentzündung bekommen, aber wir kontrollieren seine Lunge alle zwei Tage hier bei mir in der Ordination."

Ich muss mich gleich mal setzen, nach so einer Ansprache. „Kann … kann man wirklich überhaupt nichts machen? Nichts? Sollen wir vielleicht ins Krankenhaus gehen? Da muss es doch irgendetwas geben, was hilft …"

Die Ärztin spürt wohl meine immer größer werdende Verzweiflung, zuckt aber mit den Schultern. „Nein, Frau Sanders, vorerst nicht. Sollte Luca aber ernste Atembeschwerden bekommen, fahren Sie mit ihm gleich in die Kinderambulanz", versucht sie, mich in einem ruhigen Tonfall zu beschwichtigen.

„Wie lange dauert dieser RS-Virus im Normalfall?", frage ich und kämpfe die aufkommenden Tränen nieder.

„Circa zehn Tage. Die Hälfte haben Sie ja bereits geschafft, hoffen wir das Beste. Luca ist, wie wir alle wissen, ein zähes Bürschchen. Er wird auch das gut überwinden. Ich bin natürlich jederzeit für Sie erreichbar, sollten Sie mich brauchen", sagt sie und versucht, dabei locker zu wirken.

Ich nehme all meine Kräfte zusammen und ringe mir ein gequältes Lächeln ab. „Ich werde mein Bestes geben und den Kleinen gesund pflegen, und dann schlafe ich drei Wochen durch, das dürfen Sie mir ruhig glauben."

Die Ärztin lacht und klopft mir aufmunternd auf die Schulter.

Gott sei Dank ist Wochenende, und Fabian ist ab heute Abend zu Hause. Ich werde versuchen, mich zumindest untertags mal auszuschlafen, und er soll währenddessen unser Kind übernehmen. Ansonsten kippe ich aus den Latschen, und dann bin ich auch keine Hilfe mehr für unsere Familie.

Gedacht, getan – nach drei Stunden Schlaf sieht die Welt für mich gleich wieder besser aus, und ich fühle mich der Situation wieder etwas gewachsen. Es wäre doch gar nicht so schwer …

Fabian trägt Luca in unserer Wohnung auf und ab, um ihm die Zeit während der Hustenanfälle etwas zu vertreiben. Auch er ist unglücklich, seinen Jungen und auch mich so wiederzusehen.

Luca hat sich heute zum Glück noch nicht übergeben. Er hustet aber den ganzen Tag vor sich hin. Das nervt unglaublich, und wir sind beide schon total fahrig wegen dieses beschissenen Hustens. Ich hätte nie gedacht, dass sich eine Alltagskrankheit wie Husten so drastisch in einer Familie auswirken kann, aber es ist tatsächlich der blanke Wahnsinn, der uns allen den Schlaf raubt und Luca völlig schafft.

Nach einer guten Woche – ich habe aufgehört, die Tage zu zählen – scheint endlich etwas Besserung in Sicht zu sein.

Luca atmet wieder etwas leichter, fiebert nicht mehr so hoch, ist nicht mehr so heiser, und nachts schläft er auch circa zwei Stunden am Stück. Das ist für uns alle ein Segen. Die uns alle quälenden Hustenanfälle kommen in immer größeren Abständen.

Auch die Kinderärztin ist mit unserem Zwerg und dem Verlauf seiner Krankheit sehr zufrieden, dennoch haben wir auch weiterhin alle zwei Tage einen Kontrolltermin.

Luca und ich leiden beide schon unter immensem Lagerkoller. Das Gefühl, als würde einem gleich die Decke auf den Kopf fallen, kann ich derzeit sehr gut nachvollziehen. Und ich habe keinen blassen Schimmer, wie ich ihn weiterhin entertainen soll. Heute Vormittag haben wir zwei Stunden Muscheln sortiert vor lauter Langeweile. Birgit, meine beste Freundin, die sich für heute Nachmittag angekündigt hat, liebt Kinder. Ihr fällt heute sicher etwas ein, wie sie Klein-Luca bei Laune halten kann.

Ein äußerst netter Nachmittag geht zu Ende. Birgit und ich haben geplaudert und gelacht, und mein Kleiner war eigentlich auch ganz friedlich. Er hat sogar ziemlich lange allein mit seinen Bausteinen gespielt.

Birgit und ich sind schon viele Jahre befreundet. Sie war die Freundin von Fabians bestem Freund David, und so haben wir beide uns kennengelernt. Ich mochte sie auf Anhieb. Mit ihr kann ich lachen und weinen, über alles reden und ihr auch alles anvertrauen. Sie würde niemals etwas ausplaudern. Man hört sie auch nie über jemanden schimpfen. Sie lebt nach dem Motto: Leben und leben lassen. Eine wunderbare Eigenschaft, wie ich finde. Da könnten sich viele ein Beispiel nehmen.

Heute hat sie mir viel von ihrem neuen Job im Krankenhaus erzählt. Sie geht völlig auf in ihrer Tätigkeit als Ärztin. Ich bin mir sicher, sie wird einmal eine tolle Medizinerin. Sie besitzt die sensationelle Gabe, eine fast stoische Ruhe auf ihre Patienten zu übertragen. Später möchte sie gerne Fachärztin für Gynäkologie werden. Birgit hat ihre Berufung gefunden, das freut mich sehr für sie, denn es war ein weiter Weg vom Studium zum Arzt.

Eigentlich habe ich auch immer Medizin studieren wollen. Der menschliche Körper ist ein Wunderwerk und so unglaublich spannend. Durch die richtige Diagnose kann sich letztlich alles auflösen, wie bei einem schweren Rätsel – echt spannend. Obendrein hilft man kranken Menschen. Es wäre meine große Leidenschaft gewesen, Ärztin zu werden. Doch dann kam die Jugend und ihre Flausen, und alles andere als Schule war mir wichtiger.

Luca schläft, und ich sitze gemütlich vor dem Fernseher und schaue meine Lieblingssendung „Greys Anatomy" – was sonst. Ich genieße die Ruhe und die Zeit für mich, denn Fabian ist auch nicht da. Er ist beim Eishockey-Training.

Noch vor wenigen Tagen hat das Babyfon ununterbrochen durch Lucas Husten angeschlagen. Jetzt ist es herrlich still, und auch ich scheine mich allmählich wieder etwas zu entspannen. Diese Momente gibt es leider viel zu selten, denke ich gerade noch, und dann bin ich auch schon eingeschlafen …

Ich spüre Fabians sanften Kuss auf der Stirn und erwache. Es ist halb eins in der Nacht, und, hätte er mich nicht geweckt, wäre sicher unsere Couch heute Nacht mein Bett gewesen.

„Wie geht's unserem Süßen?", fragt Fabian und streichelt durch mein Haar.

„Besser. Er schläft ganz ruhig und hustet auch so gut wie gar nicht. Ich glaube und hoffe, wir haben das Schlimmste überstanden. Ich muss auch ganz schön erledigt sein, wenn ich schon um halb neun einschlafe."

Ich setze mich auf und kuschele mich an ihn.

„Das glaub ich dir, mein Schatz, aber es wird besser, du wirst sehen. Und wenn Luca älter ist, ist er sicher nicht mehr so oft krank."

Natürlich hat er recht, aber vor uns liegen noch ein paar Jährchen, bis sich die Lage etwas beruhigen wird.

„Im Moment fängt er sich ständig etwas ein. Das wird mit der Krabbelstube sicher noch schlimmer. Und weil sein Immunsystem geschwächt ist, muss er jetzt fünf Wochen zu Hause bleiben. Eigentlich habe ich meinen Kollegen zugesichert, dass ich jetzt wieder fix zu arbeiten beginne", sage ich und bin gleich schon wieder total aufgewühlt. „Wie soll ich denen jetzt erklären, dass es noch mehr als ein Monat länger dauert, bis ich wieder voll da bin?"

In den letzten Monaten habe ich eher sporadisch gearbeitet. Ich hatte meist nur einen Dreh in der Woche. Luca verlangt ja meine volle Aufmerksamkeit.

„Finanziell wäre es auch kein Fehler, wenn ich wieder mehr Geld verdienen könnte", seufze ich.

Und schon wieder habe ich – wie in der letzten Zeit häufiger – dieses komische Gefühl, als wäre die Lage für mich aussichtslos.

„Wir schaffen das schon, Liebling. Ich versuche, dich zu unterstützen, so gut es eben geht", meint Fabian total verständnisvoll.

„Aber du bist ja nie da! Meistens bleibt alles an mir hängen. Schau mich doch an – ich bin nur noch ein Schatten meiner selbst. Ich habe wirklich das Gefühl, das mein Körper nicht mehr lange mitmacht …", bricht es aus mir heraus, und schon wieder stehen mir die Tränen in den Augen.

Früher war ich nie so negativ. Eigentlich habe ich von Haus aus ein sehr sonniges Gemüt und bin eher gut als schlecht gelaunt, aber durch alles, was ich so in den letzten Monaten mit Luca erlebt habe … Diese negativen Gefühle und Gedanken kommen immer in der Entspannungsphase auf. Wenn ich angespannt bin und total gefordert werde, bleibt keine Zeit zum Nachdenken. Das ist so ähnlich, wie wenn man endlich Urlaub hat und dann gleich krank wird. Ein Phänomen, so, als würde man sich erst in der Freizeit erlauben, krank zu sein.

Im hintersten Stübchen meines Gehirns wird mir für einen Sekundenbruchteil klar, dass sich schön langsam, aber sicher in mir etwas Großes und Böses anbahnt. Wie das alles vernichtende „Nichts" in dem Film „Die unendliche Geschichte". Das ist einer meiner Lieblingsfilme.

Auch ich habe aufgehört, meine Wünsche und Träume zu leben wie die Menschen in diesem Film. Kernaussage des Films ist: Wenn die Menschheit keine Ziele und Träume mehr hat und nicht auf sich selbst vertraut, wird alles irgendwann vom Bösen und der Leere vernichtet und wird aussterben.

Ich habe verlernt, auf mich und meine Bedürfnisse zu hören. Derzeit lebe ich nur noch nach den Anforderungen, die meine Umwelt an mich stellt. Ich habe mich schon lange nicht mehr gefragt: Was will *ich* eigentlich? Was würde *mir* jetzt guttun? Was könnte *mir* Spaß machen? Ich funktioniere ... mehr oder weniger gut! Schnell diese unschönen und ungemütlichen Gedanken beiseiteschieben.

Was soll, was kann ich derzeit bitte verändern? Ich habe doch alles, was ich mir wünschen kann als 30-jährige Frau im 21. Jahrhundert. Oder nicht? Ich bin glücklich mit Fabian, wenn auch noch nicht verheiratet, habe ein grundsätzlich gesundes Kind – das heißt, wenn Luca mal nicht krank ist –, es geht uns finanziell gut, wir führen eine ganz harmonische Partnerschaft, ich habe zum Glück noch meine ganze Familie um mich und freue mich über einen wertvollen Freundeskreis.

Immer dieser Zwist zwischen meinen Gefühlen und der Realität. Jetzt schäme ich mich sogar für meinen Undank.

In dieser Nacht habe ich trotz komatöser Müdigkeit kaum ein Auge zugemacht, denn zu viele Gedanken sind mir durch den Kopf gegangen. Das gestrige Gespräch mit Fabian hatte mich wieder total aufgewühlt. Dementsprechend gereizt starte ich in den Morgen.

Entweder spiegelt Luca mein Befinden oder er ist heute auch mit dem linken Fuß aufgestanden. Er quengelt und weint, und nichts passt ihm. Der wird doch nicht schon wieder ... Doch – ein Blick und ein Griff genügen. Er hat schon wieder Fieber.

Bitte, lieber Gott, ich bitte dich inständig, lass ihn nicht schon wieder krank sein. Ich flehe dich an. Ich kann nicht mehr.

Wie in Trance hole ich das Fieberthermometer und erschrecke: 39,9 Grad Celsius. Ich muss sofort die Kinderärztin anrufen.

Eine Stunde später horcht die Kinderärztin Luca ab und blickt mich dann ernst an: „Meine Prophezeiung hat sich leider erfüllt. Es ist eindeutig eine Lungenentzündung. Sie sollten sofort mit einem Antibiotikum beginnen."

Schweigend nehme ich das Rezept entgegen. Ich bin wie gelähmt, leer im Kopf. Ich kann nichts mehr denken, geschweige denn irgendetwas dazu sagen. Ich kann es nicht fassen …

„Alles in Ordnung, Frau Sanders? Kann ich noch irgendetwas für euch tun?“, fragt sie beinahe liebevoll.

Ein Wundermittel gegen jede Krankheit könnte vielleicht noch helfen, aber das gibt es leider nicht.

„Auf was sollen wir jetzt wieder achten?“, fahre ich sie schon sehr genervt an.

Sie übersieht meinen Ärger einfach und antwortet so freundlich wie immer: „Luca muss sich jetzt wirklich schonen. Das ist zwar für ein Kleinkind sehr schwer, aber Sie sollten darauf achten, dass er nicht zu viel herumläuft.“

Boah – am liebsten würde ich unsere wirklich immer sehr zuvorkommende und nette Ärztin anschreien. Sie trifft zwar überhaupt keine Schuld, aber ich bin so wütend. Ich weiß noch nicht einmal, auf wen.

Keine zwei Stunden kann ich mir derzeit freinehmen, ich habe keinerlei Zeit für mich. Fabian ist wie immer beruflich voll eingespannt, und meine Eltern sind vier Wochen im Urlaub. Und ich müsste jetzt echt mal raus oder einfach nur zwölf Stunden am Stück schlafen. Mir fehlt auch völlig der Plan, die Ideen, wie ich mein Kind den ganzen Tag unterhalten soll.

Kann mich eigentlich irgendjemand verstehen? Was mache ich falsch, dass mein Kind immerzu krank ist?

Wieder einmal kann ich meine Tränen – so peinlich es auch ist – nicht zurückhalten. Ich schluchze drauf los, und Luca stimmt mit ein. Na toll, die hysterische Mutter samt ihrem Schreihals weint die Kinderärztin an. Wie tief muss ich noch sinken?

„Kommen Sie mit, Frau Sanders“, sagt sie in beruhigendem Ton und führt mich an der Rezeption vorbei in ihre privaten Räumlichkeiten. „Setzen Sie sich. Meine Assistentin macht Ihnen einen Tee. Versuchen Sie, sich zu beruhigen. Wir finden eine Lösung für sie und Luca.“

„Frau Doktor, das ist total lieb von Ihnen, aber wirklich nicht nötig. Ich möchte Ihre kostbare Zeit nicht noch mehr in Anspruch nehmen. Wir kommen schon klar.“

Ich zwinge mich, mich schnell zu beruhigen. Mir ist die Situation mehr als unangenehm – ich muss ja total unfähig rüberkommen. Hoffentlich kann ich die Kinderärztin überzeugen, dass es mir schon wieder besser geht. Sonst unternimmt die möglicherweise noch weitere Schritte, wenn sie meint, ich würde gleich durchdrehen.

Doch es gelingt mir. Anscheinend bin ich eine gute Schauspielerin. Sie winkt ab und verabschiedet sich von uns mit der Bitte, uns zu melden, sollten wir etwas brauchen. Ich schnappe mir meinen kranken Jungen und verlasse die Praxis.

Na, das ist ja noch einmal gut gegangen! Ich dachte schon, die leitet jetzt weitere Schritte ein, so besorgt hat sie gewirkt. Was, wenn sie einen Psychologen oder Psychiater eingeschaltet hätte? Voll peinlich! Ich bin ja nicht verrückt. Ich bin nur müde, so unendlich müde. Könnte ich endlich mal wieder ein paar Nächte durchschlafen, würde ich mich gleich viel besser fühlen und nicht mehr einen so grauenhaften Eindruck machen.

Luca hat den ganzen Tag über geweint, bedingt durch sein hohes Fieber. Das Antibiotikum ist ihm ein Gräuel, und es ist jedes Mal ein Kampf, es ihm zu verabreichen. Ich bin so kaputt und ratlos, ich möchte am liebsten davonlaufen. So viel zu meinem perfekten Leben, das ich immer führen wollte.

Kapitel 13

Früher war alles anders
– November 2009 –

Luca war die letzten Monate dauerkrank. Alle paar Wochen hat er Pseudokrupp gehabt, und Schnupfen plagt ihn sowieso ununterbrochen. Seit er in der Krabbelstube ist, fängt er sich klarerweise jeden Furz ein. Heute hat sich zum Glück meine Omi angekündigt, sie will mir etwas zur Hand gehen und sich ein wenig um den Haushalt und mein Kind kümmern. Schließlich hat sie sechs Kinder in die Welt gesetzt und anschließend noch vier Enkel großgezogen. Die weiß, was zu tun ist.

Für mich ist das unvorstellbar – sechs Kinder!

Keine Ahnung, wie das zu bewältigen ist. Sie hatte damals keine Waschmaschine, kein Handy zum Organisieren, kein Auto und die ganzen anderen Annehmlichkeiten und Hilfen, die den Menschen heute zur Verfügung stehen, fehlten ihr. Omis gesamte Zeit ging für Kinder und Haushalt drauf. Sie besaß keinen Terminkalender und ging auch nicht nebenbei arbeiten. Wenn ich heute mit ihr über diese Zeit spreche, dann versichert sie mir immer, dass es zu ihrer Zeit leichter gewesen sei als heute. Kaum zu glauben …

Experten, die sich mit Burn-out und Erschöpfungsdepression sowie zahllosen Studien dazu befasst haben, sind der Auffassung, es liege wahrscheinlich daran, dass wir Mütter, aber auch die Gesellschaft sehr hohe Ansprüche an uns stellen würden. Früher sei man genügsamer gewesen, und alles habe sich auf Arbeit und Familie fokussiert. Man habe nicht zusätzlich unzählige private Termine und Hobbys gehabt, die einem die Zeit stahlen so wie heute.

All das, was wir heute unseren Kindern bieten wollen und vielleicht auch meinen, bieten zu müssen, macht Stress. Aber nicht nur uns Erwachsenen. Unsere Kids werden von einer Aktivität zur nächsten geschleift, und manchmal bleibt nicht mal mehr Zeit zum ungezwungenen Spielen: Fußballtraining, Ballett, Flötenstunde oder Gitarrenunterricht, und als Sahnehäubchen gibt's noch obendrauf „English for Infants". Nicht ohne Grund leiden heute viele Kinder schon in jungen Jahren an psychosomatischen Beschwerden wie Kopfweh, Bauchweh, Schwindel und Co.

Das kann ich zurzeit aber dank Lucas Krankheiten auf jeden Fall vermeiden, da wir ja „glücklicherweise" immer wieder monatelang ans Haus gefesselt sind. Ist das jetzt Galgenhumor?

Omi ist ein Segen, sie kocht uns etwas und spielt anschließend mit Luca „Kaffeehaus". Er kocht in seiner Spielzeugküche mit dem klitzekleinen Geschirr die herrlichsten Sachen – und das, wenn er gesund ist, manchmal stundenlang. Es hat Tage gegeben, da musste ich ständig spielen, ich würde literweise seinen fiktiv zubereiteten Tee oder Kaffee trinken, und jedes Mal sollte er noch besser schmecken.

Jetzt aber ist Omi an der Reihe: Sie füllt statt meiner ihren Bauch mit Pseudogetränken, und Luca strahlt sie jedes Mal an, wenn sie wieder voll Begeisterung die Tasse leert.

Jetzt könnte ich doch gut die Zeit nutzen und mich ein wenig aufs Ohr hauen. Komischerweise bin ich aber immer, wenn mich jemand ablöst, nicht mehr müde, sondern total aufgedreht. So auch jetzt. Also entscheide ich mich dafür, etwas an die frische Luft zu gehen und mir bei eisigen Temperaturen die Beine zu vertreten.

Dick vermummt stapfe ich die Straße entlang und begegne Müttern mit ihren Kindern, die zum nahe gelegenen Schlittenberg unterwegs sind. Mein Atem erzeugt Nebelschwaden – das liebte ich schon als Kind. Gott ist das schön, ein Moment der Unbeschwertheit. Der tiefe Schnee knirscht unter meinen Füßen, und ich genieße die verschneite Landschaft. Wenn Luca endlich mal gesund wäre, dann könnten wir vielleicht auch zum Rodeln gehen.

Die Stille, die die weiße Pracht erzeugt, ist atemberaubend und erfüllt mich mit einer Zufriedenheit – so genügsam war ich früher nicht. Ein Spaziergang allein im Schnee ist gerade das Schönste für mich, denn es herrscht Ruhe und Frieden, und ich habe etwas Zeit für mich alleine.

Tief in mir spüre ich, ich sollte einiges in meinem Leben verändern, sollte mir wieder mehr Zeit für mich gönnen. Ich darf mich nicht so vergessen. Ich habe auch Bedürfnisse und Wünsche. Mein Körper sendet mir seit geraumer Zeit Signale, aber ich möchte nicht hinhören, kann nicht hinhören. Warum nicht? Ich kann mir diese unangenehme Frage noch nicht beantworten … Offensichtlich ist die Zeit noch nicht reif …

Ein Raucher hört meistens erst dann mit seinem Laster auf, wenn ernste gesundheitliche Risiken bestehen, wie zum Beispiel Krebs. Oder viele Autofahrer fahren erst nach einem Unfall langsamer. Wir wissen, wir sollten nicht so rücksichtslos mit unserem Körper umgehen, tun es aber trotzdem – und da nehme ich mich nicht aus! Wir gehen bis an unsere Grenzen, und oft überschreiten wir diese auch. Die Menschheit ist vielleicht gar nicht so intelligent, wie sie glaubt. Wir denken, wir kennen uns und unseren Körper, und wissen, wie weit wir gehen können. Aber wer sagt, wo Schluss ist?

Ich glaube, wir haben alle irgendwann verlernt, auf unseren Körper zu horchen, die Signale, die er manchmal laut, manchmal leise sendet, wahrzunehmen. Schließlich sollen wir oder wollen wir immer *noch* mehr leisten und das Maximum aus ihm herausholen.

Kann das gut sein? Vor allem: Wir haben nur den einen Body! Auch ich habe nur den einen Körper, und der fühlt sich zurzeit überhaupt nicht gut.

Was brauche ich eigentlich, um glücklich zu sein, um wirklich rundum zufrieden zu sein? Ich denke, Gesundheit heißt das Zauberwort. Was nützt uns all das Geld und die Macht, wenn wir krank sind. Ja, nicht einmal Liebe können wir genießen, wenn wir uns nicht wohlfühlen.

Ich nehme einen tiefen Atemzug von der klaren Winterluft und stelle fest, dass ich heute richtiggehend philosophisch veranlagt bin. Tolle Ratschläge könnte ich geben, aber in der Umsetzung hapert es bei mir selbst gewaltig. Zwischenzeitlich müsste ich doch schon geläutert sein.

Gedanklich kilometerweit entfernt, biege ich wieder um die Ecke, die in unsere Straße mündet. Das Gefühl für Raum und Zeit habe ich auf meiner Strecke verloren: Zwei Stunden war ich unterwegs, wie mir ein schneller Blick auf die Uhr zeigt.

Omi schmeißt den Laden, und Luca ist quietschfidel. Welch wohltuender Anblick! Vielleicht sollte ich ihn öfter mal in die Obhut eines anderen geben, auch wenn er krank ist, denn offensichtlich geht's ihm dabei richtig gut. Möglicherweise ist auch er schon genervt von meiner ständigen Anwesenheit und braucht menschlichen Tapetenwechsel.

Auch auf meine 78-jährige, rüstige Oma wirkt Luca wie ein wahrer Jungbrunnen. Beide sitzen im Schneidersitz am Boden und lachen ausgelassen. Der einzige Unterschied ist, dass meine Oma nicht mehr so leicht hoch kommt wie Luca.

„Omi, du bist die Beste, vielen Dank. Der Spaziergang hat mir sehr gutgetan, die frische Luft und die Zeit für mich ... das war Gold wert."

„Möchtest du dich jetzt noch etwas hinlegen, Liebes?", sagt Omi liebevoll. „Ich kann noch etwas bleiben."

„Sehr gerne kannst du noch bleiben. Aber wir beide machen uns jetzt einen guten Kaffee. Von Lucas Gebräu hattest du heute sicher genug", lache ich, „und Luca ist reif fürs Nachmittagsschläfchen."

Nachdem ich Luca ins Bett verfrachtet habe, setze ich mich mit meiner Oma zu Kaffee und Kuchen, und wir unterhalten uns noch ein Weilchen. Ich könnte ihr stundenlang zuhören, wenn sie über ihre eigene Kindheit oder die ihrer Kinder spricht. In ihrem Haus war immer etwas los.

Danach verabschiedet sie sich, und ich bedanke mich ausgiebig bei ihr für den heutigen Nachmittag, der für mich sehr erholsam war. Schön, wenn man noch Großeltern hat, die einen sogar auch noch unterstützen können, wenn man sie braucht.

Mein Sonnenschein ist nach wenigen Tagen wieder auf dem Weg der Besserung. Die Lungenentzündung haben wir gut und schnell überstanden, und ich hoffe, die Kinderarztpraxis lange nicht mehr von innen sehen zu müssen.

In fünf Wochen ist Weihnachten, und ich freue mich schon riesig darauf. Mit einem Kind bekommen die traditionellen Feste wieder mehr Bedeutung. Man fühlt sich wieder in die eigene Kindheit zurückversetzt und erlebt alles viel intensiver durch die Freude seines Kindes.

Unsere Wohnung erstrahlt bereits im weihnachtlichen Glanz, in diesem Jahr habe ich mich selbst übertroffen. Höchst motiviert und mit dem Freibrief „Kinder lieben Kitsch" tobe ich mich in unserer Wohnung so richtig aus. Sogar Schneespray kommt auf fast allen Fenstern zum Einsatz. Ich habe nur ein Problem: Vorher feiern wir noch Lucas dritten Geburtstag, und da treffen dekorationstechnisch zwei Welten aufeinander, die unterschiedlicher nicht sein könnten – Fasching und Weihnachten. Aber da muss meine Familie auch dieses Jahr wieder durch, auch wenn es etwas verpeilt aussieht.

Girlanden und Papierschlangen zwischen Glitzerkugeln, Tannenzweigen und hundert Kerzen, die bunten Luftballons nicht zu vergessen. Mein Perfektionismus hat wieder mal kräftig zugeschlagen.

Kapitel 14

Einsame Zweisamkeit

– November 2009 –

Wir hatten eine tolle Woche, und heute Abend wollen mein Schatz und ich fein essen gehen. Ich freue mich sehr darauf, denn gemeinsame Zeit ist wirklich kostbar und rar geworden. Luca verbringt die Nacht bei meinen Eltern, bei denen er sich immer wohlfühlt.

Heute Nachmittag haben mein Kameramann und ich bei einer Geschäftseröffnung unserer Stadt einen Beitrag gedreht. Zum Abschluss haben sich mein Kollege und ich noch ein Glas Wein beim Italiener nebenan genehmigt und über die derzeitigen Geschehnisse in der Firma und meinen künftigen vollen Wiedereinstieg Anfang nächsten Jahres geplaudert. Herrlich, wenn alles mal ganz „normal" ist, so wie früher. Wie gut mir diese Unbeschwertheit tut. Ich genieße es als eine willkommene Abwechslung, sich mal nicht über Windeln, Brei und Kinderkrankheiten zu unterhalten.

Schön, dass ich nun wieder häufiger arbeiten kann, denn ich liebe meinen Job. Luca geht, sofern er gesund ist, in die Krabbelstube und ist auch immer wieder mal bei meinen Eltern oder Schwiegereltern. Das funktioniert sehr gut. Die vergangenen drei Jahre ist Luca das einzig Wichtige für mich gewesen, und er hat ganz und gar mein Leben bestimmt. Aber nun freue ich mich auch wieder sehr auf die Herausforderungen und die Abwechslung, die mein Beruf bietet, sei es die Moderation auf der Bühne oder vor der Kamera oder aber die redaktionelle Tätigkeit.

Fabian und ich sitzen bei Kerzenschein in unserem Lieblingsrestaurant und freuen uns auf einen wunderschönen Abend. Das Essen ist wie immer ein Gedicht, einzig unsere Stimmung wirkt irgendwie aufgesetzt. Klar, man bemüht sich ganz besonders, wenn die gemeinsame Zeit so rar ist, aber es hat sich in letzter Zeit auch leider einiges bei uns beiden aufgestaut. Früher hatten wir viel Zeit, uns auszutauschen. Heute gehen wir nicht mehr wirklich in die Tiefe bei unseren Gesprächen, denn es geht ohnehin meist nur um Luca.

Ich habe mir immer vorgenommen, sollte ich einmal eine Familie haben, meinen Partner nicht zu vergessen. Heute weiß ich, das ist echt leichter gesagt als getan. Vor allem, wenn einen das Kind total vereinnahmt.

„In der Arbeit war heute die Hölle los“, versucht Fabian, ein Gespräch zu beginnen.

„Ach ja? Warum denn? Habt ihr eigentlich den letzten großen Auftrag erfolgreich abgeschlossen? Wir haben noch nicht einmal richtig Zeit gefunden, darüber zu sprechen. Schlimm, oder?“

Er nimmt einen Bissen von seinem Lammrücken und schließt die Augen. „Mhm, das ist herrlich, möchtest du mal probieren?“

„Ja gerne, aber erzähl doch mal, wie läuft‘s denn derzeit bei dir in der Arbeit?“ Ich probiere von dem herrlich zarten, gut gewürzten Fleisch.

„Eigentlich bin ich sehr zufrieden. Den Mega-Auftrag sollten wir in der Tasche haben.“

„Das klingt doch toll. Heißt das auch, dass du nun wieder mehr unterwegs bist?“ Ich kann es nicht lassen und muss meine Befürchtung laut aussprechen.

Sein Blick wird ernst. „Ach, Schatz, bitte fang doch nicht schon wieder damit an. Du weißt, mein Beruf erfordert einige Auslandsreisen, das war doch schon immer so.“

Natürlich weiß ich das, aber … Sofort ist die Stimmung total unterkühlt. Das ist ein wunder Punkt in unserer Beziehung.

„Einerseits möchtest du finanzielle Unabhängigkeit, und andererseits soll ich wie ein Beamter täglich um 17 Uhr zu Hause sein. So ein Nine-til-five-Job würde mich sowieso nicht glücklich machen.“ Fabian geht auf wie ein Hefeteig und redet sich in Rage.

„Heißt das jetzt etwa, du möchtest gar nicht mehr Zeit zu Hause verbringen, oder wie soll ich das verstehen?“ Jetzt bin ich auch sauer.

„Maria, bitte, was soll denn das jetzt wieder? Ich habe lediglich gesagt, dass mir ein Beamtenjob zu langweilig wäre. Nicht, dass ich keine Zeit zu Hause verbringen will. Du hörst immer nur das heraus, was du hören willst." Jetzt ist er wirklich zornig. Er hört sogar zu essen auf und nimmt einen kräftigen Schluck von seinem Rotwein.

Mensch, was hab ich denn jetzt wieder falsch gemacht? Total verzweifelt kämpfe ich mit den Tränen. Ich kann doch hier nicht zu heulen beginnen. Schnell versuche ich, mich zusammenzureißen. Obwohl – unsere Tischnachbarn haben sicher schon bemerkt, was bei uns läuft.

Die gute Laune gehört der Vergangenheit an. Na toll, ich hab mich so auf den heutigen Abend gefreut. Aber im Moment braucht es nur einen Funken zwischen uns und die Situation eskaliert. Lustlos und nachdenklich stochern wir beide in unserem Essen herum, und keiner sagt etwas.

Fabian wirkt in letzter Zeit viel verschlossener als früher. Er lacht nur noch selten und ist schnell gereizt. Hoffentlich ist er noch glücklich mit uns, mir mir? Gedacht, gesagt …

„Sag mal, bist du eigentlich noch glücklich?" Ich schaue ihn erwartungsvoll und mit bangem Herzklopfen an.

Er wartet für mein Dafürhalten eine Sekunde zu lange mit der Antwort und stellt mir noch dazu eine Gegenfrage. „Wie … meinst du das? Im Moment ist es nicht gerade einfach."

„Ist das jetzt ein Ja oder ein Nein?" Ich muss mich zusammenreißen, denn ich schreie ihn beinahe an.

„Eher ein Ich-weiß-es-nicht."

„Denkst du etwa an … Trennung?" Ich zittere am ganzen Leib und will eigentlich keine Antwort auf meine Frage. Der Appetit ist mir gründlich vergangen.

„Sei doch nicht immer gleich so negativ! Das habe ich nicht gesagt. Aber ich denke, wir sollten dringend an unserer Beziehung arbeiten. Maria, du lebst nurmehr für Luca und hast mich … hast uns total vergessen."

„Ja, aber was soll ich denn bitteschön deiner Meinung nach sonst tun, wenn er andauernd krank ist und meine volle Aufmerksamkeit braucht? Ich hab ja nicht einmal Zeit für mich, geschweige denn für jemand anderen. Ich denke, das wird sich in den nächsten Jahren sicher wieder bessern. Hoffentlich!“

Ich glaube, er versteht nur Bahnhof, so, wie er mich anschaut. Er ist ja nie da und sieht deshalb auch nicht, wie sehr mich Luca ständig fordert. Jetzt kommt er auch noch und verlangt mehr Aufmerksamkeit. Soll ich mich etwa zerreißen? Ja sicher, Maria ist für alle da, bis in alle Ewigkeit, auch wenn sie selbst dabei draufgeht.

Ich bin mächtig wütend auf Fabian und auf die ganze beschissene Situation. Mir ist speiübel, und ich will nur noch nach Hause und mir die Bettdecke weit übers Gesicht ziehen. Ich hab echt die Schnauze voll. Mir reichen schon die ständigen Sorgen um Luca, da brauche ich nicht auch noch Probleme in der Partnerschaft.

„Verlangst du bitte die Rechnung, ich möchte umgehend nach Hause fahren!“

Fabian sieht mich an, als hätte ich ihm soeben eine gescheuert. Was glaubt er denn? Denkt er etwa, wir bestellen jetzt den Nachtisch und mit diesem wird die Romantik gleich mit serviert? Er hat mir soeben charmant mitgeteilt, dass er nicht mehr glücklich ist. Das reicht meiner Meinung nach für heute Abend. Ich bin satt – oder besser – richtig angefressen.

Kapitel 15

Licht am Ende des Tunnels?

– Dezember 2009 –

Die Lage zwischen Fabian und mir hat sich wieder gebessert. Wir arbeiten intensiv daran, uns mehr Zeit für uns als Paar zu nehmen. Wir fahren oft in eine Therme zum Wellnessen oder machen uns einfach gemütliche Abende zu Hause, während Luca bei den Großeltern schläft.

Luca geht regelmäßig in die Krabbelstube. Er liebt es und profitiert wie jedes Kind sehr vom Umgang mit Gleichaltrigen. Er ist viel offener geworden. Früher war er Kindern gegenüber schüchtern und zurückhaltend. Jetzt geht er immer mehr auf andere Kinder zu. Da wir ihn in seinem ersten Lebensjahr nach ärztlicher Empfehlung regelrecht abschotten mussten vor anderen Kindern, weist er hier eine soziale Schwäche auf. Dieses Manko wird er hoffentlich bald völlig ablegen.

Für mich ist es ein unbeschreiblich tolles Gefühl, wenn alles in geregelten Bahnen läuft. Keine Krankheiten und Krankenhausaufenthalte, kein Remmidemmi und nicht ständig viel um die Ohren. Ich bin auch wieder viel entspannter, schlafe besser und vor allem mehr und stehe nicht ständig unter Strom. Früher wäre mir so ein Lebenswandel viel zu langweilig gewesen. In der Zeit, bevor ich ein Kind hatte, konnte es mir gar nicht turbulent genug sein. Jetzt bin ich froh, wenn ich meine heilige Ruhe habe.

Bei meiner Arbeit läuft es auch sehr gut. Ich habe viele Aufträge und Eventmoderationen, und vor Kurzem habe ich die Redaktionsleitung für ein Gesundheits-, Wellness- und Schönheitsmagazin übernommen, das einmal im Monat auf Sendung geht. Es macht riesigen Spaß, sich mit diesen Themen eingehend auseinanderzusetzen und selbst zu entscheiden, wie die Beiträge aufgebaut sein sollen. Hier kann ich auch meine große Leidenschaft – die Medizin – mit meinem Beruf verbinden. Einmal im Monat stehen mein Produktionsteam und ich, natürlich steril, im OP und blicken namhaften Chirurgen über die Schulter. Wir stellen im Magazin monatlich neue Operationsmethoden vor, und das kommt bei den Zuschauern sehr gut an.

Dank der großartigen Unterstützung meiner und Fabians Eltern, die sich bestens um Luca kümmern, kann ich mich voll auf meine Arbeit konzentrieren. Würde das nicht so reibungslos klappen, könnte ich nicht so unbekümmert zirka fünfundzwanzig Stunden die Woche meiner Tätigkeit nachgehen. Im Moment wünsche ich mir, dass alles so bleibt, wie es ist.

Mittlerweile sind schon fast drei Jahre vergangen seit Lucas Geburt. Drei Jahre, in denen meine Beziehung zu Fabian und die gemeinsame Zeit etwas auf der Strecke geblieben sind, denn Luca hat uns voll und ganz als Eltern gefordert. In Zeiten, in denen sich alles um unser Kind und seine Krankheiten gedreht hat, standen Fabian und ich als Mann und Frau hintenan. Das hat natürlich auch seine Spuren in unserer Partnerschaft hinterlassen.

Fabian bemüht sich sehr, sofern es sein Job zulässt, zu Hause zu sein und sich auch als Vater mehr einzubringen. Ich versuche, wieder mehr auf ihn als meinen Partner einzugehen. Das ist eine simple Milchmädchenrechnung: Geht‘s Luca gut, geht's auch mir gut. Und wenn ich zufrieden bin, dann kann auch ich wieder mehr geben, was sich wiederum positiv auf unsere Partnerschaft auswirkt. Aber leider ist es nicht immer so easy wie derzeit und oft auch leichter gesagt als umgesetzt.

In drei Wochen ist Weihnachten, und wir haben einen Kurzurlaub in Bad Aussee in der Steiermark, in einem herrlichen Hotel mit großem Wellnessbereich, geplant. Wir alle drei verreisen sehr gerne, und Luca ist im Urlaub immer das allerbravste Kind. Er hat noch nie wegen der Umstellung Probleme gemacht. Infolgedessen fahren wir oft weg, auch wenn es nur ein paar Tage sind.

Am 17. Dezember 2009 kommen wir im Hotel an. Irgendwie wirkt Fabian etwas fahrig und nervös. Normalerweise ist er sehr entspannt, wenn ein Urlaub ansteht. Heute ist es aber anders. Wahrscheinlich kann er noch nicht richtig von der Arbeit abschalten und ist deshalb etwas unruhiger als sonst, denke ich bei mir.

Es ist bereits Abend, als wir das Hotel betreten, und wir werden von einer sehr netten Rezeptionistin mit einem Gläschen Sekt empfangen. Luca bekommt einen frisch gepressten Saft und Schokolade. Nicht nur ich bin glücklich, auch Fabian scheint sich schön langsam zu entspannen. War er auf der Fahrt hierher noch etwas schweigsam und ernst, spricht er nun mehr und ist fröhlicher geworden. Vielleicht liegt es am Sekt, aber er taut auf und wirkt nicht mehr so nachdenklich wie während der Anreise. Vor uns liegen fünf erholsame Tage. Alle anderen hetzen sich kurz vor Weihnachten ab, wir lassen die Seele baumeln – ist doch herrlich!

Viel Holz und warme Farben lassen das Hotel sehr gemütlich wirken. Überall laden Sofas zum Verweilen ein – behagliche österreichische Gastlichkeit. Kurz darauf betreten wir unser Zimmer. Völlig überrascht bleibe ich in der Tür stehen: frische Blumen, Kerzen, Champagner, mit Schokolade überzogene Erdbeeren, und überall liegen Blütenblätter. Wow, ich bin beeindruckt! Den Tisch ziert ein kleines, wunderschön verpacktes Willkommensgeschenk.

Sensationell, dieser Service hier, denke ich, während Fabian die Tür schließt und Luca herumläuft und alles schon genauer inspiziert.

„Schau doch mal in das kleine Päckchen!“ Fabian lächelt mich an.

„Ach, Fabian, das kann ich auch später machen. Lass uns doch erst den Champagner öffnen. Luca spielt gerade so brav im Badezimmer. Da haben wir noch ein paar Minuten für uns“, entgegne ich, weil mir die gemeinsamen Minuten wichtiger sind als ein Geschenk des Hotels.

„Schatz, ich finde, das gehört sich aber, ein Willkommensgeschenk gleich zu öffnen“, bleibt er beinahe penetrant bei dem Thema.

Was hat er denn nur?

„Da wird eine Praline oder irgendetwas anderes Unwichtiges drinnen sein. Ich möchte lieber ein Gläschen Champagner und die herrlichen Erdbeeren probieren. Das hatten wir in dieser Form in einem Hotel auch noch nie, gell? Ich war mal auf Sardinien auf einer sehr luxuriösen Pressereise, da gab es frisches Obst und Prosecco. Aber so ein Tamtam habe ich noch nie erlebt“, versuche ich, ihn abzulenken, und sage gelassen: „Öffne doch du das Geschenk, wenn du so neugierig auf den Inhalt bist.“

Ich lasse mich in den Sessel fallen und nehme mir eine Erdbeere.

„Nein, das ist sicher für die Dame gedacht!“ Fabian hält mir das kleine Geschenk hin.

Ich schaue zu ihm auf und halte ihm das immer noch leere Glas vor die Nase, aber er lächelt mich nur so sonderbar an.

„Na gut“, sagt er etwas enttäuscht, nimmt mir das Glas aus der Hand und stellt es auf den Tisch. Und dann kniet er doch tatsächlich vor mir nieder …

Was geht hier bitte vor sich? Das denke ich noch, als er schon zu reden beginnt.

„Mein lieber Schatz, wir kennen uns nun schon seit neun Jahren. Und wir lieben uns noch genauso oder noch viel mehr als am Anfang. Unsere Liebe ist zwar in den letzten Jahren mehrmals auf die Probe gestellt worden, aber wir sind trotzdem stark geblieben. Und all diese Prüfungen haben uns noch mehr zusammengeschweißt. Jeder Tag und jede Stunde mit dir waren aufregend und liebevoll. Ich liebe dich über alles und möchte mein Leben mit dir verbringen, bis wir uralt und runzelig sind. Willst du meine Frau werden?“

Die Frage aller Fragen, ich kann es nicht fassen. Wie süß. Dicke Freudentränen laufen mir übers Gesicht, und ich habe weiche Knie, als ich aus dem Sessel aufstehe und Fabian glücklich um den Hals falle.

„Ja, ich will, natürlich will ich dich heiraten, mein Schatz!“ Ich glaube, ich bin in diesem Moment die glücklichste Frau der Welt. Wir werden endlich heiraten!

Und ich hatte gedacht, er fragt mich nie! Ich konnte ihm ja diese alles entscheidende Frage nicht stellen, dafür bin ich in diesem Punkt viel zu altmodisch, und das weiß Fabian auch. Der Mann muss die Frau erobern und nicht umgekehrt.

Luca hat immer noch im Badezimmer zu tun, und so nutzen wir diesen Moment ganz für uns alleine. Aufgeregt öffne ich mein kleines Geschenk. Ein wunderschöner Weißgoldring mit einem funkelnden Brillanten blitzt mir entgegen. Ich bin verzückt und stecke ihn gleich an. Er passt wie angegossen.

„Deshalb also der ganze Klimbim hier. Jetzt verstehe ich auch, warum du so vehement wolltest, dass ich das kleine Päckchen öffne. Ich hatte echt keinen blassen Schimmer!" Ich beginne, herzhaft zu lachen.

„Das habe ich gemerkt, Schatz, du warst nur wild auf den Champagner", sagt er, jetzt sichtlich erleichtert, und lacht laut mit.

Jetzt weiß ich auch, warum er heute den ganzen Tag so komisch war – er war nervös.

Wir haben eine traumhaft schöne Zeit in Bad Aussee. Faul verbringen wir unsere Tage und machen nur das, was uns Spaß bringt. Wir genießen die gutbürgerliche Küche und die unbeschwerte Zeit zu dritt. Luca ist glücklich und ausgeglichen, und wir geben die perfekte Familie ab.

Hier würde die Bezeichnung „Rama Familie" wieder super passen. Viele kennen sie sicher aus der Werbung der 1980er- und 1990er-Jahre. Blonde, schlanke, langbeinige, hübsche Mutter, die vor Glück strahlt, sitzt gemeinsam mit ihrem wunderschönen, muskulösen, starken Mann und den beiden überaus artigen, ebenso wunderschönen Kindern im grünen Gras auf einer Picknickdecke. Alle strahlen mit ihren weißen Zähnen um die Wette und stellen den Inbegriff einer glücklichen Familie dar, die niemals Probleme hat.

Ist natürlich der absolute Unsinn. Hinter den Kulissen bröckelt wahrscheinlich der Putz und, sobald die Dreharbeiten zu diesem Spot fertig sind, sind die Kinder sicher unartig und schlimm, die Frau die totale Zicke und der Mann ein grantiger Macho.

Diese Vorstellung gefällt mir besser, sie ist irgendwie realer. Außerdem bin ich weder groß noch schlank, mit dem Aussehen ist das auch so eine Sache – denn wir Frauen sind bekanntlich nie zufrieden –, Fabian ist vom Typ her nicht Marke Arnold Schwarzenegger, und mein Sohn ist auf keinen Fall immer artig. Scheißwerbung! Und trotzdem beeinflusst sie oft unser Unterbewusstsein.

Kapitel 16

Durch dick und dünn

– Mai 2010 –

Die letzten fünf Monate habe ich damit verbracht, unsere Hochzeit akribisch genau vorzubereiten. Ich habe unzählige Listen geschrieben, damit am Tag der Tage alles glattläuft und jeder, der involviert ist, über den Ablauf Bescheid weiß.

Hier kann ich wieder einmal meinen Perfektionismus so richtig ausleben. Eine Hochzeit verlangt so unglaublich viel Vorbereitung. Wir teilen die standesamtliche und die kirchliche Trauung, das heißt, in der einen Woche werden wir im kleinsten Familienkreis standesamtlich heiraten, und eine Woche später laden wir einhundertfünfzig Gäste zu unserer kirchlichen Trauung ein. Ich bin schon so aufgeregt und hoffe, dass alles nach Plan läuft.

Das größte Desaster wird noch die Tischeinteilung werden: wer mit wem und wer mit wem nicht, und überhaupt. Mir graut schon vor dieser undankbaren Arbeit.

Es sind nur noch gut zwei Monate bis zur Hochzeit, und die Zeit wird knapp. Ich habe beschlossen, noch ein paar Kilo abzunehmen, um besser in mein Brautkleid zu passen. Deshalb will ich noch eine Heilfastenwoche einlegen. Der Sommer und unser großer Tag rücken immer näher, meine Bikini- und Brautkleidfigur ist jedoch noch kilometerweit entfernt. Heilfasten habe ich schon des Öfteren gemacht, früher einmal im Jahr und jetzt nur noch alle zwei Jahre. Heilfasten ist, finde ich, ein guter Start, um ordentlich abzunehmen.

Heute war ich einkaufen, und morgen geht's los mit dem Entschlackungs- und Vorbereitungstag. Das heißt im Klartext, Glaubersalz auf nüchternen Magen trinken und den ganzen Tag entweder nur Reis, Kartoffel oder Obst essen. Ich habe mich für Obst entschieden. Glaubersalz entleert den Darm – und zwar gewaltig. Ist aber angeblich unbedingt notwendig für den Start in eine Fastenwoche.

Mit leichten Bauchschmerzen liege ich am folgenden Tag zusammengerollt auf der Couch und warte auf den nächsten Toilettengang.

Einen Vogel hab ich schon manchmal, denke ich mir, aber von nichts kommt nichts, und ein paar Kilo müssen einfach weg. Ich bin eben nicht die Geduldigste, und mit dem Fasten geht's einfach und schnell. Sport wäre vielleicht auch nicht schlecht, war aber leider noch nie mein Steckenpferd.

Ein Einlauf steht mir auch noch bevor. Schon alleine beim Gedanken daran verkrampft sich alles bei mir. Bis dato hab ich mir dieses Teufelsding immer verkniffen. Bessere Fastenerfolge erzielt man aber mit einer sehr gründlichen Darmreinigung, und auch das Hungergefühl soll dadurch weniger werden.

Ich begebe mich also mit diesem nach Gummi stinkenden Teil in unser Badezimmer und drehe den Hahn auf, um das Wasser zu temperieren. Eine halbe Stunde später habe ich den Inhalt, gut einen halben Liter lauwarmes Wasser, in mir und fühle mich wie eine prall gefüllte Wasserbombe. Es dauert nicht lange, da will alles ans Tageslicht beziehungsweise in die Tiefen unserer Toilette.

Mensch, was nehme ich nicht alles auf sich! Frei nach dem Motto: „Menschenfleisch muss gepeinigt werden!" oder „Wer schön sein will, muss leiden".

Heute ist mein dritter Fastentag. Normalerweise soll an diesem besagten Tag die Energie verdoppelt zurückkommen. Angeblich soll man sich wie neugeboren fühlen und Bäume ausreißen können. Da bei mir aber, wie gewohnt, nichts normal sein kann, fühle ich mich heute so erschlagen wie noch nie. Ich denke sogar kurz daran, das Fasten bleiben zu lassen, verwerfe diese Idee aber rasch wieder.

Durchhaltevermögen zählt zu meinen Stärken, Ungeduld aber leider zu meinen Schwächen.Da muss ich jetzt einfach durch, sonst wird's wieder nichts mit dem Abnehmen.

Fabian und ich haben uns – nach einem reichhaltigen Frühstück für ihn und einer Tasse wässriger Gemüsebrühe für mich – für heute vorgenommen, den Garten und die Terrasse frühlingsfit zu machen. Auch wenn ich mich nicht wirklich dazu imstande fühle, will ich mit anpacken: Der Hochdruckreiniger wartet auf mich.

Ein wunderschöner Frühlingstag empfängt mich mit sehr warmen Temperaturen. Die Vögel singen um die Wette, die Botanik steht in den Startlöchern. Es duftet nach der schönsten Jahreszeit, und meine Stimmung hebt sich augenblicklich.

Nach einer halben Stunde Arbeit mit dem Hochdruckreiniger merke ich jedoch, wie meine Beine zu zittern beginnen. Ich bin total kraftlos. Vielleicht muss ich noch *mehr* trinken, um den Kreislauf bei Laune zu halten. Immerhin habe ich heute schon vier Liter Wasser intus, was vorübergehend auch gegen Hunger hilft.

Fabian kümmert sich um den Rasen. Eigentlich wollte ich ihm im Anschluss noch helfen, aber das schaffe ich heute sicher nicht mehr. Ich bin froh, wenn ich meine Arbeit noch erfolgreich abschließen kann. So etwas Dummes, ich verstehe nicht, warum ich dieses Mal beim Fasten so kraftlos und schwach bin.

Nach der Arbeit im Garten falle ich schwer wie Blei in mein Bett und will nur schlafen. Fabian schläft bereits friedlich neben mir. Mein Gehirn fährt aber mal wieder Gedankenkarussell, und auf einmal liege ich total aufgeregt, hellwach und gestresst im Bett, obwohl ich gewaltig erschöpft bin. Mein Herz rast, und ich habe das Gefühl, gleich ohnmächtig zu werden. Was ist jetzt schon wieder los?

Mein Körper macht, was er will, und ich habe keinen Einfluss auf die unangenehmen Symptome. Ich bin körperlich total erledigt, kann aber nicht abschalten und zur Ruhe kommen. Mein Herz klopft wie bekloppt. Ich kann mich nicht beruhigen, ganz im Gegenteil, ich werde immer nervöser. Ich habe mich nicht mehr unter Kontrolle und werde dadurch immer panischer. Mein Atem geht schnell und flach, und das Gefühl, nicht mehr richtig Luft zu bekommen, raubt mir fast den Verstand.

Das ist sicher nicht mehr der Kreislauf, oder doch?, zweifele ich im Stillen.

Ich hab gerade eine Heidenangst, ich könnte sterben … Hier, jetzt, neben Fabian, ohne dass er es bemerkt.

Warum habe ich immer, wenn mein Kreislauf schlappmacht, so große Angst vor dem Tod? Wo kommt das her? Natürlich habe ich eine konkrete Befürchtung, aber *die* möchte ich auf keinen Fall in Betracht ziehen. Ich will noch immer nicht wahrhaben, dass ich ernste Probleme habe und mir Hilfe suchen sollte. Vielleicht schlittere ich doch schön langsam, aber sicher in einen Burn-out oder so etwas. Nein, nein, nein!! Sicher haben mir nur das Fasten … und die Gartenarbeit … und die Hochzeitsvorbereitungen zu stark zugesetzt.

Als ich nicht mehr länger kann, wecke ich Fabian.

„Schatz … mein Kreislauf … ich … bin gleich weg. Schnell! … Mach was! Ich werd … ohnmächtig", keuche ich atemlos. „Fenster auf … ich … bekomm keine Luft … mehr. Und … hol … Kreislauftropfen … Apothekerschrank. Beeil dich!"

Von Minute zu Minute werde ich immer panischer. Jetzt habe ich auch noch das Gefühl zu ersticken.

„Fabian, ruf … die Rettung, ich glaub, mir fehlt … wirklich was … Schlimmes, … das Herz …!"

„Warte mal, Schatzi", versucht Fabian, mich zu beruhigen. „Probier mal, ganz langsam zu atmen. Vielleicht beruhigst du dich dann etwas. Du hyperventilierst ja beinahe. Es ging dir doch schon oft so schlecht, und dann kam eigentlich nichts dabei heraus. Ich will dich ja jetzt nicht noch mehr aufregen, und es tut mir auch wirklich leid, wenn ich das jetzt sagen muss: Aber meinst du nicht, du übertreibst vielleicht ein wenig und steigerst dich zu viel hinein? Meinst du wirklich, wir brauchen die Rettung?"

Ich flippe gleich aus, was bildet der sich eigentlich ein … Er hat überhaupt keine Ahnung, wie ich mich gerade fühle … Reinsteigern? Der spinnt wohl!

„Ja, ich brauche ganz bestimmt … einen Krankenwagen. Ich hab das Gefühl, ich bekomme gleich einen Herzinfarkt", schreie ich ihn panisch an.

„Na gut, dann rufe ich jetzt bei der Rettung an. Kann ich noch irgendetwas für dich tun?"

„Nein, wähl endlich die Nummer, bevor es zu spät ist!"

Meine große Angst wird noch größer, und ich kann nicht mehr klar denken. Ich habe das Gefühl, ich verliere gleich den Verstand. Ganz weit weg höre ich Fabian telefonieren. Bitte, lieber Gott, lass mich noch nicht sterben! Das ist mein einziger Gedanke im Moment: STERBEN.

Fabian versucht, auf mich einzureden, aber ich kann ihm gerade nicht folgen, denn ich bin viel zu sehr mit mir und meinen unerträglichen Symptomen beschäftigt. Zehn Minuten später – die Erlösung: das Läuten der Türklingel. Die Rettung ist da.

Zwei sehr nette Sanitäter und ein Arzt kommen in unser Schlafzimmer, wo ich wie ein Häufchen Elend auf sie warte.

Einer der Sanitäter misst meinen Blutdruck, der mit 130/85 relativ normal ausfällt. Mein Ruhepuls liegt aber immer noch bei 120 Schlägen pro Minute, und ich zittere am ganzen Leib wie bei einem Schüttelfrost, sodass ich nicht einmal ordentlich sprechen kann. Deshalb beschließt der Notarzt, mich doch zur genauen Untersuchung und zum EKG ins Krankenhaus mitzunehmen.

Schon alleine der Vorschlag löst sofort ein angenehmes Ruhegefühl bei mir aus.

WAS?! Ich beruhige mich, wenn ich ins Krankenhaus muss? Ich hab echt einen Schaden, das soll mal einer verstehen … Mein Körper verwandelt sich immer mehr in ein unerklärliches Mysterium. Gott sei Dank, geht es Luca gerade gut, da kann ich wenigstens kurz ausfallen. Hoffentlich bekommt Fabian Pflegeurlaub!

Im Krankenhaus angekommen, werde ich von einem sehr jungen Arzt eingehend untersucht. Auch im EKG sind keine Auffälligkeiten zu finden. Ich soll aber trotzdem noch über Nacht zur Beobachtung bleiben.

Noch nie in meinem Leben war ich so erledigt. Ich müsste normalerweise sofort in einen hundertjährigen Schlaf fallen. Aber mein Geist ist weiterhin hellwach und denkt sich wieder Wahnsinniges aus. Nein, gleich wieder wegschieben, denn sonst ist die Angst vor der Angst auch nicht weit.

Bestimmt ist mir das Fasten zu viel geworden. Ich werde einfach nicht mehr alleine Heilfasten. Und man kann auch ohne fasten abnehmen … Meine Männer werden die nächsten Tage hoffentlich auch ohne mich schaffen … Was ist nur mit mir los? Eine schwere Krankheit vielleicht? Oder doch die Psyche?

Und irgendwann schlafe ich dann doch ein.

Am nächsten Morgen kommt die Visite noch vor dem Frühstück, und siehe da, meine ehemalige Kindergartenfreundin Nina, heute Ärztin in Ausbildung, ist ebenfalls mit dabei. Der Arzt spricht irgendetwas von Wasservergiftung und Ausschwemmen aller Mineralien im Körper.

Der hat doch keine Ahnung, was mir fehlt, aber mir reicht die Diagnose: Wasservergiftung hört sich gut an. Gott sei Dank, ich dachte schon …

Nina setzt sich im Anschluss noch zu mir ans Bett. Wir plaudern ein bisschen, auch über meinen missglückten Heilfastenversuch. Sie erzählt mir von einer sensationellen neuen Diät, genannt Metabolic Balance. Nach einer Blutabnahme würden Lebensmittel auf die Person maßgeschneidert ausgesucht werden, und man nehme fast wie von selbst ab, wenn man nur diese Nahrungsmittel esse. In der Ordination ihres Mannes werde dieses Abnehmkonzept angeboten.

Ich bin gleich Feuer und Flamme, verdränge mein Dilemma, das mich hier ins Krankenhaus gebracht hat, und finde, es hört sich sehr vielversprechend an, und so tauschen wir unsere Telefonnummern aus.

Nur wenige Tage später – ich bin ohne „offizielles" Fastenbrechen gleich wieder zur Trennkost übergegangen – treffe ich mich mit wesentlich mehr Elan als in der Fastenwoche mit Nina bei ihr zu Hause. Sie hat für uns beide etwas gekocht, das nach dem Metabolic Balance-Konzept zusammengestellt ist. Es schmeckt herrlich, und wir unterhalten uns über die guten alten Zeiten, über unsere Kinder und unsere Berufe. Zum Abschluss dieses netten Treffens vereinbaren wir einen Termin für nächste Woche zur Blutabnahme und anschließendem Start dieser Ernährungsform.

Kapitel 17

Aus dem Gleichgewicht

Es ist Ende Juni, und ich habe fast acht Kilo abgenommen und fühle mich, was meine Figur betrifft, blendend. Manchmal bin ich zwar etwas zittrig, was ich mir aber damit erkläre, dass ich binnen kürzester Zeit sehr viel abgenommen habe. Mein Brautkleid in Größe 34 sitzt perfekt, und ich freue mich schon sehr auf unseren großen Tag, dem ja jetzt quasi nichts mehr im Wege steht.

Ich freue mich darauf, wenn endlich alles erfolgreich über die Bühne gegangen ist, denn ich habe in den letzten Wochen all meine Energie in unsere Hochzeitsvorbereitung investiert. Immer öfter reagiere ich sehr gereizt und komme mir beinahe vor wie eine tickende Zeitbombe. Peng! – Explosion! – Gleich geht sie wieder hoch!

Ich bin jetzt zwar gertenschlank, aber seit mehreren Wochen plagt mich wieder mein Tinnitus. Anfangs – vor ungefähr zwei Jahren – wurde ich fast wahnsinnig bei dem ewigen Gepfeife und Rauschen in meinem Innenohr. Zwischenzeitlich war das lästige Geräusch immer mal wieder da und dann auch wieder weg. Außerdem habe ich mich mittlerweile fast schon daran gewöhnt, beziehungsweise ich schiebe es auf den Stress, der sicher bald weniger wird. Hoffentlich verabschiedet sich dieser ungebetene Gast wieder, wenn es ruhiger wird nach unserer Hochzeit.

Ich war damals beim HNO-Arzt, und der meinte, dagegen könne man nicht viel machen. Er hat mir durchblutungsfördernde Tabletten und B-Vitamine für die Nerven verordnet. Ich denke, das ist das Standardprogramm bei Tinnitus, gebracht hat es aber nix.

Auch meine Verdauung ist derzeit mit mir per Sie. Meine Hausärztin spricht von einem Reizdarm –, und mein Magen rebelliert – es ist angeblich eine Gastritis. Gereizt und rebellisch, genauso wie ich! Aber ich lasse die Gedanken, dass ich mich gerade körperlich und psychisch zugrunde richte, gar nicht erst hochkommen.

Außerdem verzichte ich seit Beginn meines Heilfastens auf jegliches Fett und Öl. Ich weiß, es ist auf Dauer nicht unbedingt gesund, aber ich will einfach rapide abnehmen, und da ist neben dem Verzicht auf Kohlehydrate der auf Fett sehr dienlich.

Mit sechzehn Jahren bin ich magersüchtig gewesen. Das heißt, in den schlimmsten Zeiten habe ich mich den ganzen Tag nur von drei sehr scharfen Mentholbonbons ohne Zucker „ernährt". In „normalen" Phasen habe ich drei Mal am Tag ein Knäckebrot gegessen, belegt mit Gemüse und Salat, ohne Aufstrich oder Sonstigem. Ich durfte mein mir selbst auferlegtes Limit von 300 Kilokalorien pro Tag nicht überschreiten.

Zu diesem Zeitpunkt habe ich als Zahnarztassistentin gearbeitet. Ich war infolgedessen manchmal extrem unkonzentriert. Mein Blutzuckerspiegel ist unentwegt im Keller gewesen. Das Ganze ist so lange gegangen, bis meine Eltern Wind davon bekommen haben, da ich immer öfter das von meinem Vater zubereitete Essen verweigert habe. Mein Papa ist wirklich ein ausgezeichneter Koch, und ich habe seine Küche stets sehr geschätzt und auch zelebriert.

Plötzlich aber habe ich seine Kochkünste verschmäht und bin immer dünner geworden. Ich habe auch immer öfter gelogen, ich hätte schon gegessen oder mir sei heute nicht gut – da bin ich wirklich sehr erfinderisch gewesen.

Meine Oma hat sich in meiner Kindheit immer an meinem kernigen, nicht wirklich dicken Anblick erfreut, aber schon damals neigte ich eher zur Fülle. Die älteren Semester pflegten zu sagen, man sähe dadurch gesünder aus. Mit Beginn der Pubertät dann hat mich meine Figur mehr und mehr gestört und ist zur unglaublichen Belastung geworden.

Anfang der Neunziger erschufen namhafte Modeschöpfer die sogenannten Supermodels wie Claudia Schiffer, Linda Evangelista, Naomi Campell, Cindy Crawford und Co. und brachten uns Teenies dadurch ganz schön unter Zugzwang. Wir wollten auch schön und gertenschlank sein, so, wie Barbie es uns immer vorgemacht hat.

Heute hat es die Jugend sicher noch schwerer, wenn man bedenkt, dass die Models von damals im Gegensatz zu den heutigen fast noch pummelig aussahen. Unsere Pubertierenden orientieren sich manchmal an lebenden Skeletten, und die Werbung manipuliert sie noch dazu. Vielleicht sollte man, ohne jetzt jemanden etwas zu unterstellen, mal drüber nachdenken, ob in der Modelbranche nicht auch synthetische Hilfsmittel mitspielen bei der Kontrolle des Gewichtes. Das wird ja auch immer gesellschaftsfähiger, oder? Zum Frühstück Watte, als Snack Appetitzügler, Mittags Salat und abends ...Mir graust, wenn ich darüber nachdenke, in welche Welt ich mein Kind in nur wenigen Jahren entlassen soll. Hoffentlich haben Fabian und ich gute Vorarbeit geleistet, und wir können an seine Vernunft appellieren.

Meine Eltern jedenfalls haben meinem krankhaften Essverhalten dann einen Riegel vorgeschoben und mir wurde ein Ultimatum gesetzt. Gott sei Dank kam ich noch einmal mit einem blauen Auge davon und schaffte es letztlich alleine, mit Unterstützung meiner Eltern und ohne Klinikaufenthalt. Aber der Hang zum gestörten Essverhalten ist bei mir immer schon vorhanden gewesen und besteht zum Teil auch heute noch.

Ich falle hierbei stets von einem Extrem ins andere, entweder nehme ich ordentlich zu oder sehr stark ab und das immer in Rekordzeit. Dabei ist es mir völlig wurscht, was ich meinem Körper damit antue, sozusagen „Außen hui, innen pfui“. Und beim Abnehmen muss es schnell gehen und das vielleicht auch um jeden Preis.

Kapitel 18

Klein, aber fein

– 17. Juli 2010 –

Heute steht unsere standesamtliche Trauung an. Ein wundervoller wolkenloser und sonniger Tag erwartet uns. Die vergangene Nacht habe ich – ganz altmodisch – mit Luca bei meinen Eltern verbracht. Ich freue mich unheimlich auf den heutigen Tag. Auch Luca ist ganz aufgeregt und quasselt in einer Tour. Er hat die letzten Wochen ja nichts anderes als das Wort Hochzeit gehört, dementsprechend freut er sich auf dieses große Ereignis. In einer Stunde geht's los. Wir heiraten im kleinsten Kreise, mit zehn Personen im Schloss Mühldorf bei Linz in Oberösterreich. Nächste Woche bei der kirchlichen Trauung gibt's dann Ramba Zamba.

Fabian und mir war es immer wichtig, wenigstens bei der standesamtlichen Trauung genügend Zeit für uns zwei zu finden. Zu oft sieht man Brautpaare, die den ganzen Tag fast kein Wort miteinander wechseln, weil sie so eingespannt sind. Das wollten wir nicht, deshalb haben wir uns entschieden, nur mit unserer Familie und unseren Trauzeugen diesen besonderen Tag zu verbringen.

Da das Wetter heute sicher schön bleibt, können wir die Trauung im Rosengarten abhalten. Eine Trauung im Freien war immer mein Traum. Mein Vater ist der Brautchauffeur, aber er ist heute total durch den Wind. Wir finden beinahe nicht den Weg dorthin, obwohl wir ihn schon mehrmals gefahren sind. Mit einer halben Stunde Verspätung treffen wir endlich dort ein.

Unsere Gäste befinden sich bereits im Innenhof des Schlosses. Die Stimmung ist ausgelassen, und alle warten nur auf das Brautpaar. Moment mal, Fabian ist noch gar nicht da? Vielleicht hat er es sich doch anders überlegt? Mir wird bei diesem Gedanken gleich ganz schwindelig. Ein Blick auf die Uhr – eine halbe Stunde hat er noch …

Kreidebleich stürze ich zu meiner Trauzeugin. „Kannst du bitte Fabian oder Liam anrufen und fragen, warum sie noch nicht hier sind? Vielleicht ist ja etwas passiert?“

Natalie bemerkt natürlich meine Aufregung und wählt sofort Fabians Nummer. Nach einer kurzen Wartezeit sieht sie zu mir auf und schüttelt den Kopf. „Ich komme bei beiden nur auf die Mobilbox.“

Ich werde sofort panisch, kann nicht mehr ruhig atmen und habe das Gefühl, jeden Moment ohnmächtig zu werden.

„Beruhige dich, Maria, sie sind sicher jeden Moment hier.“

In diesem Augenblick biegt auch das Auto von Fabians Trauzeugen samt meinem Bräutigam um die Kurve. Sofort entspanne ich mich. So einen Adrenalinkick hätte ich jetzt nicht gebraucht! Ich bin auch so schon nervös genug. Erleichtert ringe ich mir ein Lächeln ab, obwohl ich ihm am liebsten die Ohren langziehen würde. Aber ich kam ja auch zu spät.

Fabian steigt aus, und alles ist vergessen … Er sieht einfach wundervoll aus in seinem neuen dunkelbraunen Anzug. Mein zukünftiger Mann ist sehr groß gewachsen und sportlich schlank. Ich liebe seine frechen Augen und sein markantes Gesicht. Wortlos schreitet er auf mich zu, nimmt mein Gesicht in seine Hände und küsst mich innig.

„Schatz, du siehst umwerfend aus. Tut mir leid, wir hatten die Ringe zu Hause vergessen, und deshalb mussten wir noch einmal zurückfahren.“

Ich muss lachen und stoße ihn neckisch in die Seite. „Na, Hauptsache, du bist überhaupt gekommen. Komm, lass uns beginnen, alle sind schon ganz aufgeregt.“

Die Trauungszeremonie ist sehr persönlich, denn wir kennen die Standesbeamtin. Sie gibt sich die größte Mühe, alles sehr feierlich zu gestalten. Unsere Mütter weinen sich die Augen aus, und unsere Väter behalten ebenso schwer die Fassung. Kurzum, es ist für uns alle ein sehr bewegender Tag.

Das erste Mal mit Maria Peters zu unterschreiben, ist für mich ganz besonders komisch. Gebe ich doch nach gut dreißig Jahren meinen Namen auf und somit auch ein Stück meiner bisherigen Identität.

Nach dem ersten Kuss als verheiratetes Paar ist mir ganz mulmig zumute und ich habe weiche Knie. Ein tolles Gefühl, verheiratet zu sein. Irgendwie fühle ich mich selbst noch reifer, und es verbindet Fabian und mich als Liebespaar noch mehr. Es fühlt sich so an, als hätte alles noch mehr Tiefe und auch mehr Sinn erhalten.

Kapitel 19

Das große Fest

– 24. Juli 2010 –

Heute ist der Tag aller Tage – unser kirchlicher Hochzeitstag. Alles ist bis ins kleinste Detail durchgeplant, der Tag wird perfekt werden, da bin ich mir sicher. Monatelang habe ich abgenommen und bringe heute bei einer Größe von einem Meter sechzig sagenhafte vierundvierzig Kilo auf die Waage. Ich fühle mich herrlich! Alle bewundern mich und meine schlanke Figur.

Ich bin schon so aufgeregt. Wir – unser engster Freundes- und Familienkreis – haben heimlich eine große Überraschung für Fabian geplant, denn wir wollen in die Kirche hinein tanzen. Der wird Augen machen, damit rechnet er nie. Er denkt sicher, seine Schwester Elisa spielt „River flows in you" am Piano, und ich schreite an der Seite meines Vaters in die Kirche.

Ich aber habe eine Show gewollt, schließlich heiraten er und ich nur einmal – hoffentlich.

Alle unsere Freunde freuen sich auf den Auftritt in der Kirche, in der schon hundertfünfzig Gäste Platz genommen haben.

Ich sehe durch ein kleines Loch in der schweren Holztüre, sehe Fabian vorne am Altar mit dem Pfarrer sprechen. Auch er scheint sehr nervös zu sein. Er steigt abwechselnd von einem Bein aufs andere, und sein Lächeln wirkt gekünstelt, außerdem zupft er andauernd an seinem Jackett herum. In der Kirche herrscht Ausnahmezustand: Alle Mädchen kichern aufgeregt, und die Männer klopfen wahrscheinlich lässige Sprüche.

Draußen regnet es in Strömen, und das schon, seit ich heute aufgestanden bin. Ich bin eben erst, fünf Minuten vor Beginn der Trauung, hierhergekommen, damit mich keiner sieht.

Meine Freundinnen Sandra und Sabine stehen direkt vor dieser Tür im Innenraum der Kirche und haben vor wenigen Augenblicken das bengalische Feuer entzündet.

Jetzt sind es nur noch wenige Sekunden bis zu unserem Auftritt. Wie ich dieses Gefühl liebe … wie kurz vor einer großen Moderation. Meine Knie sind butterweich, und mir ist ganz schwindelig vor Aufregung.

Jetzt geht's los! Die Türen werden von innen aufgestoßen – und ich kann mir gut vorstellen, welch große Augen Fabian gleich machen wird.

Zu „Forever" von Chris Brown tanzen immer paarweise zuerst die beiden Trauzeugen gefolgt von unseren Freunden durch die Kirche und schließen dann mit einer Gruppenformation ab. Wir haben den Tanz eigens einstudiert und auch vorab geprobt. Alles läuft perfekt. Unsere Gäste jubeln und klatschen, die Überraschung ist perfekt, und Fabian ist den Tränen nahe. Durch einen Schlitz in der Türe kann ich ihn und das ganze Szenario von hinten aus mit verfolgen.

Gleich bin ich an der Reihe … Dazu muss ich mich auf die Schultern von Fabians Bruder Sandro und seinem bestem Freund David setzen. Bei der Probe trug ich Jeans, und niemand hat daran gedacht, wie rutschig ein Brautkleid sein kann – somit falle ich schon das zweite Mal herunter. Verdammter Mist! Wir müssen jetzt sofort raus, alles muss genau auf den Punkt kommen, sonst ist das Musikstück zu früh zu Ende und ich bin noch nicht vorne am Altar.

Beim dritten Versuch klappt es. Ich versuche, auf den Schultern von zwei einsneunzig großen Männern mein Gleichgewicht zu halten, doch Fabians Anblick lässt mich alles vergessen. Er sieht so glücklich aus, so voll von Liebe für mich. Tränen der Rührung kullern über sein Gesicht, und er streckt mir seine Arme entgegen.

In der Mitte des Kirchenschiffs setzen meine beiden Träger mich ab, wobei ich froh bin, endlich wieder festen Boden unter meinen wackeligen Beinen zu haben, und mein Vater nimmt mich in Empfang. Stolz und ebenso zu Tränen gerührt, führt er mich – seine einzige Tochter – zu seinem zukünftigen Schwiegersohn.

Luca sitzt bei den Großeltern und strahlt bis über beide Ohren, schließlich ist das unser Tag. Er erzählt seit Monaten: „Wir heiraten im Juli."

Alles ist perfekt, so mag ich das!

Ich bin so glücklich, die Überraschung ist mehr als geglückt, und alle haben dicht gehalten. Einmal drehe ich mich noch um und blicke in lauter lachende Gesichter. Genauso habe ich es mir bei der Planung dieser Überraschung vorgestellt, keine getragene Stimmung, sondern ausgelassene Partystimmung beim Einzug in die Kirche. Das passt irgendwie auch besser zu uns.

Einige unserer „Tänzer" hatten anfangs Bedenken, ob sie das mit ihrem katholischen Gewissen vereinbaren können. Der Pfarrer hat sie jedoch beruhigt und erzählt, dass in Afrika zum Beispiel bei einer Trauung immer getanzt werde.

„Eine Hochzeit ist ein Freudenfest", hat er gesagt, und dann waren auch die letzten Sorgen beseitigt.

Der Pfarrer empfängt uns lächelnd, denn er war in alles eingeweiht. Der Gottesdienst ist alles andere als steif, tolle Musiker begeistern uns mit ihrem Können, und, obwohl die Zeremonie beinahe zwei Stunden andauert, hält sich die heitere Stimmung.

Nun freuen wir uns auf einen ausgelassenen, lustigen Tag mit unserer Familie und unseren Freunden. Meine Freundin Sabine ist unser Hochzeitsmajor. Sie begleitet die Gäste durch den Tag und kümmert sich um den Ablauf. Mit einem Megaphon ausgestattet, kündigt sie einen Programmpunkt nach dem nächsten an. Sie macht das wirklich perfekt.

Alle, die während der Feierlichkeiten eines Amtes walten, haben von mir vorab eine Liste mit dem fast minutengenauen Ablauf erhalten. In den letzten Wochen haben sie mich bereits „die Listenfrau" genannt, und ich bin wegen meines Wahns gehänselt worden. Aber so bin ich nun mal, wenn ich etwas mache, dann richtig und mit allem, was dazugehört. Und nur so fühle ich mich auch wohl – es läuft perfekt, was will ich mehr!

Wir sitzen beim Abendessen im wunderschön dekorierten Saal. Das Licht ist gedämpft, und auf den runden, mit weißen Tischtüchern versehenen Tischen stehen frische gelbe und weiße Rosen, Efeu rundet die Blumenarrangements ab. Die Gäste scheinen sich gut zu unterhalten.

Darüber bin ich sehr erleichtert.

Die verdammte Tischeinteilung war noch eine meiner größten Sorgen. Gefühlte hundertmal haben meine Mutter und ich die Einteilung neu gemacht. Bei einigen hieß es, sie kämen, und dann wieder, sie kämen nicht, und letztendlich, sie kämen doch. Ich habe gedacht, ich werde wahnsinnig mit dem Scheißplan. Nun aber ist alles gut.

Die Suppe wird serviert, und Fabian und ich finden endlich Zeit, uns etwas zu unterhalten. Ich bin ziemlich matt. Wenn ich ehrlich bin, wäre es mir am liebsten, wenn alle gleich nach dem Essen nach Hause gingen, denn die Anspannung des ganzen Tages fällt ab, ich bin hundemüde und habe Kopfschmerzen. Reiß dich zusammen, nicht schlappmachen! Heute ist dein großer Tag, und alle wollen ihn mit euch feiern, versuche ich, mich aufzumuntern.

Mein Körper, mein Geist und ich kämpfen wirklich hart miteinander, außerdem ist mein Kleid so eng, dass ich außer einer Suppe nichts mehr hineinbekomme. Ein Tipp an alle werdenden Bräute: Setzt euch mit eurem auserwählten Kleid unbedingt mindestens eine halbe Stunde nieder, bevor ihr es kauft. Das habe ich versäumt, und nun habe ich den Salat respektive das Gefühl, zu platzen.

Blöderweise schmerzen zudem meine Füße immens, da ich mir die zwölf Zentimeter Absatzhöhe nicht habe ausreden lassen. Schönheit muss eben leiden! Diesen eigentlich total dummen Spruch habe ich mir schon zu oft gesagt.

Zum wirklichen Nachdenken, ob ich nun lieber heimwill oder ob das Fest doch noch weitergeht, komme ich zum Glück nicht, denn ein straffes, von mir höchstpersönlich geplantes Programm erwartet uns. Nach ein paar Gläschen Wein, jedoch sehr sparsam eingegossen, komme ich doch noch in Feierlaune, vergesse die Müdigkeit und die Kopfschmerzen.

Unser DJ leistet ganze Arbeit, und letztlich tanzen wir sogar auf den Tischen.

Morgens um fünf Uhr fallen Fabian und ich komplett kaputt, aber glücklich verheiratet ins Bett. Luca darf heute Nacht bei meinen Eltern schlafen und kommt morgen erst am späten Nachmittag nach Hause.

Am meisten freue ich mich auf die nächsten freien Tage, keine Telefonate, keine Listen, keine Geheimnisse wegen geplanter Überraschung und keine Sorgen, dass etwas schiefgehen könnte. Nun bin ich unter der Haube, und wir hatten zwei wunderschöne Hochzeitstage. Was will ich mehr? In dieser Nacht schlafe ich so sorglos wie schon lange nicht mehr.

Montage sind an und für sich schon blöde Wochentage, aber nach einem Märchenwochenende wieder im geregelten Alltag anzukommen, schmerzt noch mehr. Zudem fühle ich mich heute körperlich überhaupt nicht gut, wieder spielt mein Darm verrückt, und auch starke Bauchschmerzen quälen mich.

Wahrscheinlich ist meinem Magen das reichhaltige Essen nach monatelanger Abstinenz nicht wirklich gut bekommen, deshalb beschließe ich, heute den ganzen Tag im Bett zu bleiben. Luca darf wieder zu meinen Eltern, gut, dass er so gerne bei ihnen ist und die beiden auch so flexibel sind.

Die Magen-Darm-Verstimmung ist Gott sei Dank nur eine Eintagsfliege, am nächsten Tag ist wieder alles in Ordnung.

Nächste Woche fliegen wir gemeinsam in unsere Flitterwochen. Ich würde diesen Urlaub auf jeden Fall so bezeichnen, aber Fabian ist damit nicht ganz glücklich. Ihm hätte Honeymoon in der Karibik besser gefallen. Sechszehn Tage Mallorca Ostküste erwarten uns – ich finde, das ist perfekt mit einem noch nicht einmal 4-jährigen Kind. Ich wollte nicht zwölf Stunden oder mehr mit ihm fliegen, und ohne ihn natürlich auch nicht. Wenn wir wirklich weit wegfliegen wollten, dann macht es keinen Sinn, nur eine Woche zu bleiben. Länger möchte ich aber ohne mein Kind nicht sein, definitiv nicht. Wir freuen uns schon riesig auf unseren Urlaub, nur ein Problem beschäftigt mich die ganze Zeit: Leider darf ich nur zwanzig Kilogramm Gepäck mitnehmen, und irgendwie kann ich mir nicht vorstellen, dass das reichen soll.

Bei mir muss immer alles mit, denn gnädige Frau braucht auch im Urlaub immer die volle Auswahl.

Na, wenn's sonst keine Probleme gibt, vermiese ich mir halt meine Stimmung mit Oberflächlichkeiten, oder? Das ist doch echt beschissen! Wir hatten richtig schwere Zeiten, die sollten mich doch schon etwas geprägt haben. Ich habe das Gefühl, wenn es keine Probleme gibt, dann suche ich mir welche. Dann fange ich immer mit solchen idiotischen, unnötigen Dingen an. Wie krank ist das denn, bitte?!

Ich weiß auch nicht, warum. Eigentlich verabscheue ich oberflächliche Menschen, lasse mich aber selbst auch immer wieder dazu hinreißen, so oberflächlich zu sein.

Kapitel 20

Flitterwochen

– September 2010 –

Luca bekommt, obwohl er jetzt monatelang gesund gewesen ist, natürlich noch kurz vor unserem Abflug einen ordentlichen Schnupfen und zum wiederholten Male einen bernsteinfarbenen Erguss hinter dem Trommelfell. Eine dumme Sache, vor allem beim Fliegen – hoffentlich reißt sein Trommelfell nicht bei der Landung. Unser HNO-Arzt hat uns medikamentös voll eingedeckt, auch für den Notfall, sollte sein Trommelfell reißen. Dann allerdings dürfte Luca drei Wochen nicht baden, was wirklich super wäre im Badeurlaub.

Mein Koffer und die nur zwanzig Kilogramm Klamotten sind dafür aber kein Thema mehr. Scheinbar brauche ich immer wieder einen Dämpfer, um mich aufs Wesentliche zu besinnen.

Unser Flugzeug fliegt morgen um zwölf Uhr von München weg, wir müssen also alle früh raus und gehen deshalb auch früh ins Bett. Diese Nacht ist allerdings nicht zum Schlafen gedacht, denn Luca erleidet einen starken Pseudokruppanfall. Fabian lassen wir, so gut es geht, in Ruhe, denn er muss schließlich fahren. Luca und ich dagegen vertreiben uns die Nacht mit Inhalieren und Globuli einnehmen im Fünfminutentakt.

Shit, so kurz vor unserem Urlaub! Meine Nerven liegen gleich wieder blank. Was ist, wenn wir morgen nicht fliegen können? Und falls wir fliegen können, welcher Arzt betreut uns dort in Spanien? Hoffentlich kommt nicht noch irgendetwas dazu … und dann der Flug … und seine Ohren.

Alleine sitze ich an Lucas Bett und wache über seine Atmung. Immer wieder schläft er kurz ein, bis ihn der bellende Husten wieder weckt.

Dann schlaf ich halt im Urlaub, denke ich, während mir immer wieder die Augen zufallen. Seit unserer Hochzeit ist Lucas und meine Bindung wieder sehr intensiv. Manchmal habe ich richtiggehend das Gefühl, davon erdrückt zu werden. Er akzeptiert beinahe nichts und niemanden außer mir. Das liegt wahrscheinlich daran, dass ich im Zuge der Hochzeitsplanungen eher wenig Zeit für ihn hatte, und das holt er jetzt nach.

Um sieben Uhr in der Früh ist Abfahrt. Bis dahin habe ich noch drei Stunden. Leise schleiche ich mich in die Küche und mache mir Kaffee. Kaum bin ich unten, höre ich Luca schon wieder nach mir rufen. Mittlerweile kennt er zwar den „komischen Husten", so, wie wir ihn nennen, aber trotzdem ist er immer sehr aufgelöst und erschrickt sich jedes Mal vor diesem lauten, krächzenden Geräusch. Nachdem er wieder eingeschlafen ist, genieße ich meinen mittlerweile kalten Kaffee. Auch egal, macht ja angeblich schön.

Die Horrornacht will einfach nicht enden, es ist so zermürbend, wenn draußen alles finster ist und jeder schläft, man sich selbst aber die Nacht sorgenvoll um die Ohren schlägt.

Früher habe ich, wenn ich um diese Zeit noch munter gewesen war, die Nacht durchgetanzt und gefeiert. Ich weiß gar nicht, wann ich das letzte Mal am Abend unterwegs war. Nicht, dass mir das Partymachen abgehen würde, aber zu jener Zeit war alles noch viel unbeschwerter. Trotzdem möchte ich keine zwanzig mehr sein.

Jetzt bin ich verheiratet und im besten Alter, finde ich, und heute früh geht's in meine langersehnten Flitterwochen. Hoffentlich!

Sechs Uhr morgens, Krisensitzung!

„Was meinst du, sollen wir fahren oder nicht?", stellen wir uns gegenseitig die Frage.

Nach einigem Hin und Her entscheiden wir uns für die Reise, denn Luca hat kein Fieber, und die Meeresluft ist sicher optimal für seine Beschwerden. Alle Medikamente, die er brauchen könnte, sind besorgt und eingepackt. Was soll also Schlimmes passieren? Außerdem gibt's auch in Spanien gute Ärzte. Sogar in unserem Hotel praktiziert ein Arzt.

Der Flug geht Gott sei Dank ohne größere Probleme und gut über die Bühne.

Bei der Landung jammert Luca zwar ein wenig, aber er beruhigt sich auch gleich wieder. Eigenartigerweise ist er auch auffallend gut aufgelegt, obwohl er gestern Nacht kaum geschlafen hat. So sind Kinder eben. Auch ich fühle mich trotz der durchwachten Nacht ziemlich fit.

Die Anlage, in der sich unser Apartment befindet, ist atemberaubend. Sie hat alles, was das Herz begehrt, mit eigener Privatbucht direkt am Meer. Herrliche fünfundzwanzig Grad begrüßen uns, und wir sind alle sehr gut gelaunt.

Kaum angekommen, beschließen wir, mit unserem Mietauto zur nahe gelegenen Bucht Cala Sanau zu fahren. Bambusschirme wiegen sich in der warmen Meeresbrise, und gemütliche Liegen laden zum Entspannen und Verweilen ein. Das Meer glitzert türkisfarben, und wenige Meter vom Ufer haben einige Jachten angelegt.

Früher hatte Mallorca für mich einen furchtbaren Ruf. Der Ballermann ist weit über die Grenzen Spaniens hinaus bekannt, und so habe ich, wie auch viele andere, Mallorca gesehen. Ich wollte dort eigentlich nie hin, bis Fabian mir einige wunderschöne Fotos von der „anderen" Seite Mallorcas gezeigt hat.

Nun kann ich mich persönlich davon überzeugen und bin begeistert. Mallorca ist so viel mehr als Ballermann und Massentourismus. Es ist eine wunderschöne Insel, die viel zu bieten hat. Man kann herrlich wandern, und es zieht auch viele Radfahrer hierher. An der Ostküste, wo wir wohnen, ist von Ballermanngästen weit und breit keine Spur, und die Botanik ist herrlich. Olivenplantagen, Orangen- und Zitronenbäume säumen den Straßenrand, Schafe weiden in aller Ruhe und verkörpern ebenfalls die südländische Gemütlichkeit.

Fabian ist als Mann, Entdecker und Guide hier voll in seinem Element. Er hat bereits zu Hause für uns die tollsten Buchten herausgesucht, und ich bin mir sicher, wir werden dabei schon den einen oder anderen Geheimtipp der Einheimischen entdecken. Dann werden wir mit vielleicht fünf anderen Familien in einer wunderschönen, einsamen Bucht sein und die Stille und das atemberaubende Ambiente genießen. Luca wird den ganzen Tag im Sand spielen, und wir können uns entspannen. Urlaubsfeeling pur, einfach rundum perfekt. So stelle ich mir das vor, während wir mit dem Auto zum Strand unterwegs sind.

Fabian hat in einer putzigen Strandhütte in Cala Sanau, die aus Bambus und Palmenblättern gefertigt wurde, eine Sangria nach Art des Hauses bestellt – die beste Sangria weit und breit, meint er.

Mit vielen frischen Früchten und bestem Sekt aufgespritzt, passt sie einfach zum Ambiente.

Luca hat einen Jungen in seinem Alter entdeckt, und die beiden spielen auf seiner kunstvoll kreierten Sandbahn mit verschiedenen Autos.

Aus den Lautsprechern klingt chilliger Bar-Lounge-Sound mit spanischer Note, man nennt es auch Ibiza Chill Out, glaube ich. Wir sitzen gemütlich unter einem riesigen Olivenbaum, lassen die Seele baumeln und freuen uns auf die kommende Zeit hier im Süden.

Der Sangria hat es ganz schön in sich, und ich bin leicht angeheitert. Fabian fordert mich zum Tanz im Sand auf – wir sind nicht die Einzigen wohlgemerkt. Sanft bewegen wir uns zu den feinen Klängen, die perfekt hierher und zu unserer Stimmung passen. Luca kommt angerannt, er möchte auch mittanzen, und wieder einmal, denke ich, geben wir für diesen kurzen Augenblick das Bild der „Rama Familie“ perfekt ab.

Leider ist die Stimmung heute an unserem ersten vollständigen Urlaubstag nicht so wie gestern ausgezeichnet und perfekt, denn irgendwie sind wir alle etwas angeschlagen. Luca ist total quengelig und hängt nur an meinem Rockzipfel. Ich bin schon total genervt und würde gerne mal ein bisschen für mich sein und vielleicht etwas lesen. Kaum aber bewege ich mich außerhalb seines Blickfeldes, fängt er bitterlich zu weinen an und schreit nach mir.

Fabian baut gerade mit ihm eine tolle Sandburg, um ihn etwas abzulenken, doch er will partout, dass ich mitbaue. Auf keinen Fall bleibt er mit Papi allein am Strand. Das nervt natürlich wiederum Fabian, der sich auch schon sehr auf mehr Zeit mit seinem Sohnemann gefreut hat.

„Maria, ich glaube, du machst, was Luca angeht, etwas falsch. Er muss doch auch einmal Zeit mit mir allein verbringen können!", meckert er mich an.

„Ich kann aber doch nicht einfach gehen und euch beide alleine lassen. Er wird nur weiter quengeln. Das liegt bestimmt an der Umstellung oder seiner Erkältung."

Und außerdem bringe ich das nicht übers Herz, weil mein Kleiner derzeit meine Nähe so braucht. Allerdings wäre er ja dann bei seinem Vater und nicht bei irgendeinem Fremden. Bei Fabian ist er doch in den besten Händen! Trotzdem, ich kann nicht!

Ich bin hin und her gerissen.

Wieso kann ich nicht darauf vertrauen, dass Fabian das schon packt? Und warum stellt sich der Junge so bei seinem eigenem Papa an? Mein Kopf und mein Bauchgefühl streiten sich, und ich merke, wie sehr mich diese Situation stresst. Statt mich zu erholen, werde ich total nervös und fahrig und bekomme starkes Herzrasen. Ich muss mich jetzt sofort ausklinken. Solange mich Luca im Blickfeld hat, will er ohnehin nur zu seiner Mami.

Letztlich beschließe ich dann doch, auf einen Kaffee zu gehen und etwas zu lesen. Keine fünf Minuten vergehen, und Klein-Luca steht tränenüberströmt und völlig aufgelöst neben mir.

„Mami, bitte, ich will bei dir sein", sagt er und schluchzt dabei herzzerreißend.

Was soll ich da bitte machen? Ich kann ihn doch nicht wegschicken, wenn er im Moment so sehr meine Nähe braucht – meine Auszeit kann und muss warten.

„Schatzilein, warum willst du denn nicht bei Papi bleiben? Ich bin doch da, ganz in deiner Nähe, aber jetzt möchte eben dein Papi etwas mit dir ganz alleine spielen."

Luca klettert auf meinen Schoß und weiß wahrscheinlich selbst nicht so recht, warum er nicht bei seinem Papi sein will. Er sieht mich mit seinen großen, nassen Augen an und schmiegt sich an meine Brust.

„Weil ich halt lieber jetzt bei dir sein will, Mami."

Was hab ich mir denn für eine Antwort erwartet? Solche Phasen hat er immer wieder mal. Vor allem, wenn Fabian wieder viel unterwegs war, dann bin halt ich seine Hauptbezugsperson.

Endlich macht Luca seinen Mittagsschlaf, und wir haben etwas Zeit für uns. Fabian und ich sitzen in der heißen Mittagssonne unten am Pool, ausgerüstet mit dem Babyfon, direkt unter unserem Zimmer an der Strandbar und bestellen uns eine Kleinigkeit zu essen.

Da ich noch immer streng auf meine Figur achte, ordere ich in gebrochenem Spanisch einen Salat mit Meeresfrüchten, der leider nicht so köstlich schmeckt, wie ich es mir vorgestellt habe.

Im Anschluss trinken wir Kaffee, der mir im Süden irgendwie immer besonders gut schmeckt, keine Ahnung, ob es an den Bohnen, an der Röstung oder vielleicht an der Milch liegt, deshalb bestelle ich gleich noch einen weiteren.

Natürlich ist die Situation von vorhin noch einmal Thema. Ich weiß ja selbst nicht, warum Luca derzeit so stark klammert. Für Fabian ist das Gefühl, sein Sohn wolle nicht bei ihm bleiben, sehr belastend. Obwohl er weiß, dass es vielleicht nur daran liegt, dass er zu Hause sehr wenig Zeit für Luca hat.

Die Stimmung zwischen uns hat sich aber zwischenzeitlich wieder beruhigt, und wir planen den Ausflug für den Nachmittag, wenn Luca wieder wach ist. Bei dem Gedanken daran stecke ich voll Tatendrang und bin total aufgedreht. Am liebsten möchte ich alles auf einmal besichtigen und erleben, obwohl ich weiß, dass wir hier noch mehr Tage verbringen werden. Eine innere Unruhe macht sich in mir breit, und ich muss andauernd auf die Toilette.

Komisch, was hab ich denn jetzt wieder? Ich bin voll hibbelig. War mir der Kaffee zu stark?

Jetzt meldet sich Luca. Ein guter Zeitpunkt, sonst wird es für unsere Tour ohnehin zu spät.

Oben im Zimmer gesellt sich auch noch Übelkeit zu meinen anderen Befindlichkeiten dazu. Ich fühle mich nicht gerade toll, sage aber nichts, denn ich möchte meinen beiden Männern die Freude nicht verderben. Sicherheitshalber nehme ich mir noch einen Liter Mineralwasser mit – vielleicht ist es wieder einmal mein oller Kreislauf.

Wir sind circa eine Stunde unterwegs, das Mietauto hat leider auch nicht gerade die beste Klimaanlage, und durch die Hitze im

Wagen wird mir immer mulmiger. Den Liter Wasser kippe ich mir in einem Mordstempo hinter die Binde, aber meine Beschwerden werden immer mehr. Ich habe das Gefühl, gleich ohnmächtig zu werden, und eine schlimme Atemnot setzt mir ordentlich zu. Auf halber Strecke der Autofahrt nach Palma wird mir dann mit einem Mal auch noch extrem schwindelig. Alles dreht sich. Jetzt bekomme ich es richtig mit der Angst zu tun!

Vielleicht habe ich eine Fischvergiftung von den Meeresfrüchten im Salat! Mein Gott, was mach ich bloß? Ich bin im Süden! Ich will auf keinen Fall hier ins Krankenhaus! Eine Fischvergiftung kann aber tödlich enden.

„Schatz, bitte halt an!“, plärre ich hysterisch. „Ich hab keinen Schimmer, was im Moment wieder mit mir los ist, aber ich gehe gerade körperlich und geistig durch die Hölle. Mir ist kotzübel … alles dreht sich … mein Herz, das rast so … ich bekomme keine Luft, Fabian … !“

„So plötzlich?“, fragt er vorsichtig.

„Nein, nein, es hat sich vorhin schon angekündigt! Aber … ich wollte nichts sagen. Ich dachte, es geht wieder weg, und dann hast du dir umsonst Sorgen gemacht!“

„Hättest du doch nur etwas gesagt, dann wären wir erst gar nicht gefahren!“, meckert er, was ich in diesem Moment überhaupt nicht vertragen kann.

„Bitte, lass mich damit in Ruhe und dreh wieder um! Ich glaube, ich brauche einen Arzt.“

Sicher verdreht mein Mann hinter meinem Rücken schon heimlich die Augen. Er durfte dieses Szenario immerhin schon einige Male mitmachen, und am Ende bekam ich nie eine handfeste Diagnose vom Arzt.

Ich weiß, dass er genervt ist, aber was soll ich tun? Ich hab es leider nicht im Griff, was da in mir vorgeht. Lange Zeit schon habe kann ich es nicht mehr kontrollieren, ich will es mir nur nicht eingestehen!

Die Rückfahrt ist der blanke Horror, denn Luca hat mitbekommen, dass es mir nicht gut geht. Jetzt will er die ganze Zeit unbedingt zu mir und weint schon die gesamte Autofahrt über. Ich aber kann mich ihm überhaupt nicht widmen, da ich mit mir selbst *mehr* als beschäftigt bin. Ich schließe die Augen, um dem Schwindel Herr zu werden, was mir aber nicht gelingt. Ich versuche, ruhig zu atmen, um meine Symptome in den Griff zu bekommen, doch das funktioniert nicht. Ich schwitze und friere gleichzeitig, und dazu kämpfe ich mit angstvollen Gedanken, die mein ganzes Sein beherrschen.

Vielleicht habe ich dieses Mal wirklich einen Herzinfarkt oder Ähnliches und muss gleich sterben. Hoffentlich wird es im Hotel besser. Ich will sofort in mein Bett, und ein Arzt muss mich umgehend untersuchen. Am liebsten wäre ich jetzt zu Hause.

Obwohl ich das Gefühl habe, keinen klaren Gedanken mehr fassen zu können, schwirren mir tausend wahnsinnige Ideen durch den Kopf. Ich denke nur noch negativ und glaube, ich muss augenblicklich sterben. Das ist wahre Todesangst, die ich nicht in Worte fassen kann – ich bin ihr einfach nur ausgeliefert.

Zwei schlimme Stunden später, wir sind wieder im Hotel, und mein Zustand hat sich noch immer nicht verbessert. So lange haben diese Symptome noch nie angehalten.

Endlich kommt der Arzt. Zuerst misst er meinen Blutdruck, und dann untersucht er mich genau. Er spricht nur gebrochenes Englisch, und unsere Kommunikation ist dadurch sehr eingeschränkt.

Bis auf einen hohen Puls, meint er, könne er jetzt nichts finden, was auffällig sei, er würde mir aber auf jeden Fall ein EKG empfehlen, da mein Puls unnatürlich hoch sei.

Hilfe, der glaubt doch nicht etwa, ich habe etwas mit dem Herzen?, schießt mir vor Schreck weiteres Adrenalin ein.

Das EKG könne aber nur in einem Krankenhaus gemacht werden, und das nächste sei eine Stunde von unserer Hotelanlage entfernt.

In meinem Kopf rotiert es: Fabian kann mich nicht fahren. Es ist halb zehn. Luca muss ins Bett. Er soll das nicht alles mitbekommen. Er muss sich nicht um mich sorgen. Vielleicht kann ich ja hierbleiben. Besser wäre aber sicher das Krankenhaus …

Eine halbe Stunde später holt mich der Rettungsfahrer ab, er ist alleine, und ich werde hinten im Fahrzeug auf einer Liege angeschnallt und quasi meinem Schicksal überlassen. Wie sehr wünsche ich mir jetzt, in Österreich zu sein.

Mir geht's hundeelend, ich zittere am ganzen Leib, und mein Herz schlägt wie verrückt. Ich höre den Puls in meinen Ohren rauschen und bekomme nur sehr schwer Luft. Im Notfall könnte ich mich noch nicht einmal mit dem Fahrer des Rettungsfahrzeuges unterhalten, denn er spricht ausschließlich Spanisch.

Das grelle Licht der Innenbeleuchtung blendet mich, und ich starre an die Decke. So finde ich sicher keine Ruhe. Die Fahrt scheint nicht enden zu wollen. Es kommt mir wie eine kleine Ewigkeit vor.

Endlich hält der Wagen, der Fahrer öffnet die Türen und befördert mich lächelnd auf meiner Liege in die Notfallambulanz. Dann winkt er mir zum Abschied noch zu und hebt den Daumen in die Höhe.

Der Anblick, der sich mir bietet, ist unerwartet. Unglaublich, aber ich komme mir vor wie eine Statistin in einem Hollywoodfilm: Ärzte, Pfleger und Schwestern, braun gebrannt und schön, so, als wäre ich in einer der angesagtesten Modelagenturen irgendwo in Paris oder Mailand, wuseln um mich herum. Wo bitte bin ich hier gelandet? Vor Staunen vergesse ich sogar kurz meine Beschwerden.

Kein Mensch spricht Englisch, und niemand hat das Bedürfnis, sich um mich zu kümmern. Ich stehe mit der Rettungsliege im Gang der Ambulanz und warte auf ärztliche Betreuung. Wir beschweren uns immer über unser Gesundheitswesen, aber das hier schlägt echt dem Fass den Boden aus. Entweder haben die Südländer wirklich grundsätzlich die Ruhe weg, oder hier läuft etwas gehörig falsch. Kein Hahn kräht nach mir. Nur der Rettungsfahrer kommt noch einmal und will einhundertfünfzig Euro für die Fahrt. Er stellt mir freundlich lächelnd eine Quittung aus und verschwindet.

Irgendwann, nach einer gefühlten Ewigkeit, hat dann doch noch jemand mit mir Erbarmen. Ein cooler Mittdreißiger Marke spanischer Sonnyboy schiebt mich in ein Zimmer, setzt sich anschließend auf mein Bett und lächelt mich mit seinen strahlend weißen Zähnen an. Keine Ahnung, was der will und ob er Arzt ist oder Pfleger. Vorgestellt hat er sich auf jeden Fall nicht und ein Namensschild trägt er auch keins. Das hätte auch gar keinen Platz, denn er trägt das Hemd fast bis zum Bauchnabel offen.

Ich glaube, ich bin im falschen Film. Das kann alles gar nicht wahr sein, vielleicht will mich irgendwer verarschen.

McDreamy spricht immer noch nicht zu mir, bindet mir aber fast mit zwei Gummischläuchen beide Arme ab und verlässt wortlos den Raum.

Boah, spinnt der? Der geht einfach! Kommt jetzt dann der Arzt zum Blut abnehmen? Oder möchte er mir meine Arme amputieren? Warum werden eigentlich gleich beide Arme abgebunden? Am liebsten würde ich meine Gedanken laut rausschreien, aber mir hört hier ja keiner zu.

Meine Finger beginnen, schon zu kribbeln. Wenn der nicht gleich wiederkommt, dann reiß ich mir die Schläuche selbst runter. Scheiße!

„Hallo, kann mir bitte jemand helfen?“, rufe ich etwas lauter, aber wahrscheinlich versteht mich sowieso niemand.

Doch dann kommt der Nächste gemütlich zur Türe hereinspaziert. Ahh, er hat Nadeln und Ampullen mit dabei, wahrscheinlich nimmt er mir jetzt Blut ab. Nein, doch nicht, er legt nur alles fein säuberlich aufs Nachtkästchen.

Ich zeige ihm meine Arme und verziehe das Gesicht. Mit einer Handbewegung mache ich ihm klar, dass ich die Dinger weghaben will. Er aber lacht nur und geht wieder. Ich glaub es nicht! Nehmen die hier alle Drogen?

Mein nächster Besucher ist jetzt offensichtlich der Arzt, denn er legt mir nun – ebenfalls wortlos – an beiden Armbeugen einen Venenzugang für die Infusion und nimmt auch zusätzlich noch jede Menge Blut ab. Ich habe es aufgegeben, irgendetwas zu fragen oder zu sagen, denn es versteht mich ohnehin keine Sau. Ich bin total angepisst und komme mir vor wie der letzte Dreck.

Hauptsache, alle können hier wunderschön lächeln und sehen aus wie Supermodels. Die Betreuung hier ist echt das Letzte.

In diesem Moment kommt eine Dolmetscherin in mein Zimmer. Danke, lieber Gott. Sie spricht perfekt Englisch und auch ziemlich gut Deutsch. Ich klage ihr mein Leid, und sie klärt mich über die weitere Vorgehensweise auf. Nun erfahre ich auch, dass ich mich in einem Privatkrankenhaus befinde und vorab alle Behandlungen selbst zahlen müsse.

Verdammt, der Arzt im Hotel hat mich gefragt, ob ich eine Zusatzversicherung besitze, und ich habe, ohne groß darüber nachzudenken, mit Ja geantwortet. Ich hätte nicht gedacht, dass der mich gleich in ein Privatspital bringen lässt. Aber jetzt ist es sowieso zu spät, denn nun bin ich hier gelandet.

„Sie bekommen zuerst eine Infusion", meint die Dolmetscherin, „und anschließend müssen Sie noch Urin abgeben. Das EKG wird später gemacht."

„Haben Sie bereits mit dem Arzt gesprochen?", frage ich erstaunt. „Was hat er gesagt?"

„Die Ärzte vermuten eine Gastroenteritis", sagt sie und lächelt geschäftsmäßig.

„Und bei dieser Diagnose, einer Magen-Darm-Erkrankung, brauche ich ein EKG?!", frage ich sie. „Wissen Sie, mich hat bisher noch niemand untersucht. Wie kommen die dann auf diese Diagnose?"

Sie zuckt nur mit den Schultern und verabschiedet sich.

Ein weiterer gut aussehender, junger Spanier schneit pfeifend in mein Zimmer. Bewaffnet ist er mit vier Infusionsflaschen. Er hängt auf jeder Seite zwei Flaschen an. So etwas hab ich auch noch nicht gesehen. NaCl steht darauf, also Wasser/Salzlösung, aber gleich zwei Liter auf einmal? Als er fertig ist, verschwindet er, und ich hänge wie ausgeliefert an den Dingern.

Schwestern hab ich hier auch noch keine gesehen. Derzeit werde ich nur von Krankenpflegern betreut, aber mehr schlecht als recht.

Mein Telefon läutet, es ist Fabian. Kurz schildere ich ihm meine Erlebnisse hier im Spital der Reichen und Schönen und erkläre ihm schnell die derzeitige Diagnose. Auch er findet das Verhalten des Personals ungeheuerlich. Mir bleibt aber nichts anderes übrig, als die Augen zuzumachen und abzuwarten. Meine furchtbare Symptomatik hat sich etwas gebessert, und mir bleibt viel Zeit zum Nachdenken. Mein Verstand hellt sich schön langsam wieder etwas auf, und ich kann wieder besser und klarer denken.

Meine Befürchtungen sind wahr geworden! All die Monate, ja, beinahe schon Jahre, hat sich alles schön langsam zusammengebraut. Ich wollte die Vorboten nicht ernst nehmen und habe die Warnzeichen meines Körpers nicht wahrgenommen beziehungsweise sie verdrängt. Immer wieder habe ich den Gedanken verdrängt oder ließ ihn erst gar nicht aufkommen.

Aber mit einem Mal bin ich mir sicher: Ich leide unter Panikattacken und das schon längere Zeit, und ich befinde mich gerade inmitten eines absoluten psychischen Tiefpunkts. Ich bin krank, aber es ist nicht der Kreislauf, sondern ich bin nervlich krank, vielleicht leide ich auch an Depressionen.

Es hätte mir schon viel früher klar werden können, denn ich habe mich redaktionell mit diesen Themen in meinem Gesundheitsmagazin auseinandergesetzt. Ich kam aber nie auf die Idee, dass ich selbst davon betroffen sein könnte. Eigentlich wusste ich es schon lange Zeit, wollte aber diese Schwäche vertuschen und mit niemandem, nicht einmal mit mir selbst, darüber reden.

Im Volksmund würde man vielleicht auch Burn-out sagen, denn derzeit ist ja gleich jede psychische Krankheit beim Laien ein Burn-out.

So, jetzt ist es raus! Zumindest mein Geist lässt es zu, mich ganz langsam mit dem Thema zu befassen.

Ich glaube, nein, eigentlich weiß ich es: Jetzt liegt noch ein sehr weiter Weg vor mir. Weiter, als ich es mir zu diesem Zeitpunkt noch vorstellen kann …

Diese Nacht hat mehr Stunden als jede andere in meinem Leben zuvor. An dieser selbst gestellten Diagnose hat mein Ego zu knabbern. Eigentlich will ich es noch immer nicht so recht glauben, denn zu mir – einer Frohnatur – passt ein solcher Zustand doch gar nicht.

Schemenhaft nehme ich das Pflegepersonal wahr, dass alle halbe Stunde die Flaschen wechselt. Mittlerweile hat mein Körper, glaube ich, zehn Liter intus. Mir egal, irgendwer wird die Rechnung schon bezahlen. Obwohl ich finde, es ist wie Perlen vor die Säue zu werfen, wenn die mir unentwegt sündhaft teures Salzwasser reinjagen. Ich könnte ja auch trinken. Ich habe es aber aufgeben, etwas zu sagen. Bringt sowieso nix.

Ich weiß sehr wohl, was es heißt, eine derart starke psychische Beeinträchtigung zu haben. In unserem engsten Familien- und Freundeskreis hat es bereits mehrere erwischt, und ich durfte mit erleben, wie sehr diese Personen daran litten. Ich weiß daher auch, wenn man zu lange wartet, bis man sich Hilfe holt, eskaliert die Situation eines Tages. Man kuriert das nicht einfach mal so aus wie eine Grippe, und es ist auch nicht in wenigen Wochen erledigt.

Scheiße, Scheiße, Scheiße, verdammt noch einmal! Wie konnte ich es so weit kommen lassen?

Schließlich trage ich Verantwortung, vor allem für mein Kind. Wie soll ich Luca jetzt eine gute Mutter sein, wenn ich so eingeschränkt und nicht mehr als ein Häufchen Elend bin.

Unruhig rutsche ich im Bett hin und her, kann mich aber nicht wirklich bewegen, weil diese verdammten Nadeln in meinen Armen stecken.

Was kommt jetzt alles auf uns zu? Ich brauche dringend sehr viel Ruhe, vielleicht wird dann doch noch alles relativ schnell wieder gut …, versuche ich, mir gedanklich das Beste einzureden. Wie sagt man so schön? Die Hoffnung stirbt zuletzt.

Während ich hier so am Tropf hänge, wird mir erst richtig bewusst, warum ich in den letzten Monaten so gereizt war. Ständig war mir schwindelig, Magen und Darm spielen seit vielen Monaten verrückt, und dann der Tinnitus. Ich war oft schnell mit einer Situation überfordert und habe total nahe am Wasser gebaut.

Aber warum hat mich keiner meiner Ärzte gewarnt? Wenn sie es getan hätten, hätte ich wahrscheinlich gar nicht zugehört. Bin ich nicht bei dem Professor fast aus der Praxis geflohen, nur weil er mir Hilfe durch eine Psychologin angetragen hatte?

Hätte ich, wäre ich … All diese Vorwürfe bringen mich jetzt auch nicht weiter.

Zu diesen körperlichen Beschwerden der letzten Monate, ja Jahre haben sich zunehmend für mich sehr ungewohnte negative Gedanken dazugesellt. Alles erscheint auf einen Schlag leer und sinnlos, und ich kann mich an nichts und niemandem richtig erfreuen. Ich bin antriebslos und habe keinen Elan mehr. So kenne ich mich überhaupt nicht. Wann hat das angefangen? Wann habe ich begonnen, mich so zu verändern?

Meine Gedanken wandern vier Jahre zurück, bis zum Beginn meiner Schwangerschaft. Vier Jahre schon richte ich mich also systematisch und schön langsam zugrunde, den Blick stets abgewandt von meinen Problemen. Bravo, tolle Leistung, Frau Peters, gratuliere!

Ein paar Stunden Schlaf würden mir sicher guttun, aber ich bin zu schwach, um einzuschlafen. So fühlt es sich zumindest an. Wenn ich einschlafe, höre ich dann vielleicht auf zu atmen? Jeder Atemzug verlangt eine immense Anstrengung – ich bin so unendlich kaputt. Es ist wirklich sehr schwer zu erklären, aber das ist keine gewöhnliche Müdigkeit. Alles erscheint wie ein unbezwingbar hoher Berg, sogar der Gang zur Toilette, der jetzt mal dringend notwendig ist.

Ein Blick auf die Uhr zeigt, es ist vier Uhr in der Nacht. Das Pflegepersonal hat wohl auch schon Feierabend gemacht, denn bei mir hat sich schon ewig keiner mehr blicken lassen. Hauptsache, ich hänge immer noch an den Schläuchen.

Kraftlos drücke ich den Klingelknopf, um jemanden in mein Zimmer zu locken, der mich befreit, denn ich muss mal, und zwar sehr dringend. Natürlich warte ich wieder gefühlte Stunden auf die Krankenschwester oder den Krankenpfleger. Wahrscheinlich muss ich mich für die Störung ihrer heiligen Nachtruhe entschuldigen.

Auf mein Klingeln hin kommt eine spanische Schönheit mit vier neuen Infusionsflaschen zur Türe hereinstolziert. Es gibt also doch Frauen in diesem Haus.

Ich versuche, ihr zu erklären, dass ich auch Wasser in herkömmlicher Form zu mir nehmen könne, doch entweder stellt sie sich dumm oder sie versteht mich wirklich nicht.

Von der Toilette wieder zurück, sieht sie mich streng an und brummt irgendetwas vor sich hin, während sie die Flaschen anhängt. Ich verstehe nur Spanisch.

Die oberste Order lautet bestimmt: Knallt ihr so viel wie möglich in die Venen, damit sie ordentlich blechen kann, die eingebildete Kranke. Anders kann ich es mir nicht erklären, wie ich hier behandelt werde. Ich versuche, mich nicht über diesen Schwachsinn zu ärgern, denn mich plagen ganz andere Sorgen.

Ich habe diese Nacht maximal eine Stunde geschlafen. Dementsprechend gerädert bin ich, zusätzlich plagen mich schreckliche Kopfschmerzen. Heute will ich wieder zurück ins Hotel und zu meiner Familie. Die Schwester bringt mir mein Frühstück. Apfelmus, ach ja, wegen der Darmbeschwerden.

Ich frage sie nach der Visite, sie lächelt artig und sagt kurz und knapp in spanischem Englisch: „Later."

Was habe ich erwartet? Dann warte ich halt auf „later".

Elf Uhr vormittags. Die Visite hat immer noch nicht stattgefunden, aber Fabian und Luca sind gerade zu Besuch. Der Kleine weint die ganze Zeit und liegt dicht an mich gekuschelt in meinem Bett. Natürlich will er seine Mami wieder zurück.

Mir zerreißt es beinahe das Herz. Auch ich will weg von hier, wenn ich könnte, würde ich meine Sachen nehmen und einfach gehen. So ein Saftladen! Ich möchte zu gerne wissen, wo sich diese Beautymannschaft ständig aufhält, wahrscheinlich sind sie beim Aufhübschen.

Um kurz vor eins kommt die Dolmetscherin von gestern vorbei.

„Frau Peters, die Ärzte wollen noch weitere Untersuchungen vornehmen. Sie werden gleich auf die Station im ersten Stock verlegt", erklärt sie mir. „Im Moment sind Sie noch in der Aufnahmestation im Keller."

„Welche Untersuchungen? Ich brauche keine weiteren Untersuchungen. Ich will nach Hause, zurück ins Hotel, sofort!", fahre ich die arme Frau an, die ja nichts dafürkann.

„Die Ärzte werden sicher wissen, was zu tun ist", hilft Fabian ihr weiter.

Ich funkele ihn wütend an. Schließlich ist mir über Nacht schon klar geworden, was mir fehlt.

„Hören Sie, ich weiß genau, was hier gespielt wird. Jede weitere Untersuchung und jede Infusion mehr lässt den Rubel rollen. Aber ich hab so die Schnauze voll von diesem Betrieb! Es interessiert mich nicht die Bohne, noch länger hier zu bleiben. Ich möchte nach Hause!"

Die Dolmetscherin zieht mit diesen Informationen von dannen. Hoffentlich richtet sie den Zuständigen meinen Wunsch aus.

Fabian und Luca fahren wieder zurück ins Hotel und wollen am späten Nachmittag wiederkommen. Wenn sich bis dahin nichts geändert hat, will Fabian mal mit den Ärzten Tacheles reden.

Wieder zwei Stunden später, ich wurde bereits verlegt, soll ich wieder an den Tropf. Ich will und brauche keine Infusion mehr, die Schwester ist aber anderer Meinung und hantiert schon beinahe brutal an meinen Schläuchen herum. Wohl oder übel muss ich dieses Szenario über mich ergehen lassen und bin echt total sauer – das ist ja beinahe eine Vergewaltigung oder eine Körperverletzung.

Offensichtlich wollen die mich heute auch noch hier behalten, denn bis jetzt habe ich weder die Visite noch einen Arzt gesehen. Es ist zum Schreien! Schlapp und erschöpft versuche ich, etwas zu schlafen, aber es ist leider unmöglich, zur Ruhe zu kommen.

Die heftige Panikattacke gestern und die Einlieferung hier in dieses Krankenhaus haben mir stark zugesetzt, nicht nur physisch, sondern auch psychisch. Wer weiß, was jetzt noch alles kommt, denke ich matt. Da ist es wieder, dieses Gefühl, diese unendliche Traurigkeit. Was ist das bloß?

Stunden später läute ich der Schwester und bitte sie, die Dolmetscherin zu kontaktieren. Hier könnte ich sogar sterben, und keiner würde es bemerken.

Zwischenzeitlich habe ich Fabian angerufen, und wir haben vereinbart, dass er sich mit Luca lieber einen schönen Nachmittag machen soll, als hier bei mir im Krankenhaus zu sitzen. Ich würde das mit der heutigen Entlassung schon alleine regeln.

Gut eine Stunde später beehrt mich ein männlicher Dolmetscher.

„Hören Sie, ich habe Ihrer Kollegin heute Morgen schon gesagt, dass ich das Krankenhaus noch heute verlassen werde, wenn's sein muss, auch ohne Genehmigung eines Arztes", gebe ich ihm klar zu verstehen.

„Aber Ihr Aufenthalt hier ist noch bis morgen oder übermorgen geplant."

Planung hin oder her, ich will mich nicht rechtfertigen und ihm lang und breit erklären, warum ich der Meinung bin, ich bräuchte keine ärztliche Hilfe mehr. Er würde es sowieso nicht kapieren.

Er meint, in ungefähr zwei Stunden hätte ich meine Entlassungspapiere, dann macht er sich vom Acker. Na bitte, geht doch!

„Casht bei den dummen Touristen ordentlich ab", so lautet hier wahrscheinlich das Credo.

KAPITEL 21

Panik pur

– September 2010 –

Natürlich muss ich keine zwei, sondern vier Stunden warten, aber immerhin bekomme ich meine Papiere und darf zurück ins Hotel zu meiner Familie. Die Freude ist groß, als ich endlich wieder da bin, und Luca weicht mir nicht mehr von der Seite, bis er zu Bett geht.

Als er dann schläft, lassen Fabian und ich die letzten beiden Tage noch einmal Revue passieren. Bis zu diesem Zeitpunkt habe ich zu meinem Mann kein Wort darüber verloren, welche Befürchtungen ich hege. Aber ich muss mit ihm darüber reden. Was mir aber schwerfällt.

Ich weiß nur zu gut, wie er über Menschen denkt, die zum Beispiel an einem Burn-out leiden. Obwohl ich glaube, dass er sich nie wirklich mit dem Thema auseinandergesetzt hat, meint er, viele der betroffenen Menschen seien in ihrem Leben zu unstrukturiert und nicht lösungsorientiert, und deshalb würden sie in diese psychische Krankheit hineinschlittern. Burn-out ist seiner Meinung nach lediglich ein Zeichen chaotischen Handelns und diene oft als Ausrede für die Unfähigkeit, Dinge zu bewältigen. Fabian denkt so, weil der Begriff Burn-out mittlerweile leider viel zu oft missbraucht wird. Viele sagen schnell mal, oft auch ohne Diagnose, sie hätten ein Burn-out-Syndrom. Das nervt ihn unglaublich.

Und er hat insoweit eigentlich recht. Leider ist es ein Modewort geworden, um auszudrücken, man habe Probleme und Sorgen in seinem Leben und finde leider keine Möglichkeit, diese in den Griff zu bekommen oder zu bewältigen.

Mit Depressionen kann er sowieso überhaupt nicht umgehen. Das macht die Sache für mich und uns nicht leichter, daher suche ich vorsichtig nach den richtigen Worten.

„Schatz, ich glaube, … das war gestern eine Panikattacke."

„Ach so, was ist das?", fragt er unbedarft.

Ich versuche, es ihm zu erklären, aber wenn jemand noch nie mit solchen körperlichen und geistigen Beschwerden zu tun hatte, hat er definitiv keine Ahnung, wovon der Betroffene spricht.

„Im Moment deutet vieles auf eine starke Erschöpfung hin", gebe ich kleinlaut von mir.

„Was willst du mir damit sagen, Maria?", fragt er erneut und schaut mich mit großen Augen an.

Ich denke, er versteht im Augenblick wirklich nur Bahnhof.

„Na ja, vielleicht ist es auch ein … Burn-out oder so was in der Richtung?"

Jetzt habe ich seine volle Aufmerksamkeit.

„Bitte was? Ein Burn-out? Wovon hast du bitte ein Burn-out?"

Okay, das hat gesessen! Und gleich beginnt die nächste Panikattacke. Augenblicklich wiederholen sich alle mir bereits bekannten Symptome und versetzen mich sofort wieder in Alarmbereitschaft. Ich bemerke, wie schlecht ich gerade mit dem Unverständnis meines Mannes klarkomme. Jede Kleinigkeit, diese Kleinigkeit stresst mich. Wenn er so gar nicht verstehen kann, wie es mir jetzt gerade geht und was uns noch bevorsteht, wie sollen wir das dann gemeinsam bewältigen? Wie soll ich dann mit ihm darüber reden können?

Am liebsten wäre es mir, wenn mich alle in Ruhe lassen würden! Ich zähle schon die Tage, bis ich wieder nach Hause kann. In meinen eigenen vier Wänden fühle ich mich auf jeden Fall sicherer als hier im Süden.

„Schatz, ich bin wirklich total erledigt, lass uns ins Bett gehen und morgen darüber reden", bitte ich Fabian.

„Vielleicht geht's dir morgen besser, nachdem du dich richtig ausgeschlafen hast", meint er naiv.

Ich lasse ihn in dem Glauben, aber morgen früh sind unsere Probleme bestimmt nicht weg. Leider finde ich wieder keinen Schlaf, ich drehe und wende mich im Bett umher und bin geistig hellwach. Mein Puls jagt, bereit zum Kampf und fit für die Flucht. Zumindest empfinde ich das so in diesem Moment. Es ist so verdammt mühsam, denn ich bin so unglaublich müde, kann aber nicht einschlafen.

Immer wieder gehe ich die letzten Tage im Geist durch. Selbst ich kann immer noch nicht hundertprozentig daran glauben, an einer psychischen Krankheit zu leiden. Vielleicht sind meine Symptome doch organisch bedingt? Was wäre schlimmer … eine physische oder eine psychische Krankheit?

Nach maximal drei Stunden Schlaf beginnt der nächste Tag genauso grässlich, wie der letzte aufgehört hat. Ein mächtiger Schwindel gesellt sich noch dazu, so, als hätte ich letzte Nacht gesoffen, was das Zeug hält. Himmel, Herrschaft! Ich bin ein Wrack! Wie nur soll ich weitere dreizehn Tage hier auf Mallorca überstehen?

Nicht nur *meine* Stimmung ist am Tiefpunkt.

„Ich hab mir unsere Flitterwochen wirklich anders vorgestellt", zischt Fabian nach dem Frühstück, als ich mich völlig erschöpft wieder ins Bett lege und die Decke weit über den Kopf ziehe.

Streit ist vorprogrammiert. Natürlich kann ich ihn verstehen, aber nichts und niemand – am allerwenigsten ich – kann die derzeitige Situation ändern.

„Das mit dem Burn-out, das bildest du dir doch alles nur ein, Maria!"

Das musste ja kommen, bei seiner Einstellung zu Personen, die sagen, sie würden an einem Burn-out-Syndrom leiden.

Zwei Dinge gibt es, die man niemals zu einem Menschen mit psychischen Problemen sagen sollte: „Reiß dich zusammen!" und „Du bildest dir das nur ein." Diese Aussagen sind wie ein Schlag ins Gesicht! Niemand will solche Beschwerden haben und an einer dieser – noch immer nicht gesellschaftsfähigen – Krankheiten leiden. Und mir, der Perfektionistin, die alles immer absolut perfekt geregelt haben, alles unter Kontrolle haben will, ist es viel peinlicher und unangenehmer, als Fabian sich je vorstellen kann.

„Ich fürchte, du musst mit Luca den Tag heute alleine verbringen, Schatz. Ich … ich kann nicht aufstehen … ich bin total zittrig. Alles dreht sich. Es ist kaum auszuhalten."

„Soll ich mir etwa die nächsten zwei Wochen hier ohne meine Frau die Zeit vertreiben? Wir sind doch in den Flitterwochen, Maria! Ich brauche auch etwas Entspannung, und dann der Kleine … er hängt doch im Moment wie eine Klette an dir. Ihm passt derzeit gar nichts, außer es hat mit dir zu tun. Das macht die Sache doppelt schwer für mich.“ Er klingt wütend, aber auch ganz verzweifelt.

Ich schiebe die Decke über meinem Kopf etwas zurück und versuche ein Lächeln, obwohl mir sehr zum Heulen zumute ist.

„Ich weiß, Fabian. Für mich ist die Situation ebenso beschissen. Glaub mir, bitte. Ich habe im Augenblick auch keinen Plan, wie es weitergehen soll. Ich werde Birgit anrufen und sie um Hilfe bitten … vielleicht hat sie als Ärztin einen Rat für mich. Derzeit brauche ich einfach Ruhe, und … wenn ich irgendwann einmal schlafen könnte – das wäre es ein Traum.“

„Vielleicht kann Birgit dir ein Medikament empfehlen, das du einnehmen kannst. Also gut. Ich werde jetzt mit Luca einen Ausflug machen und du schläfst dich inzwischen etwas aus. Dann sehen wir weiter, okay?“

Er setzt sich an meine Bettkante und streicht durch mein Haar.

„Wir bekommen das schon wieder in den Griff, Liebling. Tut mir leid, dass ich damit gerade so schlecht umgehen kann, aber … du kennst mich und meine Einstellung dazu. Wir werden eine Lösung finden, damit es dir bald wieder besser geht.“

Seine lieben Worte beruhigen mich augenblicklich, und ich merke, wie sich meine angespannten Muskeln allmählich wieder etwas entspannen. Dankbar für sein Verständnis, gebe ich ihm einen Kuss.

Fabian und Luca haben sich zu einem Tagesausflug aufgemacht. Ich liege derweilen alleine schlaflos im Bett und grübele. Eigentlich fühle ich mich ohne Mann und Kind noch elender und unsicherer.

Elende Hitze steigt in mir auf, und mein Herz beginnt wieder zu rasen. Im selben Moment wird mir speiübel. Der Stress, den diese Symptome auslösen, führt zu starkem Schwitzen. Meine Füße jedoch sind eiskalt und blutleer. Meine Brust verengt sich, und das Atmen fällt mir schwer. Obwohl ich jetzt weiß, dass dies ziemlich sicher wieder eine Panikattacke ist, kann ich diese Symptome nicht einfach hinnehmen. Sie fühlen sich so grausam an, und ich kann nicht klar denken und mir selbst erklären, dass sie wieder vorübergehen werden. Ganz im Gegenteil, mein Kopf spinnt sich was zusammen, und diese hässlichen Begleiter werden immer aufdringlicher. Birgit hat mir ein Medikament empfohlen, das mir der Hotelarzt nun verschrieben hat. Es ist ein starkes Beruhigungsmittel. Damit sollte ich auch endlich schlafen können, hat meine Freundin gemeint. Aber leider traue ich mich nicht, es einzunehmen. Meine Angst, davon nicht mehr aufzuwachen, ist riesengroß, obwohl ich weiß, dass dies absoluter Unsinn ist.

Diese Angstgefühle vereinnahmen mich vollständig, ich bin nicht mehr im Geringsten ich selbst, mein ganzes Handeln und Denken wird von dieser übermächtigen Angst kontrolliert. Ich kann die negativen Gedanken nicht mehr durch positive, hoffnungsvolle austauschen – es geht einfach nicht. Das Negative beherrscht mich total.

Nicht umsonst gibt es ganz schlimme Fälle der Depression, in der sich Menschen dann sogar das Leben nehmen. So, wie eine sehr gute Bekannte, der ich dieses Buch gewidmet habe. An dieser Stelle sei auch noch einmal erwähnt, Angehörige können, auch wenn sie es noch so gut meinen, oft nicht verhindern, dass die Krankheit leider manchmal so einen schlimmer Verlauf nimmt. Hier können nur noch ein Arzt, ein Psychologe und Medikamente helfen.

Die nächsten Tage werden zur absoluten Qual für mich und meine Familie, von Urlaub und Erholung ist keine Rede mehr. Jeder Ausflug, sogar der Gang in den Speisesaal stellt für mich eine kaum zu überwindende Hürde dar. Immer wieder quälen mich Panikattacken, und ich meine jedes Mal erneut, sterben zu müssen. Kurzum, es ist die Hölle.

Hier auf Mallorca kann mir aber niemand helfen, und für Sedativa bin ich noch immer nicht bereit, obwohl dieses Medikament sicher Abhilfe schaffen könnte. Auch das kann Fabian natürlich keineswegs verstehen. Er hat sicher gehofft, ich nehme die Pillen und bin wieder die Alte.

Es sind jetzt nur noch vier Tage bis zu unserem Abflug, und ich freue mich wie noch nie auf zu Hause und meine gewohnte Umgebung. Fabian macht derzeit das Beste aus der Situation, glücklich ist er aber sicher nicht. Er verbringt viel Zeit mit Luca und lässt mich viel schlafen. Es tut mir so unendlich leid, allen hier den Urlaub zu vermasseln. Je mehr ich allerdings versuche, meine Beschwerden in den Griff zu bekommen, das heißt, mir mehr Druck mache, umso schlechter geht es mir – sozusagen ein Teufelskreis.

Was Luca betrifft, so bin ich einerseits froh, dass er noch zu jung ist, um sich richtig Sorgen zu machen, andererseits kann er nicht verstehen, warum Mami so plötzlich komplett ausfällt. Ständig weint er und will bei mir sein.

Mich stresst diese Situation völlig. Vor allem, weil mich mein eigenes Kind emotional so aus der Bahn wirft. Es ist sehr schwer zu erklären, wie es sich anfühlt … Einerseits will ich Luca bei mir haben, aber andererseits bin ich zu erschöpft, um mich um ihn zu kümmern. Wenn er dann auch noch zu weinen beginnt, setzt mir das immens zu. Sofort beginnt mein Herz, wieder schnell zu schlagen, und ich werde nervös. Ich bin überhaupt nicht mehr belastbar.

Kapitel 22

Kein Ende in Sicht

– Oktober 2010 –

Wir sind zu Hause! Ich habe es geschafft, dem Himmel sei Dank! Der Flug war zwar eine Katastrophe, aber ich hatte stets mein Ziel vor Augen, endlich nach Hause zu kommen.

Heute habe ich Kontakt mit Fabians Cousin Peter aufgenommen. Er ist Arzt im Krankenhaus unserer Stadt. Sein Fachgebiet ist zwar eigentlich Orthopädie, jedoch kenne ich nur wenige Ärzte, die so belesen sind wie Peter. Er kennt sich einfach in jedem Bereich der Medizin aus und wenn nicht, dann holt er sich Hilfe. Außerdem findet er immer eine Lösung für jedes Problem. So auch dieses Mal.

„Maria, du kannst natürlich weiterhin noch ein paar Wochen zu Hause auf Besserung warten. Ich bin aber überzeugt, dass die Zeit völlig vergeudet wäre. Und du wirst noch mehr deiner derzeit ohnehin nicht vorhandenen Energie verschwenden. Weißt du, was? Komm am nächsten Montag zu mir auf die Station, und dann machen wir von dort aus alle notwendigen Untersuchungen, um organische Ursachen auszuschließen."

Das klingt doch nicht verkehrt, denke ich und nicke. Vielleicht gibt es ja wirklich eine simple organische Ursache für mein Dilemma. Das wäre doch super.

„Und dann solltest du auch gleich mit einer Psychotherapie beginnen … und eventuell auch mit der Einnahme eines Antidepressivums", fügt er, ganz der besorgte Arzt und Familienangehörige, hinzu.

Schon allein bei dem Gedanken daran, ein solches Medikament einnehmen zu müssen, zieht sich vor Angst alles in mir zusammen. Ich schaffe das auch so, ohne Medikamente, davon bin ich fest überzeugt.

Drei Wochen sind seit unserer Rückkehr aus Spanien vergangen. Heute zeigt sich der Oktober von seiner schönsten Seite, die Blätter schillern in allen erdenklichen Herbstfarben um die Wette, und Kinder sammeln bei herrlichen Temperaturen wunderschöne Kastanien.

Ich habe beschlossen, einen kleinen Spaziergang zu machen, obwohl ich derzeit leider nie sehr weit komme, denn die körperliche Erschöpfung zwingt mich dauernd in die Knie. Manchmal fühle ich mich, als wäre ich siebzig, obwohl ich gerade mal dreiunddreißig bin.

Am Montag werde ich für ungefähr eine Woche ins Krankenhaus gehen, und dann wird hoffentlich Licht ins Dunkel kommen. Ich habe den Termin, den mir Peter gegeben hatte, doch noch zwei weitere Wochen aufgeschoben, ich alter Sturkopf.

Den Duft des Herbstes nehme ich intensiver wahr als sonst. Alle meine Sinne sind derzeit extrem geschärft, was bekanntlich nicht nur Vorteile hat, denn demnach höre ich auch sprichwörtlich die Flöhe husten. Das bringt eine Angststörung so mit sich. Ohne Vorwarnung und ohne ersichtlichen Grund bekomme ich heftiges Herzrasen. Oh mein Gott, ich kippe sicher gleich um, vielleicht bin ich doch herzkrank?!

Leider bleibt es nicht nur bei dem unerklärlich hohen Puls. Die Enge in der Brust und diese verdammte Atemnot rauben mir wieder mal fast den Verstand. Ich bleibe wie versteinert stehen. Hoffentlich bemerken die anderen Passanten nicht, wie ich hier grundlos durchdrehe. Von außen sieht man ja bis auf das Schwitzen nichts, alles andere spielt sich nur in meinem Kopf ab. Deshalb ist es für andere so schwer nachzuvollziehen, welche Höllenqualen der angstgestörte Mensch erleiden muss.

Mensch, so eine Scheiße! Was mach ich nur? Ich bin zu schwach, um alleine den Weg nach Hause zu schaffen, denke ich. Soll ich etwa die Rettung rufen oder Fabian? Nein, auf keinen Fall … Dann kommt er, und ich hab für ihn wieder nichts Konkretes, nichts objektiv Feststellbares. Obwohl er es bei mir jetzt schon häufiger erlebt hat, kann Fabian noch immer nicht mit diesem Thema umgehen. Es überfordert ihn gewaltig.

Also schleppe ich mich unter Todesangst nach Hause, und dort wird es tatsächlich etwas leichter, aber meine Verzweiflung steigt trotzdem. Ich mag schon gar nicht mehr außer Haus gehen, denn ständig sitzt mir die Angst vor der nächsten Scheißpanikattacke im Nacken.

Am schlimmsten ist es, wenn ich mit Luca alleine bin. Da lastet die gesamte Verantwortung auf mir, und ich bin in größter Sorge, dass mir etwas passieren könnte und der Kleine müsste es mit ansehen. Dies ist mein schlimmster Albtraum. Außerdem zwingt mich eine Panikattacke körperlich so in die Knie und schwächt mich so sehr, dass ich danach zu nichts mehr fähig bin. Ich muss mich sofort hinlegen und kann mich kaum mehr bewegen.

Zum Glück helfen meine Eltern und Schwiegereltern aus und versuchen, mir Luca so oft wie möglich abzunehmen.

Es ist Montag, und ich habe die ganze Nacht wieder kein Auge zu getan, denn die Angst vor heute war riesengroß. Meine Reizschwelle ist im Moment extrem niedrig, ein kleiner Auslöser und das Angstfass läuft über.

Peter empfängt mich wie immer sehr freundlich und versucht, so zuversichtlich zu wirken, wie es nur irgendwie geht. Ich liege auf der Station, auf der er als Arzt tätig ist. Ich bin sehr froh, dass ich in seiner Nähe bin, denn bei ihm habe ich sicher die beste Betreuung. Auch von seiner Station aus können alle notwendigen Untersuchungen gemacht und alle Spezialisten hinzugeholt werden.

„Maria, heute untersuchen wir nur Blutbild und Harn, damit es dir nicht zu viel wird. Für morgen oder übermorgen sind dann noch andere Untersuchungen wie Ultraschall oder MRT von der Halswirbelsäule geplant."

„Okay, ich verlasse mich da ganz auf dich, Peter."

„Die MRT veranlasse ich, um dahinterzukommen, woher dein Drehschwindel und deine ständigen Beschwerden im Nacken kommen", erklärt er mir ruhig und setzt dabei sein korrektes Arztgesicht auf.

„Gut, ich bin zu allem mehr oder weniger bereit. Hoffentlich finden wir eine Lösung für meine Probleme“, sage ich zaghaft.

„Versuche dich nicht allzu viel zu sorgen. Ich weiß, das ist leichter gesagt, als getan, aber bei uns bist du in den besten Händen. Wir werden zuerst alles abklären, damit wir organische Ursachen ausschließen können, und dann sehen wir weiter. Ich habe auch Frau Doktor Hanisch, unsere beste Psychologin im Haus, informiert. Sie wird morgen oder übermorgen mit dir Kontakt aufnehmen. Ist das alles in deinem Sinne, meine Liebe?“ Er lächelt mir Mut machend zu.

„Ja, ich danke dir vielmals. Es ist … ein sehr gutes Gefühl, zu wissen, es passiert endlich etwas. Wie du ja weißt, waren die letzten Wochen der blanke Horror für mich und meine Familie. Ich bin sehr froh, nun hier zu sein.“

„Okay, ich muss weiter, Maria, aber morgen nach der Visite schaue ich wieder bei dir vorbei.“

Neben mir liegt eine alte Dame, sie ist beinahe neunzig Jahre alt und hat sich zwei Wirbel gebrochen. Die meiste Zeit schläft sie, das heißt, es ist sehr ruhig in unserem Zimmer. Das ist ein Segen, denn mit Lärm kann ich im Moment sehr schlecht umgehen.

Für die Nacht hat mir Peter ein Muskelrelaxans verschrieben, dies soll etwas beruhigen und vor allem meine total verkrampften Muskeln entspannen. Ich brauche eine halbe Stunde, um die Tablette endlich einzunehmen. Warum habe ich bloß solch eine Heidenangst vor Medikamenten wie diesen? Befürchte ich etwa, damit die Kontrolle über mich zu verlieren?

Ja, das könnte des Rätsels Lösung sein!

Eine halbe Stunde nach der Einnahme der Tablette kriege ich mich vor lauter Panik kaum mehr ein. Das Medikament sollte mich beruhigen und auch müde machen, ich hingegen kämpfe mit all meiner noch vorhandenen Kraft gegen die Wirkung an. Ich will nicht loslassen, will mich nicht entspannen. Aber warum denn bitte nicht? Genau das brauche ich jetzt doch!

Die Schwester versucht, mich zu beruhigen, aber ich veranstalte so einen Zirkus wegen einer läppischen Tablette. Mein Körper weigert sich und macht, was er will. Anstatt ruhig und entspannt zu werden, schüttet er jede Menge Stresshormone aus und treibt mich damit beinahe in den Wahnsinn. Ich bin machtlos dagegen. Ich kann das mit meinem Verstand nicht mehr beeinflussen, kann mich selbst nicht mehr beruhigen. Das ist echt irre.

Mit allen Mitteln versuche ich, die nette Nachtschwester abzuwimmeln. Ich will vermeiden, dass sie den Arzt holt, der mir dann vielleicht noch eine Beruhigungsspritze verabreicht. Deshalb erzähle ich ihr irgendetwas und hoffe, dabei überzeugend zu sein. So ruhig ich kann, versuche ich, ihr zu verklickern, dass ich gerade dabei bin, mich wieder zu beruhigen, und sehr gut alleine zurechtkomme. Das ist natürlich völliger Unsinn, aber Hauptsache, sie lässt mich in Ruhe. Geschafft, sie hat's gefressen! Nun bin ich auf mich alleine gestellt und muss mit diesen verdammten Symptomen fertigwerden. Wie ich es hasse, wenn die Angst gewinnt. Irgendwann gebe ich erschöpft den Kampf auf, oder die Tablette wirkt jetzt tatsächlich, und ich kann sogar kurz einschlafen.

In der Nacht schrecke ich mehrmals hoch, bin schweißgebadet, und mein Herz rast wahnsinnig schnell, so, als hätte ich einen Albtraum gehabt. Wie soll ich schlafen können, wenn mein Körper in extremer Alarmbereitschaft ist?

Was kann ich jetzt machen, um wieder runterzukommen?, frage ich mich.

Ein schlimmes Gefühl, das sich bei meinen Panikattacken immer noch dazugesellt, ist das Gefühl, verrückt zu werden. Ich glaube tatsächlich, ich verliere den Verstand! Furchtbar, manchmal denke ich, ich bin von der Klapse nicht mehr allzu weit entfernt. Dabei weiß ich, dass dies absoluter Nonsens ist, aber es fühlt sich eben so an.

Lucas Kinderärztin hat schon vor zwei Jahren erkannt, dass mit mir etwas nicht stimmt. Sie hat mir mehrmals vorgeschlagen, professionelle Hilfe in Anspruch zu nehmen. Ich bin aber immer gleich geflüchtet und wollte nicht wahrhaben, dass es sozusagen bereits fünf Minuten vor zwölf war.

Nun habe ich die Rechnung präsentiert bekommen.

Es ist der fünfte Tag im Krankenhaus, und entgegen meinen Hoffnungen und eigentlich wie erwartet ist bei allen organischen

Untersuchungen nichts Auffälliges herausgekommen. Die MRT haben wir ausfallen lassen, da alles eindeutig auf einen psychischen Hintergrund hinweist. Darüber bin ich wirklich froh, denn ich wäre sicher wieder tausend Tode gestorben.

Heute Nachmittag habe ich den Termin bei der Psychologin. Sehr gespannt fiebere ich meiner ersten Therapiestunde entgegen. Was mich dort bloß erwartet? Balsam für das Ego ist eine Psychotherapie bestimmt nicht, denke ich mal. Natürlich mache ich mir Vorwürfe und stelle alles infrage. Meiner Meinung nach bin ich in meinem Leben gescheitert und schäme mich deshalb sogar vor mir selbst.

Um zwei Uhr nachmittags betrete ich aufgeregt den Raum der klinischen Psychologin. Mich erwartet eine sehr adrette, auf den ersten Eindruck aber distanziert wirkende Endvierzigerin.

Sehr auf meine Körpersprache bedacht, denn daraus kann sie sicher viel herleiten, setze ich mich in den roten Sessel. Ich ziehe meine Schultern nach hinten, um aufrecht zu sitzen und so Selbstbewusstsein auszustrahlen. Die Arme versuche ich, nicht zu verschränken, da dies ja Verschlossenheit signalisiert. Außerdem setze ich mein schönstes Lächeln auf. Schließlich soll die Psychologin denken, ich wäre offen für alles, was jetzt gleich kommt.

Dennoch rutsche ich total nervös von einer Gesäßbacke auf die andere und bin mehr als gespannt, was mich gleich erwartet. Sie stellt mir einige Fragen, und ich antworte artig. Manchmal jedoch bescheiße ich mich, glaube ich, selbst ein bisschen dabei.

Sie will einiges über mein derzeitiges Befinden wissen und seit wann es mir schon schlecht geht. Wir plaudern über meine familiären Verhältnisse, und ich erzähle ihr von meiner Arbeit. Sie will sich offenbar zunächst ein Bild von mir und meiner unmittelbaren Umgebung machen, um ein genaues Konzept für die weitere Behandlung entwickeln zu können. Mit einer Tasse Kaffee in der Hand hört sie mir aufmerksam zu, wobei ihre Miene keine Emotionen verrät. Ich kann wirklich nichts deuten. Dabei wäre es so spannend, zu erfahren, was sie gerade denkt. Was sie über mich denkt.

Nachdem sie mir lange nur zugehört hat, legt sie ihren Stift beiseite und klappt ihr Notizbuch zu.

„Die Geschehnissen der letzten Jahre in Ihrem Leben lassen daraus schließen, dass Sie sich eindeutig übernommen haben. Sie hatten viel emotionalen Stress. Die Sorge um Ihr Kind trug auch dazu bei. Nach unserer heutigen Sitzung kann ich nur grob zusammenfassen und mir ein vorläufiges Bild von Ihrer Situation machen, Frau Peters."

Ich nicke nur und bin ganz gespannt auf das Weitere.

„Auf jeden Fall kann ich Ihnen aber sagen, was ich für Sie tun kann. In der Psychotherapie werden Sie lernen, besser mit Ihrer Angst umzugehen. Wir werden gemeinsam ein Konzept erarbeiten, wie Sie im *Notfall* am besten zurechtkommen und wie Sie alte Verhaltensmuster ablegen oder verändern können, damit Sie ganz langsam wieder ins *normale* Leben zurückfinden. Es wird sicher noch eine Weile dauern, bis Sie so weit sind. Versuchen Sie, geduldig zu sein, und gehen Sie achtsam mit sich um. Ich bin sehr zuversichtlich."

Eine schwere Vorstellung, viele meiner Eigenschaften zu ändern oder zumindest die Sichtweise der Dinge darauf. Der Rest hört sich aber echt vielversprechend an, und ich schöpfe wieder Mut.

Nach einem Schluck Kaffee fragt sie im professionellen Tonfall: „Was erwarten Sie sich denn von unseren Sitzungen, Frau Peters?"

„Ich weiß nicht, na ja ... natürlich, dass es mir wieder besser geht und ... dass ich draufkomme, warum es so weit gekommen ist. Natürlich möchte ich auch lernen, mein Verhalten zu ändern", antworte ich wie auswendig gelernt.

„Gut", gibt sie knapp von sich, öffnet noch einmal ihr Notizbuch, um etwas einzutragen, und lächelt dabei wissend.

Ich habe den Eindruck, als wäre ich nicht die Erste, die mit diesen Wünschen zu ihr kommt.

„Ich würde sagen, Sie lassen sich die heutige Sitzung mal durch den Kopf gehen und geben mir dann Bescheid, wenn Sie mit der Behandlung bei mir beginnen möchten." Sie reicht mir eine Visitenkarte, die ich dankend entgegennehme.

Fünfzig Minuten sind um, und ich bin überrascht, wie normal diese Sitzung abgelaufen ist. Die Angst davor war wohl völlig unbegründet. Mir hat dieses Gespräch mit einem Profi, einer unabhängigen, unvoreingenommenen Person, die mir nur Gutes will, gutgetan. Vor allem, als ich gemerkt habe, dass ich mich absolut fallen lassen und die eigene Maske dadurch ablegen kann. Wow, warum bin ich nicht früher gegangen?

Die Angst vor einer psychologischen Sitzung war riesengroß, aber warum nur? Wenigstens ausprobieren hätte ich es können. Egal, nun bin ich schon sehr gespannt auf unseren nächsten Termin. Für mich steht jetzt schon fest, dass ich wiederkommen werde.

Andere haben den Weg aus einer solch extremen Krise gefunden. Auch ich will eine von ihnen sein. Ein kleiner Funken Hoffnung keimt in mir auf, und ich merke tief drinnen in mir, dass ich auf dem richtigen Weg bin.

Wieder zu Hause weine ich der Zeit im Krankenhaus etwas nach. So blöd das jetzt auch klingen mag, aber dort hat sich alles nur um mich gedreht, und ich hatte Ruhe, so viel ich wollte.

Zwei Termine habe ich dort noch bei Frau Doktor Hanisch absolviert, und jedes Mal habe ich einen weiteren Brocken meines seelischen Ballastes dort gelassen.

Schön langsam gefällt es mir richtig, sie zu besuchen. Sie betreut mich auch weiterhin, darüber bin ich sehr froh, denn sonst müsste ich wieder von vorne anfangen, und außerdem weiß ich nicht, ob mir diese Person dann auch so zusagen würde.

Alle vierzehn Tage treffen wir uns von nun an zu einer Sitzung. Dabei stoßen wir immer öfter auf meinen Perfektionismus.

„Gerade darauf war ich früher immer so stolz, ich wollte immer alles perfekt haben“, sage ich zu ihr.

„Aber genau dieser Störenfried hat Ihnen ganz schön eingeheizt und enormen Druck auf Sie ausgeübt, der eigentlich nie nachgelassen hat“, meint meine Psychologin. „Schön sein, schlank sein, eine perfekte Mutter und Ehefrau sein und obendrein noch erfolgreich sein – das ist ein bisschen viel verlangt, oder?“

Ich muss ihr zustimmen, denn sie spricht das aus, was ich schon seit Jahren weiß, aber immer verdrängt habe.

„Die Ansprüche, die ich selbst an mich gestellt habe, waren schon immer enorm hoch, aber, Sie wissen ja, wie das ist: Wenn man sich in diesem Hamsterrad befindet, fällt es einem gar nicht auf. Man versucht eben, zu funktionieren.“

Diese Maschinerie des 21. Jahrhunderts, das Hamsterrad, so, wie ich es nenne, zwingt uns beinahe dazu. Wir müssen und wollen auch mitmachen. Frei nach dem Motto: schneller – besser – weiter. Immer noch mehr leisten und besitzen und noch erfolgreicher sein. Mir fällt es derzeit wie Schuppen von den Augen, wie unsinnig und rücksichtslos ich mich und meinen Körper jahrelang behandelt habe.

„Ich habe die Signale meines Körpers ignoriert und immer weitergemacht. Ich hatte jahrelang Schlafstörungen und Kopfschmerzen, meine Muskeln waren immer total verspannt, und ich war schnell gereizt und nicht mehr belastbar."

In gewohnt alter Manier könnte ich mir Vorwürfe zu machen, aber das würde mich jetzt sicher nicht weiterbringen. Ich muss einfach feststellen: Ich wollte alles und noch viel mehr. Aber mein Körper hat mir die Grenzen aufgezeigt.

Kapitel 23

Am Ende

– Januar 2011 –

Die Monate vergehen, und es ist bereits tiefer Winter. Meine Energie ist nach wie vor am Nullpunkt, und ich kämpfe immer noch sehr mit mir selbst.

Meine Sitzungen bei Frau Doktor Hanisch sind ein Segen, und ich möchte sie nicht mehr missen. Jedes Mal, wenn ich von ihr zurück bin, fühle ich mich wieder gestärkt und habe Hoffnung, dass es doch bergauf geht. Leider brauche ich sehr viel Geduld mit mir, denn diese Phase der Erschöpfung samt Panikattacken kann noch lange andauern, das wird mir immer bewusster.

Ich hasse den Januar, obwohl ich in diesem Monat geboren bin. Mit dem Winter an sich habe ich kein Problem, doch damit, dann meine Eltern immer für einen guten Monat entbehren zu müssen. Das jagt mir gewaltige Angst ein. Nächste Woche wollen die beiden, wie jedes Jahr, nach Gran Canaria fliegen.

Ich werde dann auf mich alleine gestellt sein und muss mich um alles kümmern, vor allem muss ich funktionieren und darf nicht ausfallen. Das wird dieses Mal eine noch größere Herausforderung für mich werden, denn ich fühle mich alles andere als fit.

Fabian ist derzeit sehr viel in Russland, also nicht greifbar, und meine Schwiegermutter ist um diese Jahreszeit beruflich stark eingespannt. Es wäre also eine Katastrophe, wenn mich jetzt die Angst dahinraffen würde. Wer kümmert sich dann um meinen süßen Kleinen?

Schon alleine der Gedanke daran beschert mir wieder eine Panikattacke per excellence.

Na, das kann ja was werden. Ich hoffe, ich halte durch …

Meine Eltern sind seit zwei Wochen im Urlaub, und ich hangele mich mehr schlecht als recht durchs Leben – kurzum es ist ein katastrophaler Zustand. Ich bin ständig komatös müde, schlecht gelaunt, antriebslos und schleppe mich durch den Tag mit der Hoffnung, dass ich irgendwie durchhalte, bis meine Eltern wieder da sind.

Zwischen Fabian und mir kriselt es ständig, beide sind wir total angespannt und damit, dass es mir so schlecht geht und ich nichts mehr bewegen kann, völlig überfordert. Ich sehe aber keinen Ausweg mehr. Mein Zustand verschlechtert sich wieder, und Panikattacken zählen zu meinem Alltag.

Frau Doktor Hanisch hat mir zwar tolle Tipps gegeben, wie ich am besten mit den Panikattacken umgehe, aber die sind leider nicht immer anwendbar und umzusetzen.

„Wenn Sie merken, dass die Angst kommt, bewegen Sie sich, denn nur so kann Ihr Körper das ausgeschüttete Adrenalin besser abbauen. Fragen Sie sich immer, was Sie in diesen Momenten genau brauchen“, lauten ihre guten Ratschläge. Auch frische Luft wirke oft wahre Wunder.

Eine Panikattacke schwächt mich aber immer so sehr, dass ich zu schwach bin, mich zu bewegen. Am liebsten würde ich mich dann sofort hinlegen, auch wenn genau das kontraproduktiv sein soll. Ich kann mir in solchen Momenten auch nicht jeden Wunsch erfüllen, denn, wenn ich mir nichts mehr als Ruhe wünsche, kann ich Luca ja nicht partout das Wort verbieten und ihm sagen, er soll sich für die nächsten Stunden in Luft auflösen.

Ständig weine ich wegen allem und nichts. Auch Luca bemerkt meine Veränderung, obwohl wir versuchen, alles von ihm fernzuhalten. Letztens hat er mich gefragt, warum ich so viel schlafe und so oft weine. Das Schlimmste wäre für mich, wenn er einen Schaden davontrüge.

Leider aber ist es für meine Genesung nicht gerade förderlich, wenn ich mich ständig verstellen muss und mich wegen ihm unter Druck setze.

Auch von einigen „Freunden“ habe ich mich im Zuge dieser Sache getrennt, denn irgendwann habe ich meine Energieräuber erkannt.

Ich neige dazu, immer für jeden da zu sein und mir alle Probleme anzuhören. Jetzt, wo es *mir* aber mal schlecht geht, sind die Aufmerksamkeit und das Mitgefühl von angeblichen Freunden nur annähernd so vorhanden, wie ich es ihnen gegenüber aufbringe oder aufgebracht habe. Obwohl es mir wirklich schlecht geht, jammern sie mir etwas vor, ohne Rücksicht auf mich zu nehmen.

Manche finden es wahrscheinlich auch nicht schick, eine psychisch kranke Freundin zu haben und melden sich deshalb gleich gar nicht mehr. Sicher ist es leichter und auch lustiger, mit jemandem zu verkehren, der immer gute Laune versprüht und dem der Schalk im Nacken sitzt. Ich bin aber nicht mehr der Pausenclown, der ich schon in der Schule war.

Derzeit schon gar nicht. Und auch in Zukunft werde ich nicht mehr versuchen, ständig über alles zu lachen und so unangenehme Dinge zu vertuschen.

Ich vollziehe zurzeit eine innere Selbstreinigung, wofür es offenbar mehr als höchste Zeit war.

Fabian ist für fünf Tage in Kasachstan, und mir graut vor den kommenden Tagen. Luca, der im Moment total anstrengend ist, bemerkt meine Unsicherheit. Eigentlich müsste ich heute Lucas musikalische Früherziehung absagen, denn ich bin schon alleine vom Abholen aus dem Kindergarten völlig erschöpft. Dem Kleinen zuliebe fahre ich aber, denn er liebt diese Stunden.

Beim Aussteigen aus dem Auto spüre ich plötzlich einen Stich unter dem rechten Schulterblatt, und ich kann mich kaum mehr bewegen. Auch das Atmen fällt mir schwer. Bei jedem Atemzug fährt mir der Schmerz ein, so, als würde ein Dolch von hinten meine Lunge durchbohren.

Was jetzt? Durch ein paar selbst angelernte Massagetechniken versuche ich, die angespannte Muskulatur etwas zu lockern. Ich stehe inmitten der Parkgarage, und Luca fängt im Auto zu quengeln an. Vergeblich mühe ich mich ab, ihn während meiner Do-it-yourself-Massage zu beruhigen.

„Gleich gehen wir zu deiner Musikstunde, Stupsi. Mami hat sich nur das Kreuz verrissen, aber es geht gleich wieder. Sei bitte noch etwas geduldig“, sage ich so ruhig ich kann, denn am liebsten würde ich wie wild geworden herumschreien vor lauter Wut. Das hat mir jetzt echt gefehlt.

Der Kleine beruhigt sich wenigstens. Wenn ich mich jetzt nicht beeile, verpassen wir die Stunde sowieso.

Also schleppe ich mich nach oben und setze mich mit dem Rücken angelehnt an den warmen Heizkörper. Die Wärme tut mir und meinen Muskeln gut, denn ich spüre, wie ich mich etwas entspanne. Nach der Musikstunde fühle ich mich etwas besser, vor allem, als ich sehe, wie glücklich mein Sohnemann dabei ist.

In der Apotheke besorge ich mir noch schnell ein stark durchblutungsförderndes Gel, eines mit Ameisensäure! Der Apotheker warnt mich, aber ich sage ihm, dass ich schnell wieder auf die Beine kommen muss.

Als Luca schon schläft, trage ich mit Handschuhen dieses Teufelszeug auf. Schon nach wenigen Sekunden brennt es höllisch. Meine Haut schwillt an und sieht aus, als hätte ich mich verbrannt. Herrschaftszeiten, was ist das für ein Scheiß? Mir wird angst und bang.

Schnell versuche ich, das Gel herunterzuwaschen, aber die Wirkung schwindet kaum. Mein Puls beschleunigt sich, und dann bekomme ich die Panikattacke meines Lebens.

Ich konnte mir bis dato nicht vorstellen, dass hier noch eine Steigerung möglich ist, aber die Angst rafft mich dahin, als hätte man mir den Schalter ausgeknipst. Normalerweise kommen Panikattacken bei mir ungefähr so wie Wehen – in Wellen. Sie fangen langsam an, erreichen ihren Höhepunkt und flachen dann wieder ab. Das Ganze dauert zirka eine halbe Stunde.

Dieses Mal aber ist es eine Flut, die nicht enden will. Mein Herz rast und pocht so stark gegen meinen Kehldeckel, dass ich beinahe nicht mehr schlucken kann. Ich habe unerträgliche Bauchkrämpfe, und alles um mich herum dreht sich wie in einem Kettenkarussell. Ich kann keinen klaren Gedanken mehr fassen, mich nicht mehr konzentrieren.

„Was mach ich nur, ich bin alleine, mir darf nichts passieren!"

Immer wieder sage ich mir diesen Satz wie ein Mantra vor. Mit ihm aber steigert sich die Panik noch weiter ins Unermessliche. Gott sei Dank schläft Luca friedlich in seinem Bett, denn ich könnte mich in dieser Verfassung definitiv nicht mehr um ihn kümmern. Wenn er seine Mama so sehen müsste, würde das auch ihm Angst machen.

Halb tot vor Erschöpfung liege ich in meinem Bett und weiß keinen Ausweg mehr. Ich bin so schwach, dass ich nicht einmal mehr meine Hand bewegen will.

Jetzt ist es vorbei, endgültig vorbei, ich sterbe.

Diesen furchtbaren Gedanken im Kopf und mit letzter Kraft wähle ich die Nummer meiner Schwiegermutter und hauche ins Telefon, sie solle so schnell wie möglich kommen, denn mir gehe es richtig schlecht.

„Oh Mäuschen, das geht leider nicht, ich bin gerade in Wien. Aber lass mich mal ein paar Telefonanrufe tätigen. Wir finden eine Lösung", versucht sie, mich zu beruhigen. Ich erkenne aber die Unsicherheit in ihrer Stimme.

Zehn Minuten später läutet es an meiner Türe. Ich schleppe mich mit zittrigen Knien nach unten zur Haustüre und brauche ewig, bis ich öffnen kann. Es ist Peter, der Cousin meines Mannes, mit seiner Freundin Lisbeth. Er nimmt mich in den Arm und gibt mir Halt, denn ich kann mich kaum auf den Beinen halten.„Ich bin so … froh, dass ihr da seid, danke, danke, tausendmal danke!"

Lisbeth ist gelernte Krankenschwester und hat nebenbei eine Ausbildung zur Heilmasseurin absolviert. Ich erzähle ihr von meiner plötzlichen Rückenverspannung und der Bekanntschaft mit der teuflischen Salbe. Die Wirkung hat zwar nun etwas nachgelassen, aber meine Haut ist deutlich gereizt.„Soll ich dir den Rücken massieren, Maria?", fragt sie, um mich etwas abzulenken.

„Eine gute Idee, danke", sage ich.

Währenddessen versucht mich Peter mit seiner angenehmen, ruhigen Art etwas aufzumuntern und herauszufinden, was der Auslöser dieser Megapanikattacke gewesen ist.

Nach gut zwei Stunden werden die beiden von meinem Schwager Sandro abgelöst. Ich kann im Moment nicht alleine bleiben, es wäre gerade das Allerschlimmste für mich. Deshalb schläft Sandro heute auch bei uns auf der Couch und geht morgen dann von uns aus in die Schule. Er ist schon sehr reif für sein Alter und kann gut mit dieser Situation umgehen. Rührend kümmert er sich um mich, bis ich wieder ins Bett gehe.

Gut zu wissen, es ist jemand da, sollte etwas passieren.

Am nächsten Morgen komme ich beinahe nicht aus dem Bett. Meine Nachbarin, Freundin und Lucas ehemalige Krabbelstubenpädagogin Nina nimmt Luca mit in den Kindergarten.

Es ist sehr mühsam für mich, dem kleinen Kerl beim Waschen zu helfen und ihn für den Kindergarten herzurichten. Heute bleibt er bis zwei Uhr nachmittags. Unser Trauzeuge Liam holt ihn von dort ab und versorgt ihn bis am Abend, und um sieben Uhr müsste Fabian nach Hause kommen. Er hat alle Termine abgesagt und sich ins nächste Flugzeug gesetzt. Heute Morgen habe ich mit ihm telefoniert. Ich habe ihm alles erzählt, und er hat gleich alles telefonisch organisiert. Der Tag ist also gerettet, mein Kind ist in den besten Händen, und ich kann mich ausruhen.

Jeder Schritt ist eine Qual, sogar der Gang zur Toilette ist Schwerstarbeit für meinen Körper. Mein größter Wunsch wäre ein erholsamer Schlaf, aber ich komme nicht zur Ruhe und kann nicht einschlafen. Die Erschöpfung wird immer größer, und meine Panikattacken häufen sich. Alle zwei Stunden quält mich eine weitere Attacke. Jetzt kann ich nur noch sterben, schlimmer kann es nicht werden, davon bin ich felsenfest überzeugt.

Ich bin am Tiefpunkt meines Lebens, am Ende meiner Kräfte, und finde keinen Weg heraus, meine Gedanken sind tiefschwarz und aussichtslos.

Das Telefon läutet, es ist Birgit. Sie macht sich zu Recht Sorgen um mich, denn Peter hat sie angerufen. Die Vorfälle der letzten Stunden erschüttern sie.

„Du musst unbedingt und ganz dringend in professionelle Hände. So kann das nicht weitergehen, Maria. Wenn du willst, vereinbare ich noch heute einen Termin bei Frau Doktor Frei, der Oberärztin in der Psychiatrie“, sagt sie mit besorgter Stimme.

„Glaubst du wirklich, es ist so weit? Bin ich reif für die Psychiatrie?“, heule ich in den Hörer.

„Es ist auf jeden Fall an der Zeit, etwas zu unternehmen. Worauf willst du noch warten? Ich denke, du musst dringend über Medikamente nachdenken, denn offensichtlich reicht die

Psychotherapie alleine nicht aus. Es tut mir leid, Maria, dir das etwas strenger sagen zu müssen, aber ich bin deine beste Freundin und Ärztin zugleich. Ich glaube, ich muss dich ein kleines bisschen schubsen. Schau, alles, was ich will, ist, dass es dir bald besser geht. Also, wenn du möchtest, rufe ich sie an, damit du heute noch einen Termin bekommst."

„Aber ich will nicht dort bleiben, bei den ganzen Wahnsinnigen!", schluchze ich.

„Nein, ich denke nicht, dass sie dich dort stationär aufnimmt. War das eben ein Ja?", fragt sie mich schon etwas sanfter.

„Ja, bitte, ruf sie an. Du hast ja recht, ich brauche schnell Hilfe, bevor noch etwas passiert." Danach rufe ich meine sehr gute Freundin Miriam an. Vor einigen Jahren hat sie das Gleiche durchgemacht, musste aber letztendlich auch Tabletten einnehmen. Ihr geht es mittlerweile wieder sehr gut, und sie kann mich sicher etwas aufheitern.

Nach einer Viertelstunde beenden wir das Gespräch, und sie bietet mir an, mit mir in die Psychiatrie zu fahren und mich abzuholen. Alleine könnte ich sowieso nicht dahin, ich hätte den Rettungswagen gerufen.

Birgit kann für zwölf Uhr mittags einen Termin für mich vereinbaren. So etwas wie Vorfreude breitet sich in mir aus. Vielleicht ist das die einzig richtige Entscheidung, wenngleich auch der Weg dorthin der schwerste meines Lebens ist, denke ich zumindest.

Miriam holt mich ab, und wir fahren Richtung Spezialklinik. Immer wieder bin ich daran vorbeigefahren und habe mit einer Ehrfurcht auf dieses schon in die Jahre gekommene Gebäude, das mehr als hundert Jahre alt ist, geschaut.

Niemand will dort landen, das hat was von Endstation im negativen Sinne. Und nun betrete ich am Ende meiner Kräfte, gestützt durch meine Freundin, dieses Haus, das gut in einen Stephen King-Film passen würde. Ich schlurfe in den Eingangsbereich, in dem sich sichtlich geistig beeinträchtigte Menschen ihre Zeit mit lesen, rauchen, spazieren gehen und anderen Dingen vertreiben. Manche starren uns an, wieder andere wirken apathisch.

Lieber Gott, warum tust du mir das an?

Ich beginne zu weinen, denn es ist fast nicht auszuhalten. Auch

Miriam kämpft mit sich, versucht es aber, vor mir zu verbergen, und lächelt sanft. Dieses Ambiente löst seltsame Gefühle in mir aus, die wirklich schwer zu beschreiben sind. Es erdrückt mich beinahe.

Miriam und mich verbindet etwas ganz Besonderes. Wir haben uns im Krankenhaus bei der Entbindung unserer Kinder kennengelernt und sind seit diesem Zeitpunkt irgendwie seelenverwandt. Dass sie mit mir heute diesen schweren Weg gemeinsam geht, schweißt uns noch mehr zusammen.

Wir warten eine halbe Stunde, und ich schiebe eine Panik nach der nächsten.

Diese Menschen, meine Anwesenheit hier in diesen ehrwürdigen, alten Gemäuern – alles jagt mir riesengroße Angst ein.

Gerade kommen zwei jüngere Frauen mit einer älteren Dame an, vielleicht ihre Mutter. Diese schreit wie wild geworden herum und schlägt um sich. Die beiden Jüngeren können sie kaum bändigen. Heftig, das mit ansehen zu müssen.

Ein Arzt kommt aus dem Untersuchungsraum, um den beiden zu helfen, und befördert die Patientin mit einem gekonnten Griff in den Untersuchungsbereich.

Von draußen können Miriam und ich ihre Schreie noch deutlich vernehmen. Plötzlich ist es ruhig, und die jüngeren Frauen verlassen beide weinend den Raum.

Kaum auszudenken, wie es einem geht, wenn man die eigene Mutter so sieht.

Immer wieder kommt der Gedanke in mir hoch, selbst so verrückt zu sein wie die Alte. Sonst wäre ich ja schließlich nicht hier, oder? Nein, aber so abgefahren irre wie die Frau da eben bin ich noch nicht, das steht fest.

Endlich werde ich aufgerufen. An meinen neuen Nachnamen habe ich mich immer noch nicht ganz gewöhnt.

„Frau Maria Peters?“, ruft mich die Oberärztin auf. „Bitte kommen Sie in Ordination eins.“

Kritisch betrachte ich die leibhaftige Psychiaterin.

„Was führt Sie zu mir, Frau Peters?“

„Ich leide unter massiven Panikattacken, und gestern dachte ich, es ist endgültig vorbei und ich muss sterben. Meine Kraft ist zur Gänze verbraucht, ich kann nicht einmal mehr alleine auf die Toilette, jemand muss mich stützen, so erschöpft bin ich."

Vor lauter Verzweiflung beginne ich, heftig zu weinen.

„Das glaube ich. Panikattacken schwächen den Körper ungemein, vor allem, wenn sie gehäuft vorkommen. Aber ich kann Sie beruhigen, ich kann Ihnen helfen", sagt sie und lächelt mich vertrauenserweckend an. „Heute gibt es bereits tolle Medikamente, die nicht abhängig machen und beinahe keine Nebenwirkungen haben, aber hervorragend auch bei starken Angststörungen helfen. Zuerst müssen Sie mir aber ganz genau erzählen, wie es dazu gekommen ist und unter welchen Symptomen Sie leiden, damit ich das richtige Medikament auswählen kann."

Eine gute Stunde lasse ich in einem sehr netten Gespräch die letzten Jahre Revue passieren und ernte immer wieder Verständnis für meine derzeitige Situation von der Ärztin.

Doktor Frei, schon alleine ihr Name ist Programm, wie ich finde.

Ja, frei will ich sein, frei von all diesen Sorgen und Ängsten samt diesen Horrorsymptomen.

„Ich verspreche Ihnen, dass es Ihnen in wenigen Wochen besser gehen wird.

Leider braucht man bei Antidepressiva immer einen sogenannten Wirkungsspiegel, und der baut sich bei Angststörungen erst nach vier Wochen auf. Das heißt, Frau Peters, das Medikament braucht einfach seine Zeit, um seine volle Wirkung zu erreichen."

Na, das schaff ich jetzt auch noch. Schon alleine das Gespräch und die Zuversicht der Ärztin bringen Licht in meine dunkle Seele.

Die niedrigste Dosis des mir verordneten Medikaments soll mir bereits helfen, meint die Ärztin. Ich bin gespannt und offen für alles, was kommt, denn schlimmer kann es ohnehin nicht mehr werden.

Miriam bringt mich nach Hause, nachdem wir das Medikament aus der Apotheke geholt haben.

Der Gang zur Ärztin war der eine, die Einnahme dieser

„Glückstablette“ ist nun der andere Gewissenskonflikt. Medikamente wie diese und ich, wir mögen uns einfach nicht. Das habe ich der Ärztin natürlich nicht gesagt.

Ich fürchte mich derzeit vor allem und jedem, sogar vor diesem Miniding. Die Ärztin hat mich über die anfänglichen Nebenwirkungen aufgeklärt. Meine Symptome könnten sich zu Beginn der Einnahme sogar verschlechtern, meinte sie, und begleitet würden sie meistens von Übelkeit, Schwindel, Mundtrockenheit und vermehrtem Schwitzen. Es führt aber kein Weg mehr daran vorbei … und vielleicht wird es ja gar nicht so schlimm, denke ich bei mir.

Lange betrachte ich die kleine Tablette, bevor ich mich entschließe, sie endlich einzunehmen. Auf dem Weg in meinen Magen möchte ich ihr am liebsten nachschreien und sie bitten, mich bald gesund zu machen.

Miriam bleibt noch ein Weilchen, um mich etwas abzulenken, und wir plaudern über die Geburt unserer Kids und die Zeit danach. Es ist ein gutes Gefühl, Freunde zu haben, die einen auch in richtig schweren Zeiten unterstützen. Solche Freunde sind wirklich ein Geschenk.

Kapitel 24

Steter Tropfen höhlt den Stein

– Februar 2011 –

Die nächsten Tage verlaufen alles andere als gut. Trotz der Tabletten, die ich regelmäßig und wie verordnet, einnehme, komme ich gar nicht mehr aus dem Bett und zittere am ganzen Leib. Tag und Nacht plagen mich diese verdammten Panikattacken, und ich brauche rund um die Uhr Betreuung. Essen kann ich auch keines mehr zu mir nehmen, alles schmeckt wie Papier.

Auch meine Eltern, die wir bis dato in ihrem wohlverdienten Urlaub geschont haben, wissen nun Bescheid. Sie brechen ihren Urlaub ab und kommen eine Woche früher zurück, um uns zu unterstützen.

Meine Schwiegermutter ist den ganzen Tag bei mir, sie kocht und kümmert sich um Luca, bis Fabian am Abend nach Hause kommt. Unser Kleiner ist derzeit leider auch krank, er hat hohes Fieber und eine schreckliche Erkältung. Die Kinderärztin hat vorsorglich einen Grippeschnelltest gemacht, dessen Ergebnis wir in ein paar Tagen erfahren werden.

Bei uns geht's zu wie in einem Lazarett – fehlt nur noch Fabian, aber der muss jetzt stark bleiben.

Zwei Tage, nachdem Luca erkrankt ist, bekomme auch ich hohes Fieber. Das letzte Mal hatte ich als Kind erhöhte Temperatur.

Was ist die Steigerungsform von elend fühlen? Ich dachte bisher auch nicht, dass es noch eine Steigerung gibt, aber ich werde soeben eines Besseren belehrt.

Es ist zwei Uhr morgens, und ich kann kaum beschreiben, wie ich mich fühle. Zu meiner völligen Abgeschlagenheit, dem Zittern, der andauernden Übelkeit und den Panikattacken kommen jetzt noch fürchterliche Kopf- und Gliederschmerzen hinzu. Mein Herz pocht so stark, dass ich das Gefühl habe, es springt gleich aus meiner Brust. Da es schon so lange her ist, dass ich Fieber hatte, habe ich vergessen, wie grausam es sich anfühlt. Ich wecke Fabian und bitte ihn, die Rettung anzurufen.

Ich kann nicht mehr und will sofort ins Krankenhaus. Die müssen mir helfen. Tiefer kann ich nicht mehr fallen. Fabian widerspricht mir nicht einmal, da er sieht, wie schlecht es um mich steht.

Fünfzehn Minuten später werde ich in die Notaufnahme gebracht. Die Ärztin untersucht mich und fragt, ob noch jemand in unserer Familie krank sei. Ich erzähle ihr von Luca und dem ausstehenden Grippetest, sie verordnet auch mir einen. Eine weitere halbe Stunde später ist das Ergebnis da – Influenza B positiv.

Zu meinem ganzen ohnehin schon beschissenen Zustand kommt jetzt auch noch eine echte Grippe dazu. Was hab ich nur verbrochen?

Ich breche in einen Weinkrampf aus, denn ich ahne, was mich die nächsten Tage und vielleicht auch Wochen erwartet. Die Ärztin sticht mir einen venösen Zugang und hängt eine Infusion an. Wenigstens gibt es Schmerzmittel gegen dieses unbeschreiblich schlimme Kopfweh, denn mir zerreißt es gleich meine Birne.

Schön wäre es, wenn sie mich gleich für die nächsten Wochen in ein künstliches Koma versetzen und mich erst wecken könnte, wenn der ganze Wahnsinn hier vorüber ist. Manchmal glaube ich das alles selbst nicht mehr.

Die Ärzte versuchen wirklich ihr Bestes, und sogar meine Psychologin besucht mich und spricht mir Mut zu. Nicht einmal mehr wütend kann ich sein, so kraftlos bin ich. Sicherlich habe ich mittlerweile sieben Kilo abgenommen, denn ich leide unter massiver Appetitlosigkeit. Früher hätte ich mir das gewünscht, um meine schlanke Figur zu erhalten. Heute wäre ich heilfroh, wieder essen zu können. Nichts mehr an mir und in mir ist so, wie es einmal war.

Besuch nehme ich wahr, aber nur über Luca und Fabian kann ich mich freuen, ein bisschen zumindest. Für jemanden, der es nicht kennt, ist es unvorstellbar, was Depressionen und Angststörungen mit einem Menschen machen und welchen Schaden sie ihm zufügen können. Während meiner Reportagen zu diesem Thema war es auch für mich bloße Theorie. Es jetzt seit vielen Monaten am eigenen Leib zu erfahren, ist eine unbeschreiblich grausame praktische Erkenntnis.

Ist man einmal so weit in diesem Strudel drinnen, hat man es und sich selbst nicht mehr im Griff, alles verselbständigt sich. An diesem Punkt bin ich angelangt und bin über jeden Tag froh, der wieder vorübergeht. Aber ich hoffe inständig, dass sich mein Zustand bald bessert. Insgesamt bleibe ich vierzehn Tage im Krankenhaus.

Die Grippe hat mir ordentlich zugesetzt, sodass ich auch zu Hause einige Tage noch weiterhin nur im Bett liegen kann. Mein ganzer Rücken schmerzt höllisch, und ich bin stark verspannt vom Herumlungern.

Morgen fährt Fabian wieder für drei Tage weg. Luca und ich übersiedeln in dieser Zeit zu meinen Eltern. Auch mein Kleiner hat stark an der Grippe gelitten. Trotzdem steckt ein Kind diese Erkrankung leichter weg als Erwachsene, vor allem, wenn diese wie ich zusätzlich noch psychisch am Ende sind.

Ich bin heilfroh, dass Luca während seiner Krankheit bei meinen Eltern sein konnte, denn sie lieben ihn abgöttisch und kümmern sich sehr gut um unseren Sohn, und das nimmt eine große Last von mir und natürlich auch von Fabian.

Immer wollte ich die perfekte Mutter sein – und jetzt bin ich ein körperliches und geistiges Wrack, unfähig, diesem Wunsch auch nur annähernd gerecht zu werden. Die Eltern zu brauchen wie ein hilfloses Kind und mit fast vierunddreißig Jahren immer wieder vorübergehend bei ihnen wohnen zu müssen, ist ein sehr großer Einschnitt in mein Leben und Gift für mein Ego. Es bedeutet einen gewaltigen Rückschritt, wieder zurückzugehen ins Elternhaus. Aber – Gott sei Dank – und ich will nicht undankbar erscheinen, stehen sie uns so bei.

Auch meiner Mutter geht dieses ganze Tohuwabohu extrem an ihr Nervenkostüm, denn sie puffert alles ab. Außerdem macht sie sich ständig große Sorgen um uns, sagt aber nichts. Ich merke ihr an, wie schwer die Situation für sie im Moment ist. Vor allem auch deshalb, weil Luca und ich sehr oft bei ihnen sind und sie so immer hautnah mit meiner Problematik konfrontiert wird. Aber alleine würde ich den Alltag nicht schaffen, und Fabian ist beinahe wöchentlich mehrere Tage hintereinander im Ausland.

Schön langsam bemerke ich aber eine kleine Verbesserung meiner Symptome. Die Panikattacken kommen seltener. Was mich aber immer noch sehr belastet, ist die Erschöpfung und meine Reaktion auf Reize. Lärm in jeglicher Form – wie zum Beispiel Musik während des Autofahrens, was ich immer geliebt habe – kann ich kaum aushalten. Ich werde davon beinahe aggressiv, denn mein Kopf fühlt sich dann an, als wäre er am Zerbersten. Sehr viele völlig alltägliche Dinge machen mir Angst, auch selbst Auto zu fahren oder Einkaufen ist undenkbar, ebenso große Menschenansammlungen. Dann merke ich sofort, wie ich nervös werde und Herzklopfen bekommen, so, als würde sich eine Panikattacke ankündigen. Je mehr ich gleichzeitig wahrnehme, umso schwerer kann es mein Gehirn wohl verarbeiten.

Frau Doktor Hanisch hat mir dringend geraten, eine Reha zu machen. In der Nähe unserer Stadt gibt es ein Krankenhaus mit einer eigenen Psychosomatik-Station. Das Programm dort würde vier Wochen dauern, und ich dürfte immer übers Wochenende nach Hause. Das ist ein ganz wichtiger Aspekt für mich, denn vier Wochen ohne meine Familie wären keine gute Therapie für mein seelisches Wohlergehen. Sie hat mich angemeldet, und in den nächsten Tagen erfahren wir, ob ich aufgenommen werde oder nicht.

Kapitel 25

Aufwind

– März 2011 –

In wenigen Tagen beginnt mein Reha-Aufenthalt. Aufgeregt fiebere ich dem Aufnahmetermin entgegen. Was wird mich bloß erwarten? Hunderte von Fragen schwirren durch meinen Kopf. Das Angebot der Klinik hört sich vielversprechend an: Einzelpsychotherapie, Musiktherapie, Physiotherapie, Sport, Ergotherapie und so weiter. Ich hoffe, dass dazwischen auch mal Zeit für ein Schläfchen sein wird, sonst wird mir vielleicht auch dort schnell alles zu viel werden. Schon wieder mache ich mir vorab Sorgen, ob ich dem überhaupt gewachsen sein werde. Jede noch so kleine Anstrengung fühlt sich immer noch wie ein Marathon an.

Viele fragen sich vielleicht an dieser Stelle, ob unsere Psyche tatsächlich so großen Einfluss auf unseren Körper nehmen kann oder ob alles doch nur Einbildung ist. Ich komme mir, wenn ich zum Beispiel eine Panikattacke habe, furchtbar hysterisch vor, aber in einer solchen Situation schaukelt sich alles ungewollt hoch und kommt dann zur Explosion, so, als würde sich etwas in mir entladen. Ich selbst habe keinen Einfluss darauf – das ist ja das Schlimme!

Ich nehme an, jeder kennt so etwas: Man glaubt, man sei von einer Zecke gebissen worden, oder es bestehe die Möglichkeit, Läuse zu haben. Überall an unserem Körper beginnt es plötzlich, zu jucken. Real, ohne dass wir es uns einbilden. Wir müssen uns kratzen und werden ganz aufgeregt. Aber wir haben weder einen Zeckenbiss noch Läuse, und doch juckt es wie verrückt. Nur allein der Gedanke daran versetzt uns in diese unangenehme Situation.

So kann man auch den Mechanismus bei Panikattacken beschreiben. Als Betroffener weiß man, welche elenden Symptome eine Attacke mit sich bringt, und es reicht, nur daran zu denken, und die nächste kommt bestimmt sogleich. Befindet man sich dabei in einem mental starken Zustand, ist man Herr der Lage und kann sich selbst beruhigen. Ist man aber wie ich derzeit nervenschwach, verselbständigt sich die Situation, und man ist als Betroffener seinen Gefühlen und Empfindungen total ausgeliefert. Durch zu viel Produktion des Hormons Adrenalin, zum Beispiel bei einer Panikattacke, steigen auch die Stresshormone an. Es ist ein teuflischer Teufelskreis. Außerdem schadet dieser Zustand auf Dauer dem Herzen und dem Kreislauf. Der Körper befindet sich im Ausnahmezustand, er schreit quasi um Hilfe.

Da ich medizinisch nicht so bewandert bin, habe ich mich – in Form eines Interviews – mit meiner Ärztin, Doktor Waltraud Horeth, unterhalten. Sie ist Fachärztin für Psychiatrie und psychotherapeutische Medizin und hat mir die Vorgänge im Körper und im Speziellen im Gehirn wie folgt nähergebracht:

Frage: Sehr geehrte Frau Doktor Horeth, wie beschreibt man am besten die Krankheit Burn-out?

Antwort: *Das Burn-out-Syndrom ist erstmals 1974 von Freudenberger und Maslach beschrieben worden. Die Definition hat sich im Lauf der Jahre etwas verändert. Zunächst war man der Meinung, dass ausschließlich überengagierte Menschen davon betroffen seien. Dann gab es eine Zeit, in der man propagierte, dass Burn-out auch in der Arbeitslosigkeit auftreten könne.*

Auch „Bore-out" war eine Zeit lang im Gespräch, also Burn-out durch Unterbeschäftigung.

Im Herbst 2013 wurde bei einem internationalen Psychiatriekongress in Wien, dem WPA, klar postuliert, dass das Syndrom auf drei Einzelfaktoren beruhe: Druck in der Arbeit, Arbeitsüberlastung und mangelnde Wertschätzung.

Es wird auch in Zukunft keine eigenständige Erkrankung sein, nach den internationalen Diagnosekriterien. Das wurde von einem Expertengremium in beiden internationalen Diagnosemanualen, dem DSM und dem ICD festgelegt.

„Es ist keine Diagnose, es ist ein Zustand", zitiere ich sehr frei, aber inhaltlich korrekt Freudenberger, aber es ist trotzdem definiert.

Burn-out ist arbeitsassoziiert, andere belastende Lebensumstände lösen alleine keinen Burn-out aus, wirken aber oftmals mit. Es gibt drei Faktoren, die wahrscheinlich die Auslöser sind:

eine Arbeitsüberlastung, wobei viel Arbeit nicht Burn-out heißen muss.

Das Nächste ist der Zeitdruck oder überhaupt der Druck in der Arbeit, sei es, immer schneller immer mehr zu leisten, aber auch diese häufigen Umstrukturierungen, die in vielen Firmen ständig durchgeführt werden, halten Menschen oft sehr schlecht aus.

Das Dritte ist die mangelnde Wertschätzung sowie das fehlende Feedback. Dies kann sich aber genauso im privaten Bereich abspielen. Wenig Lob vom Partner, Leistungsdruck und mangelnde Wertschätzung wirken sich negativ aus, dabei handelt es sich aber definitionsgemäß nicht um ein Burn-out-Syndrom.

Manchmal ist durchaus der Wechsel des Arbeitsplatzes sinnvoll und auch notwendig, allerdings nur, wenn die äußeren Einflussfaktoren die eigenen Anteile an der Konstruktion der Situation überwiegen. Steht im Vordergrund, dass mangelnde Abgrenzung von Ansprüchen seitens der Umwelt, eigener überhöhter Ehrgeiz oder aber energie- und kräfteraubende Tätigkeiten in der Freizeit die Ursache für die Symptomatik sind, wird ein Jobwechsel das Problem nicht lösen, sondern es wird nach kurzer Zeit wieder auftauchen.

Burn-out, Angststörung oder Depression sind getrennt zu sehen. Man kann durchaus unter mehreren psychischen Erkrankungen leiden, grundsätzlich sind es unterschiedliche Phänomene, wobei Burn-out in eine manifeste Depression übergehen kann. Nur für einen Teil der Menschen, die glauben Burn-out zu haben, trifft dies wirklich zu. Die Symptome sind definiert, dies wird in der psychiatrischen Fachwelt sehr genau eingegrenzt.

Frage: Gab es das Phänomen Burn-out auch schon in den 1940er- und 1950er-Jahren?

***Antwort:** Das Syndrom wurde zu dieser Zeit nicht als solches beschrieben. Damals herrschten auch andere Gegebenheiten, auch die*

Prioritäten und der Lebensrhythmus der Menschen in früheren Zeiten unterschieden sich wesentlich von der Situation heute.

Ursächliche Faktoren, warum die ersten Fälle erst in den 1980er Jahren dokumentiert sind, stellen sicherlich die Schnelligkeit der realen oder imaginierten Anforderungen in unserem heutigen Leben dar, sowie auch die Ansprüche der Menschen, die stetig steigen.

Wenn jemand ohnehin schon unter großem Druck in der Arbeit steht und sich zusätzlich vielleicht noch abends und am Wochenende dem Hausbau widmet, daneben auch noch ausgiebig Sport betreibt – gesund als Ausgleich, kann aber die Summe der Tätigkeiten zu sehr steigern – oder nach der Arbeit gesellschaftliche Verpflichtungen eingehen zu müssen glaubt, braucht er sich nicht zu wundern, wenn alles zu viel wird.

Gearbeitet wurde früher vermutlich mehr als heute, aber der Tagesablauf hat sich stark geändert. Man ging damals den ganzen Tag zur Arbeit oder aufs Feld, am Abend war man müde, aß noch etwas, setzte sich vielleicht noch zusammen und ging dann zu Bett. Das war's! Die Reizüberflutung, dieses große Angebot an Freizeitaktivitäten, fiel damals weg.

Auch der Teufelskreis, immer mehr arbeiten zu müssen, weil man sich immer mehr leisten will, ein zweites Auto, ein Haus etc. belastet und führt notgedrungen zu Überlastung, Stress und in der Folge eventuell zum Zusammenbruch.

Die meisten Menschen gelangen heute somit auf ein generell erhöhtes Stressniveau. Leider getrauen sich viele gar nicht mehr zuzugeben, dass sie das Wochenende auf dem Sofa verbracht oder sich ganz einfach ausgeruht haben, geschweige denn, sich diese Ruhe und Erholung überhaupt zu gönnen.

Frage: Ab wann sollte man sich in professionelle Hände begeben?

Antwort: *Die Indikation für eine Behandlung wird in der Schweiz ganz einfach und klargestellt: „Entweder der Patient oder sein Umfeld leidet." Entweder, weil man so erschöpft, müde und ermattet ist, oder so gereizt und ungeduldig, dass es auch der Umgebung auffällt. Vielleicht fallen auch Bemerkungen, dass man nicht mehr gesund aussehe, oder durch große Übermüdung aufgrund des Schlafmangels* *weniger leistungsfähig ist als früher, unkonzentrierter, einem eventuell vermehrt Fehler unterlaufen. Vor allem aber, wenn man selbst das Gefühl hat, nicht mehr weiter zu können.*

Frage: Wann und warum ist die Unterstützung durch Antidepressiva unumgänglich?
Antwort: *Nachdem die dafür empfohlene Gruppe von Antidepressiva sehr nebenwirkungsarm ist, bin ich bei meinen Patienten bei der Indikationsstellung tendenziell großzügig. Wenn der Leidensdruck sehr groß ist, die depressive Komponente schon im Vordergrund steht, zusätzlich Antriebslosigkeit besteht oder auch Schlafstörungen auftreten, kommt man schnell in einen Teufelskreis: Wenig Schlaf und deshalb nicht ausgeruht zu sein, verschlechtert die Stimmung zusätzlich, und man kann sich noch weniger motivieren und aufraffen. Dann ist es an der Zeit, eine medikamentöse Therapie zu beginnen, wobei Medikamente die Situation als solche nicht verändern, Menschen aber in einen stabileren und konzentrierteren Zustand bringen können, der es dann ermöglicht, Probleme effektiver zu lösen und die notwendigen Veränderungen zu vollziehen.*

Wenn es aber gelingt, die Situation selbst zu verändern oder zu lösen, wird es häufig nicht notwendig sein, ein Medikament einzunehmen.

Frage: Wie kann es zu einer Angststörung kommen?
Antwort: *Man diskutiert eine genetische Komponente, weiß aber leider noch zu wenig darüber. Das Hirn ist ein sehr kompliziertes Organ. Es gibt ein Zentrum, ich nenne es das Schaltzentrum der Angst, der Fachausdruck ist Amygdala oder auf Deutsch Mandelkern. Dieses Zentrum bekommt alle möglichen Informationen aus verschiedenen anderen Zentren im Hirn und koordiniert sie – das ist es, was wir als Emotion und im konkreten Fall als Angst verspüren, ein sehr vernetztes System. Wenn man sich im fMRI, einer speziellen Schnittbildtechnik, die Bilder des Mandelkerns von Angst- oder Depressionspatienten ansieht, dann weist dieses Zentrum eine erhöhte Aktivität auf und ist auch im Volumen vergrößert im Vergleich zu gesunden Probanden.*

Frage: Welche Symptome treten bei einer Panikattacke auf?
Antwort: *Eine Panikattacke tritt plötzlich auf, ohne speziellen Auslöser aus dem Nichts heraus. Es beginnt mit Zittern, Schwitzen, dem Gefühl, der Hals sei zugeschnürt, man hat Todesängste, und schließlich kann es so weit gehen, dass die Menschen glauben, sie bekommen einen Herzinfarkt und letztlich den Notarztwagen rufen. In der Regel dauert dieser Zustand zehn bis dreißig Minuten.*

Eine Panikattacke im klassischen Sinn hält nicht tagelang an, das würde in dieser Intensität auch nicht aushaltbar sein. In diesem Fall spricht man von Angststörung, was ebenfalls leidvoll und belastend ist, sich aber von einer Panikstörung unterscheidet.

Frage: Warum schafft es der betroffene Patient nicht mehr alleine, aus dem Strudel herauszukommen?
Antwort: *Weil die Gedanken nur mehr kreisen, man ist so eingeengt, dass man alleine den Ausweg aus dem Strudel nicht mehr findet.*

Frage: Würden Sie Psychotherapie kombiniert zu Ihrer Behandlung empfehlen?
Antwort: *Grundsätzlich würde ich jedem eine Psychotherapie empfehlen, der es selbst nicht schafft, seine Reaktionsmuster zu verändern oder Lösungen für Probleme zu finden.*

Es ist eine weitverbreitete Meinung, dass Psychotherapie jahrelang dauern und das Thema notwendigerweise die Kindheit sein muss. Oftmals ist es erforderlich, sich vorrangig mit dem Hier und Jetzt zu beschäftigen und die Probleme der Gegenwart in den Vordergrund zu stellen. Möglicherweise werden Muster und erlernte Reaktionsweisen aus der Kindheit zu besprechen und zu lösen sein, dies ist aber nicht obligatorisch. So kann bei manchen Patienten eine Kurzpsychotherapie von drei bis vier Sitzungen ausreichend sein, je nach Fragestellung und Ziel, das erreicht werden soll. Diesbezüglich können meiner Meinung nach keine allgemeingültigen Prognosen gemacht werden. Das ist individuell zu entscheiden, beziehungsweise zeichnet sich im Lauf der Therapie meist rasch ab.

Frage: Gibt es eine Zeitangabe, wie lange ein Burn-out dauern kann?

Antwort: *Bei einer Depression, auch unter Tabletteneinnahme, tritt unter drei Wochen keine Besserung auf, zumal Antidepressiva ihre Wirkung erst nach zwei Wochen entfalten können.*

Bezüglich Burn-out finde ich einen guten Vergleich den mit einem Bankkonto: Man hat immer wieder abgehoben und ist letztendlich beträchtlich im Minus. Zahlt man darauf ein, ist man deswegen nicht sofort im Plus, je nach Überziehung muss man den Kontostand erst einmal ausgleichen. Dann erst kann man ein neues Guthaben ansparen – das dauert seine Zeit.

Im Durchschnitt würde ich jetzt sagen, wenn nichts anderes hinzukommt, wenn man psychotherapeutisch und medikamentös unterstützt wird und man an der Situation oder an sich etwas ändert, kann man ungefähr mit zwei bis drei Monaten rechnen. Manchmal aber dauert es sehr viel länger. Hier gilt es dann, die verhindernden und erschwerenden Faktoren abzuklären.

Bei sehr langer Zeitdauer ist es ganz wichtig, dass man einen Punkt nicht übersieht: Irgendwann wird sonst die Angst vor dem Wiedereinsteigen zu groß, und man schafft die Rückkehr in den Arbeitsprozess kaum mehr. Dann ist eventuell eine geschützte, betreute Situation nötig, eventuell auch vorübergehend eine Reduktion der Wochenstunden.

Vielen Dank, Frau Doktor Horeth, dass Sie sich Zeit genommen haben, um uns dieses komplexe Thema verständlicher zu machen.

Für mich ist es immer einfacher, mit einer Sache umzugehen, wenn ich den Hintergrund verstehe. Vor allem bei psychischen Krankheiten ist es für den Laien schwierig, durchzublicken. Schließlich habe auch ich sehr lange Zeit geglaubt, mir alles nur einzubilden.

Kapitel 26

Ein Schritt vor, zwei zurück

– April 2011 –

Heute ist der erste Tag meiner Reha. Wie nicht anders erwartet, habe ich diese Nacht so gut wie nicht geschlafen, denn meine Aufregung war zu groß. Fabian hat mich hergebracht und wartet nun mit mir gemeinsam, bis die Schwestern uns Reha-Patienten vom ausgemachten Treffpunkt aus – dem Pflegestützpunkt – in die uns zugeteilten Zimmer bringen.

Wir befinden uns zwar in einem öffentlichen Krankenhaus, das Team dieser psychosomatischen Abteilung hat sich aber große Mühe gegeben, hier Gemütlichkeit und Wärme hereinzubringen. Der Wartebereich, in dem wir sitzen, ist mit Couch und Kissen gemütlich hergerichtet. Bunte Vorhänge an den Fenstern und verschiedene Bilder an den Wänden könnten mich fast vergessen lassen, weshalb ich hier bin. Trotzdem hat die Tatsache, dass ich hier bin, einen bitteren Nachgeschmack.

Verstohlen blicke ich zu den anderen Patienten hin. Eine Dame trägt einen Verband um ihr Handgelenk. Hoffentlich ist das nicht das Überbleibsel eines Selbstmordversuches!

Ich habe keine Ahnung, mit welchen Menschen ich es hier zu tun habe. Mir wird angst und bange, wenn ich mir vorstelle, es könnten Verrückte dabei sein. Es hieß doch aber, wir hätten alle ähnliche Probleme.

Ich habe mich informiert – hier gibt es drei verschiedene Kategorien von Patienten: solche wie ich, die Depressionen und Angststörungen haben, Patienten, die von chronischen oder psychisch herbeigeführten Schmerzen geplagt sind, und jene, die unter Adipositas oder Fettleibigkeit leiden und dadurch psychische Probleme entwickeln oder infolge psychischer Probleme Adipositas-Patienten geworden sind.

Allesamt sollen wir wieder lernen, uns im Alltag, mit oder ohne Beschwerden, alleine zurechtzufinden. Mich hat diese Erschöpfungsdepression so sehr aus der Bahn geworfen, dass ich mir derzeit nicht vorstellen kann, irgendwann wieder ohne Hilfe durchs Leben zu kommen. Aber natürlich will ich diesen Zustand so schnell wie möglich ändern, weshalb ich hier bin.

Wir sind drei Frauen und drei Männer, die hier zeitgleich ihre Reha beginnen. Ich teile mir, als ob ich es geahnt hätte, mit der Patientin, die ich für einen Suizidversuch-Fall halte, ein Zimmer. Meine Stimmung ist am Tiefpunkt. Sicher, ich wollte hierher, nun aber komme ich mir vor, als wäre ich in ein Irrenhaus eingeliefert worden.

Manchmal und eben gerade jetzt überkommt mich die große Angst, ich könnte schon bald eine von denen sein, die hinter vergitterten Fenstern sitzen und dann zeit ihres Lebens in geschlossenen Anstalten untergebracht sind. Menschen mit Beschwerden, wie ich sie habe, können sich selbst sehr schlecht oder teilweise gar nicht mehr einschätzen, auch das Körpergefühl schwindet drastisch. Das rührt wahrscheinlich auch daher, dass besonders bei einer sehr heftigen Panikattacke das Gefühl entsteht, den Verstand zu verlieren. Manchmal weine ich nur noch, weil ich mir nichts mehr wünsche, als wieder gesund zu sein.

Auch die Ungewissheit, wie lange mich dieser Zustand noch plagen wird, macht mich fertig. Keiner der Ärzte und Therapeuten möchte sich festlegen, denn jeder Patient ist anders.

Meine Leidensgenossin scheint jedoch ganz nett zu sein. Sie hat, wie sie mir erzählt, keinen Selbstmordversuch hinter sich, es wurde nur ein Überbein entfernt. Peinlich – typisch, ich habe schon wieder die Flöhe husten gehört. Wenigstens müssen wir lauthals lachen, als ich ihr meine Befürchtung schildere.

Wir Patienten sind hier in Gruppen eingeteilt, außer den Einzelpsychotherapien absolvieren wir quasi das ganze Tagesprogramm gemeinsam.

Bei unserer Kennenlernrunde stoßen schon die Ersten an ihre Grenzen. Ein junger Bursche im zarten Alter von neunzehn Jahren kann nicht einmal sprechen, ohne gleich eine Panikattacke zu bekommen. Er muss seine Vorstellung unterbrechen und den Raum verlassen. Mein lieber Schwan, der ist wirklich arm dran.

Ein schon etwas älterer Mann wird furchtbar wütend, als er uns seine Geschichte erzählt. Angeblich werden Frauen mit psychischen Störungen total weinerlich und zerbrechlich, und bei Männern dominiert eher Wut und Aggression.

Heute, am ersten Tag unseres Aufenthaltes, werden wir sozusagen noch etwas geschont. Ab morgen wartet ein volles Programm auf uns.

Am Abend sitzen wir noch beisammen, und jeder, außer unserem Jüngsten, erzählt seine Leidensgeschichte. Der arme Junge hört nur zu.

Geteiltes Leid ist halbes Leid. Wie sich herausstellt, sind wir lauter normale Menschen, die allesamt verlernt haben, auf ihren Körper zu hören. Dann kann es also bei mir auch nicht so weit fehlen, denke ich mir und schlafe beruhigt ein.

Ich habe erstaunlicherweise recht gut geschlafen. Frühstück soll es erst nach unserem ersten Programmpunkt des Tages, der Physiotherapie, geben. Keiner von uns sechs ist gut gelaunt – wohl zu viel Hektik auf leeren Magen zu so früher Morgenstunde um sieben Uhr. Wir sollen eine halbe Stunde bergauf walken gehen.

Ich stoße schon nach fünf Minuten an meine körperlichen Grenzen, denn mit meinem derzeitigen niedrigen Energielevel fühlt sich die nette Walkrunde beinahe wie ein Marathon an. Die Physiotherapeutin nimmt Rücksicht auf mich und geht mit mir in meinem Schneckentempo. Danach bin ich wirklich geschafft.

Nach der Stärkung soll es weiter zur Musiktherapie gehen. Spannende Geschichte, jedoch zweifele nicht nur ich an der Sinnhaftigkeit derselben. Jeder darf sich heute ein Musikinstrument aussuchen, und dann spielen wir damit gemeinsam ein Lied. Wohlgemerkt – ohne dass man dieses Instrument beherrscht. Ich versuche aber, mich darauf einzulassen, wenngleich ich mir auch manchmal denke, dass ich hier fehl am Platz bin.

Nach dem Gefiedel folgt die Ergotherapie. Wir basteln eine Collage – interessant, aber eher ein netter Zeitvertreib. Nach einer einstündigen Pause steht Entspannung nach Jacobsen auf dem Programm. Und zum Abschluss des Tages treffen wir uns schließlich in einer spirituellen Gruppe wieder.

Wir reden über Gott und den Glauben und wie wir Kraft daraus schöpfen können, wenn es uns schlecht geht. Mir hilft das sehr, denn so beschäftige ich mich wieder mehr mit meinem Glauben. Ich würde mich nicht als streng katholisch bezeichnen, und wir besuchen auch nicht jeden Sonntag den Gottesdienst, aber gläubig war ich immer schon. Der Glaube an Gott gibt mir in schweren Zeiten starken Halt. Auch Luca möchte ich Religiosität mit auf den Weg geben. Er kann später selbst entscheiden, welche Richtung er einschlägt, aber für mich gehört es in der Erziehung eines Kindes mit dazu, Werte zu vermitteln und über Glauben zu sprechen.

Nach dem Abendessen finde ich mich mit weiteren müden Gesellen im Aufenthaltsraum ein, wo wir über den heutigen Tag diskutieren.

„Liegt es daran, dass wir noch ganz am Anfang des Programms stehen, oder sind wir hier vielleicht alle fehl am Platz?“, bringt es einer meiner Mitstreiter auf den Punkt.

Theoretisch müssen die Therapeuten doch wissen, was sie tun, oder?

Nicht nur den dichten Zeitplan finde ich anstrengend, vor allem die Tatsache, dass wir ständig zu sechst beieinander sind und immer wieder mit den Problemen des anderen konfrontiert werden, nervt nicht nur mich. Und es gibt so gut wie keine Rückzugsmöglichkeit.

Der nächste Tag beginnt ähnlich, alle sind total gereizt, und unsere Symptome verstärken sich wieder. Ich suche, genau wie die anderen, das Gespräch mit meiner zugeteilten Bezugsschwester.

„In ein paar Tagen schon werden Sie eine Besserung verspüren, Frau Peters, glauben Sie mir. Den meisten Patienten geht es zu Beginn so. Die Umstellung der Gewohnheiten, die Gruppe und die dazugehörigen Probleme wie auch der dichte Zeitplan – das alles trägt natürlich zu Ihrem anfänglichen Unwohlsein bei“, meint sie.

„Naja, wenn Sie meinen …“ Wirklich überzeugt bin ich nicht.

„Gedulden Sie sich noch etwas! Schon bald werden Sie Gefallen an den Therapien finden und auch merken, wie gut Ihnen die Stunden tun.“

Ich will ihr ja wirklich gerne glauben, aber es ist nicht einfach. Einige von uns versuchen, sich mit den Gegebenheiten abzufinden und das Beste daraus zu machen. Andere wiederum kämpfen mit Selbstzweifel und Misstrauen gegenüber dem Programm.

In meinem labilen Zustand ist es für mich sehr schwierig, mit so negativ denkenden Menschen so viel Zeit verbringen zu müssen. Ich lerne jedoch in aller Härte, mich abzugrenzen und Nein zu sagen, wenn die Situation für mich nicht mehr passt. Dann verziehe ich mich. Ich gehe entweder ein wenig spazieren, gönne mir einen Kaffee im Krankenhauscafé oder ziehe mich zurück in mein Zimmer und lese. Dies ist wahrscheinlich auch Sinn und Zweck dieser Übung.

Obwohl wir uns im Grunde alle gut verstehen, gehen mir diese Pessimisten trotzdem gehörig auf den Zeiger. Im „normalen“ Leben würde ich mit so manchem sicher keine Sekunde verbringen.

Meine Bezugsschwester Heidi ist ein Engel. Wann auch immer mir etwas am Herzen liegt, suche ich sie auf, sofern sie Dienst hat. Sie steht mir mit Rat und Tat zur Seite, und ich merke, wie ich hier von Tag zu Tag mehr aufblühe und von dem Programm profitiere. Ich ziehe mein Ding durch und versuche, mich so wenig wie möglich ablenken und beeinflussen zu lassen.

Es entwickelt sich ganz so, wie sie es mir zu Anfang prophezeit hat. Die wissen also doch, was sie tun. Manchmal komme ich mir zwar blöd vor, wenn ich einen Strand zeichne oder eine Stunde lang trommeln soll. Ich versuche aber, es nicht zu hinterfragen und darauf zu vertrauen, dass es uns helfen soll und auch helfen wird, denn viele vor uns haben diese Reha mit Erfolg bereits absolviert.

Frau Doktor Hanisch empfiehlt vielen ihrer Patienten diese Klinik, weil sie absolut überzeugt davon ist. Sie kenne den Leiter dieser Abteilung schon viele Jahre und weiß von seinen Fähigkeiten. Die Schwestern würden sich ständig weiterbilden und seien bestens geschult, um mit unseren Panikattacken, Depressionen oder sonstigen Störungen richtig umzugehen. Alle Patienten, die sie hierher überwiesen habe, hätten sehr große Fortschritte gemacht, hat mir die Ärztin erzählt. Das soll schon was heißen.

Meine Familie fehlt mir sehr. Gut, wenn ich sie am Freitag wiedersehe und mit Luca und Fabian das Wochenende verbringen kann. Aber die Zeit vergeht für mich wie im Flug. Leider freuen sich nicht alle so wie ich auf zu Hause. Unser Jüngster, er heißt Daniel, will auf keinen Fall heim. Er tut mir sehr leid, denn offenbar hat er große Probleme mit seiner Familie und seinem Umfeld. Ab und an ist etwas davon durchgedrungen, wie schwer seine Lage sein muss. Ich darf an dieser Stelle nicht zu viel verraten. Wir alle unterliegen einer Schweigepflicht, da wir uns ja während der Therapien sehr öffnen müssen. Es ist furchtbar, so ein junges, gequältes Leben in unserer Mitte zu haben und mit ansehen zu müssen, wie sehr er unter den Erlebnissen in seiner Vergangenheit leidet.

Mir wird wieder einmal bewusst, wie gut ich es trotz all meiner Probleme habe. Ich kann mich glücklich schätzen, die Unterstützung durch meine Familie und Freunde zu haben. Schließlich scheine ich mich „nur" ausgepowert zu haben und muss daher einige Dinge in meinem Leben und meine Einstellung dazu ändern. Darüber bin ich mir völlig bewusst. Das Gute daran ist, ich habe die Macht, meine Zukunft selbst zu gestalten.

Freitagnachmittag – Fabian und Luca holen mich ab. Während ich auf die beiden auf der Bank vor dem Krankenhaus warte, lausche ich dem Vogelgezwitscher und fühle die warmen Strahlen der Frühlingssonne. Gut gelaunt freue ich mich auf mein erstes Wochenende zu Hause mit meinen Liebsten.

Es ist unglaublich, wie positiv mich diese erste Woche bereits gestimmt hat.

Ich entdecke Luca. Er läuft mit geöffneten Armen auf mich zu und schreit freudig: „Mami, Mami!!"

Tränen steigen mir in die Augen. Wie sehr habe ich meinen kleinen Schatz, sein Lachen und seine süße Stimme vermisst. Mein Herz zerspringt beinahe vor Glückseligkeit. Auch Fabian ist sichtlich gerührt. Ich umarme meine beiden Männer und möchte sie am liebsten nie mehr loslassen, so sehr genieße ich diesen Augenblick.

Unser trautes Heim empfängt mich in ungewöhnlich ordentlichem Zustand.

„Wow, ihr habt aber alles fein aufgeräumt", lobe ich meine beiden Lieben.

Das sieht besser aus als zu Zeiten, als ich noch zu Hause war, muss ich mir neidlos eingestehen. Die beiden haben sich echt zusammengerissen. Ich freue mich sehr über ihre Bemühungen und darüber, zu sehen, wie gut der Laden auch ohne mich läuft. Bisher dachte ich ja, ich wäre unabkömmlich. Ein Stein fällt mir vom Herzen und mindert den Druck.

Nach einem wunderschönen, harmonischen Wochenende verlasse ich meine beiden Männer nur sehr ungern und werde total schwermütig. Die Vorstellung, eine weitere Woche lang mit den Problemen der anderen Patienten konfrontiert zu werden, bereitet mir nicht gerade Freude.

Die Zeit mit meinen Liebsten habe ich so genossen. Fabian ist sehr fürsorglich und verständnisvoll gewesen. Er hat mir geholfen, wo er nur konnte. Luca ist mir nicht von der Seite gewichen und war richtig gut gelaunt. Es gab keine Sorgen und keine Probleme, keine Angstgefühle und keine einzige Panikattacke. Am Samstag haben wir bis spätabends zu zweit im Garten gesessen – so richtig romantisch bei Lagerfeuer und Wein – und Zukunftspläne geschmiedet.

Um sechs Uhr abends treffen wir uns zum gemeinsamen Essen. Alle sind da, nur Daniel fehlt, was die anwesende Schwester sofort meldet. Hoffentlich ist nichts passiert? Wir spielen gedanklich alle möglichen Szenarien durch und machen uns Sorgen um unseren Jüngsten. Es ist unglaublich, wie sehr die Gruppe in nur einer Woche doch zusammengewachsen ist. Uns verbinden ähnliche Probleme, und wir wissen durch die vielen gemeinsamen Therapien jede Menge voneinander. Umso mehr Sorgen machen wir uns um unser „Nesthäkchen".

Die Stunden vergehen, und niemand weiß, wo Daniel steckt. Seine Eltern haben ihn angeblich vor dem Haus aussteigen lassen. Mittlerweile ist auch schon die Polizei eingeschaltet. Wir versuchen, uns zu beruhigen, und gehen alle auf unsere Zimmer. An Schlaf ist aber nicht zu denken. Nach einiger Zeit öffnet die Nachtschwester leise unsere Zimmertüre.

„Schlafen Sie?", fragt sie vorsichtig.

Ich setze mich im Bett auf.

„Daniel ist gefunden worden. Im letzten Winkel des Klinikparks hat er im Gebüsch gelegen, vermutlich mit einer Alkoholvergiftung. Er ist ins nächstgelegene größere Krankenhaus gebracht worden. Im Moment ist sein Zustand stabil", berichtet sie.

Mir fällt ein Stein vom Herzen. „Zum Glück. Wann kommt er denn zurück?"

Sie wiegt den Kopf bedächtig hin und her. „In einem solchen Fall … ich weiß nicht, ob er noch einmal bei diesem Programm mitmachen darf."

Wir alle wissen, dass er sehr viele Probleme hat, und uns ist auch bewusst, wie wichtig diese Reha für Daniel ist. Immer wieder hat er betont, es sei sozusagen seine letzte Chance.

„Hoffentlich hat er sich nicht schon aufgegeben", meint meine Zimmernachbarin, nachdem die Schwester den Raum verlassen hat.

„Wenigstens haben sie ihn gefunden. Er ist jetzt sicher in guten Händen", sage ich, wobei ich gespannt bin, ob er noch einmal zurückkommen wird.

Am nächsten Morgen ist Daniel zwar das Gesprächsthema Nummer eins auf der Station. Trotzdem müssen wir zur Tagesordnung übergehen. Auf uns wartet ein dichtes Programm. Wäre doch bloß schon wieder Freitag und ich könnte nach Hause fahren.

Während dieser Woche spreche ich immer besser auf die Therapien an. Von Tag zu Tag bekomme ich mehr Energie, und auch das Essen schmeckt mir wieder. Ich bin nicht mehr so ängstlich und erfahre in verschiedenen Therapien, wie ich mit meinen Panikattacken umgehen muss. Ich erhalte viele Tipps für den „Krisenfall" und lerne durch spezielle Entspannungsübungen, immer wieder Ruhe zu finden.

Meine Fortschritte sind auch der einzige Grund, warum ich das hier bis zum bitteren Ende durchziehe. Die Gruppe nervt oft ungemein. Es wird permanent gejammert, und der eine oder andere hinterfragt ständig alles. Ich vertraue den angebotenen Therapien auch weiterhin und mache überall mit, egal, ob es mir in diesem Moment sinnvoll erscheint oder nicht. Andere in unserer Gruppe belächeln das Programm noch immer, statt es ernst zu nehmen und als Chance für eine Veränderung zu sehen.

Daniel ist noch nicht aus dem Krankenhaus entlassen worden, darf jedoch nächste Woche wieder mitmachen. Kein Ausgang, auch nicht am Wochenende, und natürlich kein Tropfen Alkohol sind die Voraussetzungen für seinen Wiedereintritt. Das klingt streng, ist aber sicher nötig, denn er ist anscheinend sehr labil.

Ich bin sehr froh, nach einer anstrengenden Woche wieder in meine gewohnte Umgebung zurückzukehren. Wie schlimm muss es sein, wenn man niemanden hat, der einen erwartet und in schlechten Zeiten auffängt. Meine Familie und Freunde leisten wirklich Großartiges, und ich bin überaus dankbar für all die Unterstützung, die ich erfahre.

Der vierwöchige Aufenthalt ist wie im Flug vergangen. Daniel ist wieder zu uns gestoßen, und selbst er hat letzten Endes noch gute Fortschritte gemacht. Wir sind mit unserem derzeitigen Befinden eigentlich allesamt sehr zufrieden.

Schwester Heidi und ich haben eine Liste ausgearbeitet, die ich im „Notfall" bei Panikattacken durchgehen kann. Dort stehen all die Dinge drauf, die mir guttun und die ich anwenden kann, wenn mich die Angst wieder einholt.

Wir haben „trainiert", besser auf unsere Bedürfnisse zu achten und grundsätzlich achtsamer mit uns umzugehen. Ich habe zum Beispiel in verschiedenen Übungen erfahren, mich störende Konflikte mit den anderen Gruppenmitgliedern zu erkennen, und habe direkt Tipps erhalten, wie ich mich in solchen Situationen besser abgrenzen kann. In Gruppentherapien habe ich an vielen Rollenspielen teilgenommen, um gewisse unangenehme Lebenssituationen besser analysieren zu können und infolgedessen auch zu lernen, besser damit umzugehen.

Auch die Einzelpsychotherapien sind sehr lehrreich für mich gewesen. Ich habe eine tolle Psychologin gehabt, die sich auf Angststörungen spezialisiert hat. Die direkte Konfrontation mit meiner Angst war ein spannendes Thema, das anfangs großes Unbehagen in mir ausgelöst hat. Meine Angst wurde sozusagen personifiziert, und ich war angehalten, sie so besser kennenzulernen. Klingt irre, hilft aber.

Was mir ebenfalls sehr geholfen hat, waren die Physiotherapien. Durch meine große Erschöpfung habe ich mich zur Bewegung fast zwingen müssen, merkte aber nach und nach, wie gut mir das Walken, die Yogaübungen oder spezielle motorische Übungen tun. In den Entspannungseinheiten hat sich der Fokus ganz auf unser Inneres gelegt. Wir sollten wieder lernen, uns selbst zu beruhigen und uns völlig zu entspannen.

Das Werkzeug für einen besseren Umgang mit meiner Angst habe ich hier erhalten, jetzt heißt es für mich – und natürlich auch für anderen – raus in die Realität und das Erlernte anwenden. Wird sicher nicht immer so leicht werden, motiviert bin ich aber.

Es ist unglaublich, was in den letzten Wochen passiert ist! Ich habe mich gut erholt, wenn ich bedenke, wie matt und antriebslos ich hierhergekommen bin und wie positiv und voll Tatendrang ich jetzt bin. Ich bin gespannt wie ein Bogen, ob ich alles – oder besser – vieles so umsetzen kann, wie ich es mir wünsche.

Ein wenig mulmig ist mir schon zumute, wenn ich daran denke, wieder auf die Menschheit losgelassen zu werden, auf die Welt da draußen, die Realität. Hier drinnen waren wir irgendwie geschützt, wie in einem Glaskäfig, stets hat man Rücksicht auf uns und unser Befinden genommen, und wir konnten uns alle in unsere Schneckenhäuser zurückziehen, wann immer wir wollten. Das Handy lag ausgeschaltet im Nachtkästchen, und das Notebook musste zu Hause bleiben. Irgendwie haben hier die Uhren stillgestanden.

Je mehr ich darüber nachdenke, warum alles so gekommen ist bei mir, desto mehr erkenne ich, dass es mein eigenes Denken und meine hohe Erwartungshaltung gegenüber mir selbst und meinem Umfeld sind, die mir unglaublichen Stress bereiten.

SCHNELLER – BESSER – WEITER! – könnte das Motto des 21. Jahrhunderts sein. Wir verheizen uns … im wahrsten Sinne des Wortes. Der Lebensstil, den viele von uns – mich eingeschlossen – haben, ist sehr stressbehaftet, aber ich habe gelernt, dass ich ja nicht mitmachen muss. Es ist allein meine Entscheidung, was ich zulasse oder wo ich mich abgrenze. Ich darf schließlich Nein sagen!

Kapitel 27

Gut Ding braucht Weile

– Sommer 2011 –

Nach anfänglichen leichten Anpassungsstörungen, die aber durch jede Menge Motivation wieder wettgemacht werden, finde ich mich zu Hause wieder sehr gut zurecht.

Es ist Sommer geworden, und Fabian hat endlich umgesetzt, was ich ihm seit Jahren rate – denn sonst wird er der Nächste sein, der ernsthafte Probleme bekommt. Er hat seinen Job gekündigt und nimmt sich eine Auszeit. Theoretisch müsste mich die Situation stressen, denn unser fixes Einkommen ist nicht mehr gesichert.

Ich übe meinen Job ja schon beinahe ein Jahr nicht mehr aus. Meine Arbeit fehlt mir sehr, aber in den vergangenen Monaten wäre es undenkbar gewesen, mich auf eine Bühne zu stellen und Hunderte von Menschen zu unterhalten. Ich bin schon gespannt, ab wann ich mich wieder so gut fühle, dass ich das Bedürfnis habe und es mir zutraue, unter Leute zu gehen. Derzeit meide ich noch alle Veranstaltungen, und sogar große Familienfeiern sind mir ein Gräuel.

Ich halte den Lärm nicht aus und schon gar nicht das Gedränge. Hätte mir das früher jemand gesagt, ich hätte ihn ausgelacht: Je mehr Menschen, desto lieber ist es mir gewesen. Ich habe förmlich in der Menschenmenge gebadet. Auch die Anerkennung und die Selbstbestätigung, die ich durch meinen Job erhalten habe, gehen mir ab. Es wäre gelogen, wenn ich sagen würde, das wäre mir nicht wichtig. Es geht mir runter wie Öl, wenn ich Komplimente für das bekomme, was ich leidenschaftlich gerne mache. Ich hoffe, dass ich bald oder zumindest irgendwann wieder mit dem Job beginnen kann. Momentan kann ich es mir aber nur sehr schwer vorstellen.

Im Moment bin ich froh um die Auszeit meines Mannes und genieße die vielen schönen Stunden mit ihm und Luca. Fabian ist nicht nur anwesend so wie früher, sondern nimmt teil an dem, was in der Familie passiert. Sonst war er nur abgearbeitet und erschöpft und wollte am liebsten seine Ruhe haben. Auch Luca profitiert sehr von dieser neuen Lebenssituation, hat er doch seinen Vater in den ersten Lebensjahren nur sehr selten gesehen. Entweder ist Fabian im Ausland gewesen oder er ist immer erst sehr spät nach Hause gekommen. Deshalb ist der Kleine auch so stark auf mich fixiert.

Fabian ist einmal Gast bei einer meiner therapeutischen Sitzungen bei Frau Doktor Hanisch gewesen. Sie hat ihm geraten, jetzt die Zeit mit seinem Sohn zu nutzen, denn sobald Luca in der Pubertät sein würde, sei der Zug abgefahren. Das hat ihm zu denken gegeben, zumal er die verlorene Zeit in Lucas früher Kindheit nicht mehr aufholen kann.

Sicher hat er nicht allein deshalb seinen Job an den Nagel gehängt. Es war die Gesamtsituation, die auch ihn veranlasst hat, sein bisheriges Leben zu überdenken. Es hätte mir auch nicht geschadet, früher die Warnzeichen meines Körpers ernst zu nehmen.

Der Sommer neigt sich langsam dem Ende zu, und mit ihm schwindet auch meine absolute Unbeschwertheit und die nahezu vollständige Beschwerdefreiheit.

Fabian wird in wenigen Wochen wieder zu arbeiten beginnen, und ich hoffe für ihn, aber auch für unsere Familie und ganz besonders für mich, er stürzt sich nicht gleich wieder Hals über Kopf in seine Arbeit. Seine Unterstützung in den letzten drei Monaten hat mir so unglaublich gutgetan. Nicht mehr alleine die ganze Verantwortung für Luca und den Haushalt tragen zu müssen, hat mir eine zentnerschwere Last von den Schultern genommen.

Je näher sein Arbeitsbeginn rückt, umso angespannter fühle ich mich. Mich plagen starke Rückenschmerzen, und auch mein Schlaf wird wieder schlechter. Vor wenigen Tagen habe ich seit Langem wieder einmal eine meiner nächtlichen Krankenhausaktionen gestartet. Als wir vom Grillen bei Freunden nach Hause gekommen sind, habe ich ab der Mitte meines normalen Gesichtsfeldes plötzlich nichts mehr gesehen, alles ist schwarz gewesen. Natürlich hat mich schreckliche Angst überkommen, und ich habe typischerweise wieder an das Schlimmste gedacht, nämlich augenblicklich blind zu werden. Ich habe Blitze und Regenbogenfarben gesehen, außerdem sind blinde Punkte aufgetreten, zumindest habe ich es so wahrgenommen.

Mit dem Taxi bin ich zur Akutaufnahmeambulanz unseres Krankenhauses gefahren, denn Fabian musste bei Luca bleiben. Der diensthabende Augenarzt hat eine Migräneaura diagnostiziert, wovon ich bis zu diesem Zeitpunkt noch nie gehört hatte. Diese Aura sei zwar unangenehm, jedoch absolut ungefährlich, vor allem sei mein Auge nicht schuld daran, sondern mein Gehirn, hat er gemeint.

War doch klar, was sonst? Kaum zu glauben, wie mein Oberstübchen zur Höchstform auflaufen kann, und das schon über so lange Zeit. Es wäre gut, wenn ich das positiv beeinflussen könnte, was ich aber anscheinend trotz Therapie immer noch nicht kann!

Heute ist Fabians erster Arbeitstag. Er ist total motiviert und möchte wieder einmal der Welt ein Loch reißen. Es ist genau so, wie ich es mir vorgestellt habe.

Schon bei dem Gedanken daran, ab jetzt wieder für so gut wie alles alleine verantwortlich zu sein, stellen sich mir die Nackenhaare auf. Ebenso wie ich definiert sich mein Mann zu stark über seine Leistungen und lechzt nach Anerkennung. Ich verstehe, dass auch er sich zu Beginn seines neuen Jobs ganz besonders bemüht, denn er möchte natürlich den Anforderungen und Erwartungen der Chefetage gerecht werden. Aber …

Meine Schwiegermutter hat ihm neulich einen guten Rat mit auf den Weg gegeben: „Gibst du von Anfang an einhundertzwanzig Prozent, kannst du nie mehr zurückschalten. Es wird immer negativ bewertet werden, selbst wenn du noch so gute Arbeit leistest."

Sehr weise, wie ich finde – ich hoffe so, er hält er sich an den Ratschlag seiner Mutter.

In unserer leistungsorientierten Gesellschaft bemühen sich viele, mehr als alles zu geben. Aber wie soll das auf Dauer gut gehen? Unser Leistungsakku ist begrenzt. Wenn er leer ist, ist Sendepause.

Und es braucht wirklich verdammt lange, nach einer vollständigen Entladung diesen widerspenstigen Kerl wieder aufzuladen. Und da spreche ich nicht von einhundert Prozent.

Ich habe seit meiner schrecklichen Begegnung mit psychischer Unpässlichkeit viele Gespräche mit Menschen geführt, denen es so geht wie mir: Entweder stehen sie kurz vor dem Zusammenbruch, sind mittendrin oder haben ihn bereits hinter sich. Sie alle hängen an meinen Lippen, wenn ich meine Geschichte erzähle.

Obwohl ich keinesfalls die Ausnahme bin, so unterscheidet mich jedoch eines von vielen: Ich mache kein Geheimnis daraus, und ich schäme mich nicht mehr für meinen Zustand! Meiner Meinung nach trifft es meistens Menschen, die sehr sensibel sind, die sich viele Gedanken um sich und ihre Umwelt machen, die immer helfen wollen und die leider viel zu selten egoistisch sind. Dieses Verhalten ist ja nicht unbedingt verwerflich, oder? Zumindest nicht für das unmittelbare Umfeld, wie zum Beispiel Familie und Freunde der Betroffenen.

Das Schwierige an der Sache ist, seine alten, oft über Jahre festgefahrenen Verhaltensmuster zu ändern. Über viele Jahre lebt man so, wie man es vom Elternhaus mitbekommen oder sich selbst aus irgendeinem Grund angeeignet hat. Dann soll man plötzlich vieles ändern und das pronto. Hier ist der Wunsch der Vater des Gedankens, denn kein Mensch legt innerhalb von ein paar Wochen oder Monaten alte Gewohnheiten ab. Schon gar nicht alleine, denn man hat keine Ahnung, wo man anfangen soll und wie man es anpackt. Und hier kommt die Psychotherapie ins Spiel.

Wenn auch ich einige Zeit gehadert habe, selbst eine Gesprächstherapie zu beginnen, so weiß ich heute eines: Ohne Therapie wäre ich sicher nicht da, wo ich jetzt stehe. Ich habe auch immer das Glück gehabt, in den jeweiligen Abschnitten meiner Erkrankung den richtigen Therapeuten zu finden, mit dem auch die Chemie sofort gestimmt hat. Auf meinem Weg haben mich drei Therapeuten begleitet. Ich habe sofort gemerkt, ob wir zusammengepasst haben oder nicht, deshalb kann ich nur empfehlen, sich auch bei der Auswahl genug Zeit zu lassen. Psychotherapeuten oder Psychologen sind nicht gekränkt – das betonen sie auch immer wieder –, wenn man offen sagt, dass der Sympathiefunke nicht übergesprungen ist, oder der Patient zwischendurch vielleicht auch mal wechseln möchte.

Zu dem Thema Psychotherapie mit all ihren Facetten habe ich mir fachliche Unterstützung geholt, und dies auch, damit sich meine Leser besser und genauer vorstellen können, was Psychotherapie ist und enthält, vor allem aber, um allen Menschen die Scheu davor zu nehmen.

Der Gedanke an eine Gesprächstherapie ist für viele Menschen befremdlich, und sie haben Angst davor, was sie erwartet. Auch ich war sehr aufgeregt vor meiner ersten Therapiesitzung, denn ich habe gedacht, die Therapeutin würde sofort ins Tiefste meiner Seele sehen. Sogar über meine Sitzhaltung und die Körpersprache habe ich während meiner ersten Stunde unentwegt nachgedacht. Nun weiß ich, dass es mir nicht schadet, mich völlig zu öffnen, schon gar nicht vor meinem Therapeuten – hier ist es sogar unumgänglich. Und ich weiß, es täte vielen Menschen richtig gut, einmal einem neutralen Profi sein Herz auszuschütten. Es befreit ungemein, und niemand muss sich dabei verstellen, sondern kann so sein, wie er ist und empfindet.

Heute bezeichne ich die Psychotherapie als Wellness für meine Seele, frei nach dem Motto: „Man gönnt sich ja sonst nichts!" Wir geben Tausende Euro aus für Urlaube in den tollsten Wellnesstempeln, SPAs, Massagen und etliche andere Stresskiller und vergessen dabei unsere Basis. Unsere Psyche – unser Seelenleben, das ist das, was uns ausmacht, wie wir sind.

Natürlich ist das gesamte Rundherum, der ganze Wellness-Schnickschnack, auch Balsam für unseren Körper, jedoch darf man dabei die Wäsche des Kerns nicht vergessen. Alles andere ist nur ein geschmeidiger Überzug, der das Hauptproblem mit einer glatten Schicht überzieht und nicht bis auf den Grund vordringt. Mit Psychotherapie kann man den Kern, unsere Psyche, tief in uns drinnen reinigen, und das Gefühl im Anschluss ist unbeschreiblich gut.

Die Psychotherapeutin Mag. Ursula Janout ist seit 23 Jahren als Psychologin, Psychotherapeutin, Supervisorin und Coach tätig.

Sie arbeitet mit Logotherapie und Existenzanalyse, fungiert auch als Paartherapeutin und behandelt Patienten mit Essstörungen. Es freut mich ganz besonders, dass sie sich bereit erklärt hat, mit mir in einem Interview ausführlich über dieses Thema zu sprechen.

Frage: Was ist Psychotherapie?
Antwort: *Psychotherapie ist ein eigenständiges Heilverfahren zur Behandlung von seelischen Krankheiten und Leidenszuständen, ein genauso anerkanntes Heilverfahren wie der medizinische Heilberuf.*

Frage: Wann sollte man sich für eine Therapie entscheiden?
Antwort: *Wenn Gespräche mit Freundinnen, Freunden oder Eltern nicht mehr helfen, die bewährten Konfliktlösungsstrategien nicht mehr greifen, der Leidensdruck immer größer wird, sodass die Lebensqualität eingeschränkt ist, und man im Prinzip keinen Ausweg mehr weiß, dann ist es höchste Zeit für eine Therapie. Wenn ich an einer Grippe leide, gehe ich zum Arzt, nehme Medikamente ein und schone mich. Ist aber meine Seele krank, würde ich vielleicht vor lauter Scham nichts tun – das ist verkehrt.*

Frage: Es gibt verschiedene Arten der Herangehensweise. Jede Person braucht wahrscheinlich eine andere Therapieform. Wie erfahre ich, was das Beste oder Richtige für mich ist?
Antwort: *Man sollte sich primär entscheiden, ob man gerne im Liegen oder man eher mit dem Körper arbeiten möchte, oder man es vorzieht, im Sitzen zu sprechen. Wenn ich sage, ich möchte im Liegen arbeiten und eher in meine Kindheit zurückgehen, dann entscheide ich mich am besten für Psychoanalyse. Möchte ich konkrete Hausaufgaben, dann wäre Verhaltenstherapie besser, wobei Aufgaben zwischen den Sitzungen in vielen Richtungen verwendet werden, um gelernte Inhalte oder erstmalig erkannte Fakten in der Realität außerhalb des Therapiesettings zu üben und zu überprüfen.*

Es gibt jetzt mittlerweile über 20 anerkannte psychotherapeutische Schulen, von Existenzanalyse über Verhaltenstherapie zu Psychoanalyse, Transaktionsanalyse und so weiter, wobei nicht die verschiedenen Methoden das Ausschlaggebende sind, sondern die Person des Psychotherapeuten maßgeblich für den Erfolg verantwortlich ist. Viel wichtiger ist, wie ist das Verhältnis? Wie baut sich die Beziehung zum Therapeuten auf, wie passt die Chemie zwischen Patient und Therapeut? Erst, wenn die Basis stimmt, kommt die Schule überhaupt erst zum Zug.

Frage: Bekommt man in den Sitzungen sozusagen Tipps für sein Leben?
Antwort: *Tipps sind in der Psychotherapie eigentlich verpönt. Man sagt, Ratschläge sind auch Schläge. Es führen zielgerichtete Fragen dazu, dass sich der Patient die richtigen Antworten selbst gibt. Man nennt das den sogenannten sokratischen Dialog. Jedoch sucht man schon vorab gemeinsam Lösungen, und es werden Umsetzungsmöglichkeiten besprochen und in den Sitzungen vorbereitet, sodass es danach nur noch um „learning by doing“ geht.*

Frage: Viele fürchten sich davor, eine Therapie zu beginnen. Warum ist das so? Welche Erfahrungen haben Sie gemacht?
Antwort: *Nach wie vor herrscht ein großes Vorurteil gegen alles, was mit dem Wort Psyche zu tun hat. Früher war es der „Vogerldoktor“, und dies hat sich erstaunlicherweise auch bis heute noch zum Teil gehalten. Alles, was mit unserer Psyche zu tun hat, ist uns irgendwie suspekt. Vielleicht auch deshalb, weil sie nicht konkret fassbar ist wie zum Beispiel ein Knochen oder ein Gelenk. Die Psyche ist auch nicht greifbar oder zu sehen, sie bleibt abstrakt und somit irgendwie geheimnisvoll und suspekt. Das macht es dann auch sehr schwierig, zu sagen, ich brauche Hilfe.*

Frage: Wer diagnostiziert eine psychische Störung?
Antwort: *Der Psychotherapeut stellt seine eigene Diagnose und erstellt dann einen Behandlungsplan, denn er muss wissen, was er tut und warum er es tut.*

Frage: Wie lange dauert die Psychotherapie im Schnitt, also wie viele Sitzungen sind sinnvoll?
Antwort: *Das ist individuell ganz verschieden. Es kann sein, dass drei Sitzungen reichen oder aber eine längere Begleitung notwendig ist (Wochen oder Monate). Manchmal geht es nach der Heilung*

darum, den Patienten zu stabilisieren und ihn ein Stück seines Lebens zu begleiten. Er lernt hier, auch mit Rückfällen umzugehen. Die eigentliche Psychotherapie findet aber zwischen den Sitzungen statt und nicht in der Stunde.

Frage: Woran merke ich, dass mein Therapeut nicht passt?
Antwort: *Wie im normalen Leben Beziehungen funktionieren, ist es auch hier so: Die Chemie muss stimmen. Fühle ich mich nicht verstanden, ist es sicher nicht die richtige Wahl. Der Patient sollte immer das Recht haben, zu fragen, warum der Psychotherapeut genau diese Frage stellt, wenn ihm das seltsam vorkommt.*
Unter www.psyonline.at für Österreich oder unter www.psychotherapiesuche.de für Deutschland findet man alle registrierten Therapeuten und ihre Arbeitsweise. Auf diesen Plattformen kann man sich schon vorab ein Bild machen und sich so leichter einen Therapeuten aussuchen.

Kapitel 28

Ewiges Leiden
– November 2011 –

Heute ist Sonntag, der Tag, den ich schon als Kind nicht mochte. Ich denke, es liegt daran, dass sonntags nie was los war, es viel zu langweilig und gemütlich gewesen ist. Meine Freunde haben Ausflügen gemacht oder Verwandte besucht und kein Geschäft hatte geöffnet. Und weil Sonntag ist, bin ich heute auch extra schlecht gelaunt. Freilich könnten Fabian, Luca und ich etwas Tolles unternehmen, aber ich verspüre schon wieder diese Antriebslosigkeit in mir. Zu nichts habe ich Lust, bin frustriert und ärgere mich obendrein, meine Launen nicht im Griff zu haben. Hinzu kommt, dass die Aussicht auf die kommende Woche in mir großes Unbehagen auslöst.

Meine Eltern zieht es zum wiederholten Male in die Ferne, Fabian wird drei Tage auf Geschäftsreise sein, und Luca ist stark verkühlt. Er hustet sehr schlimm, und wir beiden schlafen nachts sehr wenig. Kurzum, ich habe ein Déjà-vu.

Na, das sind doch gute Voraussetzungen, wieder mal so richtig psychisch Gas zu geben, denkt offenbar mein Oberstübchen, denn meine Gedanken kreisen schon wieder um das Problem statt um die Lösung: was, wenn alles wieder so schlimm wird wie letztes Mal im Januar, als meine Eltern im Urlaub waren, Fabian im Ausland war und ich für Luca alleine die Verantwortung hatte? Ich habe eine Heidenangst vor den nächsten Tagen. Was, wenn sich das ganze Horrorszenario mit Klapsmühle und so, noch einmal wiederholt? Was, wenn ich wieder völlig durchdrehe?

Natürlich versuche ich, in diesen Prozess des negativen Gedankenkreisens einzugreifen. Es gelingt mir immer öfter, aber leider nicht jedes Mal. Früher war ich absolut erfolglos, jetzt jedoch rufe ich mir alles Erlernte in Erinnerung, und auch meine Therapiestunden tragen bereits erste Früchte. Ich greife nach der Liste von Schwester Heidi, die stets auf meinem Nachkästchen zusammengerollt liegt und auf ihren Einsatz wartet. Punkt für Punkt gehe ich sie durch: Ich massiere meine eiskalten Füße mit einem Massageball, lege mir einen Eisbeutel auf mein Dekolleté, öffne das Fenster und versuche, ruhig und gleichmäßig zu atmen.

Zudem befolge ich die Ratschläge meiner Therapeutin. Ich soll mich ganz bewusst erden, indem ich fest stampfe und hüpfe, um den Bodenkontakt nicht zu verlieren. Ruhig rede ich mit meinem inneren Kind und versuche, es zu beruhigen. „Ich bin da, nichts kann dir passieren. Alles wird gut“, sage ich mir immer wieder im Geiste vor.

All diese Dinge lenken mich von meinen eigentlichen Beschwerden etwas ab, und ich bin nicht so fokussiert auf die unangenehmen Symptome einer Panikattacke. Infolgedessen steigert sich die Angst auch nicht mehr ins Unermessliche. Das hört sich jetzt alles vielleicht ganz simpel an, ist aber Schwerstarbeit. Betroffene wissen, wovon ich spreche …

Ich bin tatsächlich erfolgreich, und die Angst übernimmt nicht die Kontrolle meines Körpers – welch ein Erfolg! Trotzdem kann ich meine negativen Gedanken und Sorgen nur schwer bis gar nicht beiseite drängen. Unter Tränen schildere ich meinen Unmut meinem Mann, der gerade mit Luca auf der Couch im Wohnzimmer herumtollt und total gut gelaunt ist. Offensichtlich kann er es nicht mehr hören, denn er verdreht die Augen.

Na toll! Spinnt der? Ich glaube, er nimmt mich überhaupt nicht mehr ernst. Meine schlechte Laune gepaart mit seiner Reaktion ergibt eine ordentliche Explosion, und seine gerade noch unbekümmerte und befreite Stimmung geht über in Wut und Ärger.

Aktion ist gleich Reaktion, so heißt es doch so schön, oder? Ich mache meinem Mann Vorhaltungen und zerfließe in Selbstmitleid. Er wiederum kontert hart.

„Ich habe es schön langsam satt, dass sich immer alles nur um dich dreht, Maria. Weißt du eigentlich, dass du soeben meine gute Laune zerstört hast? Immer soll ich Verständnis zeigen und

Rücksicht nehmen. Du aber nimmst überhaupt keine Rücksicht auf Luca und mich!"

Ich beginne zu heulen.

Fabian bringt Luca in sein Zimmer und legt ihm seine Lieblings-CD ein. Der kleine Mann muss den Streit wirklich nicht mit anhören. Währenddessen rolle ich mich, wie ein Baby hilflos weinend, auf der Couch zusammen und versuche, mich in mein Schneckenhaus zurückzuziehen.

Natürlich musste die Situation eskalieren. Ich weiß, er hat sich durch meine Vorhaltungen angegriffen gefühlt. Wahrscheinlich auch zu Recht. Statt ihm meine Ängste und Sorgen zu schildern, habe ich ihn für meine schlechte Laune verantwortlich gemacht. Ich höre ihn wieder die Stufen herunterkommen.

„Und noch was …", fängt er schon von Weitem zu schimpfen an. „Halte mir bloß nicht immer vor, ich würde zu viel arbeiten. Wer bitte soll denn sonst für uns alle drei aufkommen? Du kannst ja noch immer nicht arbeiten!"

Ich konnte bis jetzt noch kein Wort dazu sagen, denn eigentlich hat er völlig recht. Außerdem wehrt er sich, wenn ich ihn verbal angreife. Was aber kann ich tun, dass er sich in meine Lage versetzen könnte? Klar, er kann es nicht verstehen, er ist ja auch nicht krank. Zögernd setze ich mich etwas auf, wische die Tränen ab und versuche, ihm meine Gefühle, Sorgen und Ängste mitzuteilen.

„Ich weiß, die letzten Monate sind … sehr hart für dich, und es tut mir auch wirklich von ganzem Herzen leid, dass ich … euch alle da mit reinziehe. Meine Launen und … Spinnereien – ich kann oft selbst nicht damit umgehen. Ich hab vor allem Angst und sorge mich um jeden Furz."

Ich räuspere mich, weil mein Hals kratzt, und fahre fort, wobei meine Stimme immer eindringlicher wird.

„Jetzt sind meine Eltern wieder nicht da … du bist beruflich sehr eingespannt. Und … auch deine Eltern sind gerade beruflich wieder sehr gefordert. Was, wenn ich wieder einen Zusammenbruch erleide und nicht mehr kann? … Wer sorgt dann für Luca? Ich halte die Verantwortung nicht aus, Fabian! Ich will nicht alleine für unseren Sohn verantwortlich sein! Bitte, unterstütze mich!"

Fabian hat mir aufmerksam zugehört, und aus seinem Gesicht weichen die Zornesfalten, und seine Miene erhellt sich. Wortlos nimmt er mich in den Arm.

„Schatz, du musst mit mir reden. Nur so kann ich besser verstehen, wie es in dir drinnen aussieht und was in dir vorgeht. Du weißt, wie schlecht ich Krankheiten wie deine verstehe. Auch wenn ich mich noch so bemühe, es ist für mich, für mein Naturell, nur sehr schwer zu begreifen."

Ich kuschele mich an ihn und genieße die Wärme und die Geborgenheit, die er mir gibt. Viel öfter sollte ich mich an meinen großen, starken Mann schmiegen, mich anlehnen, schwach sein und ihn um Hilfe bitten. Ich weiß genau, ich habe stets von ihm verlangt, meine Gedanken zu lesen. Und dabei habe ich – nach allem, was bereits vorgefallen ist – immer noch versucht, alles alleine zu regeln und keine Schwäche zuzugeben. Nun geht es mir wieder so schlecht, dass ich Hilfe annehmen muss.

Mein Mann streichelt meinen Hinterkopf und küsst mich auf die Stirn. „Wir werden gemeinsam auch die nächsten vier Wochen wieder schaffen, mein Liebling. Auch wenn ich arbeite, bin ich ja trotzdem da. Und im Notfall komme ich nach Hause und muss mir halt Pflegeurlaub nehmen. Das wird schon."

Seine Worte beruhigen mich augenblicklich und ich merke, wie ich mich deutlich entspanne.

„Danke, Schatz! Das tut mir so gut, ich spüre förmlich, wie der Druck in meiner Brust weniger wird. Danke auch für dein Verständnis. Ich weiß, du hast es oft nicht leicht mit mir."

Er umarmt mich und drückt mich fest an sich. Ich weiß, was er fühlt und denkt. Er braucht nichts zu sagen. Es ist sicher sehr schwer zu verstehen, dass eine 34-jährige Frau nicht mehr alleine sein kann und sich ständig um alles sorgt. Mein Mann ist viel unbekümmerter. Er macht sich nicht immer schon im Vorfeld Sorgen oder grübelt darüber, was alles eventuell passieren könnte. Er handelt dann, wenn es so weit ist. Daran sollte ich mir ein Beispiel nehmen.

Weniger Tage später erfüllt sich meine Vorahnung, zumindest, was Lucas Gesundheitszustand betrifft. Er hustet wieder mal im

Sekundentakt. Es ist zwar nicht Pseudokrupp, aber trotzdem ein massiver Reizhusten, der nicht enden will.

Kaum ist der arme Zwerg eingeschlafen, geht's wieder von vorne los. Er ist übermüdet und fiebert extrem hoch.

Heute ist der fünfte Tag, an dem er so stark hustet. Die Kinderärztin hat ihm wieder für abends ausnahmsweise Kodein-Tropfen verschrieben, damit er wenigstens ein bisschen Schlaf bekommt. Aber nicht mal dieses Teufelszeug hilft. Wenn bis morgen keine Besserung auftritt, dürfen wir mal wieder zur Abwechslung in der Kinderambulanz unseres Krankenhauses antanzen. Dort begrüßt man uns schon von ferne mit unserem Namen. Fabian unterstützt mich in dieser Nacht so gut er kann, aber Luca weint und schreit nach mir.

Am nächsten Tag raffe ich mich auf und sammle meine letzten Energiereserven, um für meinen Sohn stark zu sein. Wir packen das Nötigste zusammen, und Fabian fährt uns ins Krankenhaus, denn er fliegt erst heute Nachmittag weg.

Die vergangene Nacht war wieder der Wahnsinn schlechthin, jetzt muss etwas unternommen werden. Der Chefarzt der Kinderabteilung, Doktor Heidenberger, untersucht Luca genauestens. Luca und ich mögen diesen Arzt besonders gern, denn man merkt, dass er Kinder liebt. Abgesehen davon ist er sehr kompetent und sucht immer rasch nach passenden Lösungen, so auch heute. Wir werden aufgenommen, denn es sieht so aus, als hätte sich Luca zum wiederholten Male eine Lungenentzündung eingefangen. Bei seinen Grundvoraussetzungen, der Enge in der Luftröhre, wirkt sich leider jeder Atemwegsinfekt oder jede bakterielle Erkrankung der oberen Atemwege drastischer aus als bei anderen Kindern.

Das Lungenröntgen liefert den Beweis, und mein Kleiner bekommt sogleich auch Antibiotikum dazu verabreicht. Außerdem wird eine Kinderphysiotherapeutin, die auch als Atemphysiotherapeutin fungiert, eingeschaltet, die heute Nachmittag mit Luca arbeiten möchte. Ich schöpfe wieder Mut, und Zuversicht kommt in mir auf.

Luca spricht auf die Atemphysiotherapie gut an. Die Therapeutin ist sehr zufrieden mit seinen Fortschritten. Mehrmals täglich muss er kräftig einige Male in ein sogenanntes Cornet blasen. Das ist ein gebogenes Plastikrohr, das aussieht wie ein Kipferl und in dem ein Kunststoffschlauch angebracht ist, der beim Reinblasen vibriert und so den tief sitzenden Schleim aus den Bronchien holt.

Somit kann Luca abhusten und hat nicht diesen ständigen quälenden Hustenreiz. Eine sensationelle Erfindung, wie ich finde, die auch bei Asthma, COPD oder anderen Atemwegserkrankungen eingesetzt wird.

Doktor Heidenberger hat für morgen eine Durchleuchtung des gesamten Brustkorbes für Luca angeordnet. Ich bin schon sehr gespannt, denn es könnte sein, dass sich die Verengung seiner Luftröhre schon etwas gebessert hat.

Am nächsten Morgen werden wir zeitig in die Radiologie gerufen. Oberarzt Meininger wartet bereits auf uns. Luca bekommt eine schwere Bleischürze und muss alleine im Röntgenraum in einem Teil, das aussieht wie eine Kapsel, stehen bleiben. Wie immer macht er das sehr brav mit seinen vier Jahren.

Stupsi ist immer extrem tüchtig beim Arzt oder im Krankenhaus. Ich bin jedes Mal wieder überrascht und sehr stolz auf ihn. Es wundert mich fast, dass er so locker damit umgeht, bei dem, was er schon alles mitgemacht hat. Die Untersuchung geht sehr schnell. Ich beobachte ihn durch eine Glasscheibe und staune, wie korrekt er den Anweisungen des Arztes folgt.

Eine Schwester hat sich bereits in ihn verliebt und kommt aus dem Schwärmen nicht mehr heraus. Sofort überreicht sie ihm eine Urkunde und einen Traubenzuckerlolly. Er grinst bis über beiden Ohren und ist selbst sehr stolz auf seine Leistung.

Doktor Meininger, ein sehr korrekter, zurückhaltender Arzt mit dem Ruf, sehr pingelig zu sein, sieht sich die Bilder gleich an.

„So, wie es hier auf den Bildern aussieht, ist keine Stenose oder Verengung mehr zu sehen, auch der Kehldeckel scheint sich gefestigt zu haben. Ich würde sagen, es hat sich alles verwachsen."

Sofort beginne ich zu weinen und umarme den total überrumpelten Arzt.

„Entschuldigen Sie bitte, Herr Oberarzt, aber es überkam mich einfach so, ich bin so glücklich. Das ist beinahe das Schönste, was mir je ein Arzt mitgeteilt hat. Am liebsten würde ich Sie jetzt küssen", überfahre ich ihn mit meiner emotionalen Art. Das ist mir aber schnurzegal, ich kann im Moment nicht aus meiner Haut heraus, und er wird es überleben.

Ich drücke Luca so sehr an mich, dass der Kleine nicht weiß, wie ihm geschieht. Er hat keine Ahnung von seiner Krankheit, die ja jetzt offensichtlich keine mehr ist. Wir wollten ihn nie damit belasten. Außerdem war er ohnehin zu klein dafür.

Sofort rufe ich Fabian an und brülle überglücklich ins Telefon: „Schatz, stell dir vor: Wir hatten gerade diese Durchleuchtung von Lucas Brust. Der Arzt meint, von der Verengung sei nichts mehr zu sehen. Ich freue mich so, ich könnte die ganze Welt umarmen."

Ich lasse meinen Mann vor lauter Aufregung gar nicht zu Wort kommen, denn ich überschlage mich beinahe beim Reden. Im Anschluss an das Gespräch bedanke ich mich auch noch bei Gott mit einem Besuch und einem Gebet in der Krankenhauskapelle.

„Lieber Gott, mein Kind ist nun gesund, und ich bin so unendlich dankbar dafür.

Dieser Moment soll sich für immer und ewig in mein Gedächtnis brennen und wird mir vielleicht auch in der Zukunft so manche Sorge um ihn nehmen. Danke."

Nach drei Tagen Aufenthalt wird Luca wieder entlassen. Sein Zustand hat sich rasch gebessert. Es herrscht wieder Licht am Ende des Tunnels, vor allem jetzt, wo wir wissen, dass sich sein Handicap verwachsen hat. Fabian ist seit heute wieder im Lande und holt uns ab.

Leider währt mein Glück nicht allzu lange. Ich stelle fest, dass sich meine Gesamtverfassung seit dem Aufenthalt in Grieskirchen wieder verschlechtert hat. Es wäre interessant zu wissen, warum, denn ständig analysiere ich meine Lebensweise und habe gedacht, ich sei auf einem guten Weg. Bin ich ja wahrscheinlich auch, aber ich gehe drei Schritte nach vorne und zwei wieder zurück, was echt zermürbend ist. Für eine extrem ungeduldige Person wie mich ist das eine große Herausforderung. Ich blicke dabei nicht in einen herkömmlichen Spiegel, nein, ich will alles im Vergrößerungsspiegel genauestens analysieren.

Ich habe zwischenzeitlich auch meine Therapeutin gewechselt. Frau Doktor Lassmann habe ich während meines Reha-Aufenthalts kennengelernt, wo wir sehr gut in den Einzelpsychotherapiestunden zusammengearbeitet haben. Nach einiger Zeit habe ich dann beschlossen, zu ihr zur Therapie in ihre eigene Praxis zu gehen. Frau Doktor Hanisch hatte leider zu oft wegen ihrer Tätigkeit im Krankenhaus keine Zeit für einen spontanen Termin.

Derzeit beschäftigen wir uns viel mit meiner Kindheit. Meiner Meinung nach hatte ich eine schöne Kindheit. Ich wurde geliebt, und ich fand immer ein offenes Ohr für meine Probleme. Die Zeit ab Beginn meiner Pubertät war dann allerdings sehr hart. Der Autounfall meiner Eltern ließ mich viel zu schnell Verantwortung übernehmen, und meine unbekümmerte Kindheit gehörte danach schnell der Vergangenheit an. Wahrscheinlich kann ich deshalb heute so schlecht Verantwortung übernehmen, weil ich damals viel zu unreif dafür war. Meine Mutter war häufig im Krankenhaus, und wenn sie zu Hause war, brauchte sie Zuwendung und Verständnis.

Freilich bin auch ich versucht, meinen Eltern Vorwürfe zu machen, was aber unfair und ungerecht wäre. Auch mein Kind wird später wahrscheinlich zu mir kommen und sich über so manches beschweren, das seiner Meinung nach in seiner Kindheit anders hätte laufen können. Aber wir alle sind nur Menschen, wir versuchen immer, unser Bestes zu geben, und scheitern trotzdem manchmal, eben weil wir Menschen sind. Ich weiß, wie sehr mich meine Eltern lieben, auch wenn sie ihre Fehler gemacht haben. Sicher wollte ich sie immer beide bei mir zu Hause haben, aber sie waren damals selbstständig und im Begriff, eine große, erfolgreiche Firma aufzubauen. Da musste ich sie eben oft entbehren.

Wenn ich noch weiter zurück an die Zeit denke, in der unsere Eltern Kinder waren, da hatten die Großeltern mit Kindererziehung noch weniger am Hut. Ab und an gab es einen Klaps auf den Po, und die Sache war erledigt. Da wurde nicht lang diskutiert. Ich muss aber betonen, dass ich diese veralteten Erziehungsmethoden in keinem Fall gutheiße und akzeptieren kann. Niemals könnte ich die Hand gegen mein Kind erheben, es würde mir das Herz brechen. Er soll von mir lernen, dass Gewalt niemals ein Problem lösen kann, also darf ich selbst keine anwenden.

Wenn man in der Kindheit den Grund allen Übels sehen würde und ich die Kindheit unserer Eltern oder der Großeltern als Beispiel heranzöge, in der Gewalt noch als Erziehungsmaßnahme erlaubt war, müssten alle schwerstgestört sein.

Sicher prägen uns die Erlebnisse der Kindheit, und wir übernehmen auch sehr viele Muster unserer Eltern im Erwachsenenleben, jedoch sind wir unser eigenen Glückes Schmied. Wir können alles an uns verändern, wenn wir bemerken, dass wir den Holzweg eingeschlagen haben.

Mein persönliches Fazit ist: Unsere Kindheit prägt uns, ist aber nicht zwingend der alleinige Auslöser einer psychischen Störung im Erwachsenenalter. Als Ausrede, nicht selbst aktiv werden zu müssen, dient jedoch die These der Schuldzuweisung an die Eltern perfekt.

Kapitel 29

Keine Langeweile

– Januar 2012 –

Seit Kurzem schlafen meine Hände ständig ein, das heißt vom kleinen bis zum Mittelfinger. Öfter mal was Neues ... Na ja, so locker nehme ich es natürlich nicht. Außerdem überfallen mich in regelmäßigen Abständen Migräneattacken.

Wie aus dem Nichts zieht urplötzlich eine Unwetterfront in meinem Schädel auf und beschert mir Kopfschmerzen, die ihresgleichen suchen.

Migräne – das hört man immer wieder und denkt sich ganz simpel, dass dies starke Kopfschmerzen wären. Man glaubt, ein Schmerzmittel würde das Problem sicher lösen.

Das ist aber ein Irrglaube. Ein normales, vom Hausarzt verschriebenes Mittel hilft dagegen rein gar nicht. Anfangs knallt man sich eine Tablette nach der anderen rein und wartet auf die Erlösung, jedoch vergeblich.

Das Szenario wächst stetig an, zu einer Katastrophe, extreme Übelkeit und Schwindel sind die netten Begleiter, die dem Ganzen dann letztendlich noch das Krönchen aufsetzen. Und noch was: Migräne kommt immer dann, wenn man sie am allerwenigsten brauchen kann, sofern man bei diesem Scheißding überhaupt von brauchen sprechen kann.

Als mittlerweile Spezialistin in Sachen Arztsuche und auf Empfehlung meiner Hausärztin informiere ich mich über die besten Neurologen in unserer Umgebung, wobei mir einer immer wieder empfohlen wird. Vierzehn Tage später habe ich meinen ersten Termin in seiner Ordination.

„Guten Tag, Frau Peters, wo zwickst?“, trällert mir der Mittvierziger gut gelaunt von seinem riesengroßen Schreibtisch her entgegen.

Er trägt ein rotes Hemd und dazu thront, sozusagen als kecke Verbindung der beiden Spitzen seines Hemdkragens, in der Mitte eine Fliege aus Holz. Farblich dazu passend sind seine roten Ledersneaker.

Ich schmeiß mich weg, wo bin ich denn hier gelandet?, denke ich. Vielleicht sollte ich noch erwähnen, dass dieser sympathische Arzt auch Psychiater ist. Das ist jetzt ein Klischee, ich weiß, aber es passt hier einfach zu perfekt. Sein Charisma und sein Outfit reißen mich mit, und ich bin gleich besser gelaunt. Vielleicht auch eine Taktik von ihm? Wer weiß.

Er lehnt sich gemütlich zurück und gibt mir das Gefühl, alle Zeit der Welt zu besitzen.

„Erzählen Sie mal, was führt Sie zu mir?"

„Ich leide seit geraumer Zeit an starken Kopfschmerzen, wahrscheinlich Migräne, aber um das herauszufinden, bin ich jetzt hier."

Genauestens erzähle ich ihm alle Details: wann die Attacken kommen, wie lange sie andauern, welche Symptome ich dabei habe und so weiter. Er hört in aller Ruhe zu und spricht gleich alles in sein Diktiergerät. Im Anschluss untersucht er mich noch gründlich und kommt zu dem Schluss, dass es sich mit ziemlicher Wahrscheinlichkeit um, wie schon von mir befürchtet, eine Migräne handele.

„Um dies aber noch genauer beurteilen zu können, sollten Sie noch eine Kernspintomografie von Ihrem Kopf machen lassen, Frau Peters."

Ich erschrecke, befürchte gleich wieder das Schlimmste. „Herr Doktor, besteht etwa die Möglichkeit eines Tumors?", stottere ich zaghaft und mit pochendem Herzen.

„Ausschließen kann man das ohne endgültige Abklärung mittels MRT natürlich nie, aber ich weiß, Sie sind sehr ängstlich. Ich werde veranlassen, dass die Untersuchung so schnell wie möglich durchgeführt wird. Anschließend rufe ich sie gleich persönlich an."

Das darf nicht wahr sein, es wird doch nicht wirklich ein Tumor in meinem Kopf sein. Oh nein! Bitte nicht.

Erst vierzehn Tage später findet die Untersuchung im Krankenhaus statt. Früher ging es leider nicht. Meine arme, beste Freundin Birgit bekommt erneut meine ganze Angst ab. Ich löchere sie bis dahin fast täglich. Erstens habe ich panische Angst vor der Untersuchung selbst und zweitens vor dem Ergebnis.

Birgit versucht, mich zu beruhigen, und erklärt mir mit Engelsgeduld jedes Mal wieder das Gleiche. Sie ist wirklich ein Schatz. Wir beide sind so verschieden, aber harmonieren trotzdem perfekt. Ein starkes Band verbindet uns, und sie ist immer für mich da und das, obwohl ich im Moment manchmal wirklich eine Aufgabe bin.

Der Termin rückt näher, und ich weiß wirklich nicht, wie ich die dreißig Minuten in dieser Höllenröhre überstehen soll. Birgit hat mir geraten, etwas zur Beruhigung einzunehmen, aber das Groteske daran ist, dass meine größte Angst die ist, die Kontrolle zu verlieren. Die Einnahme eines Beruhigungsmittel geht also gar nicht. Da bekomme ich schon alleine durch den Gedanken daran Panik. Stellt sich nur die Frage, wie ich das wieder den Ärzten erkläre.

„Die Patientin hat panische Angst vor der Untersuchung, jedoch auch vor dem Mittel, das ihr die Angst nehmen soll!"

Wer soll das bitte verstehen, wenn es sogar mir ein Rätsel ist.

Der Tag der Untersuchung beginnt nicht mit einem Frühstück, sondern mit einer Panikattacke. Toll, das kann ja noch was werden, wenn ich gleich so starte.

Heute muss ich sogar alleine hinfahren, denn es hat niemand Zeit. Ich glaube, die haben auch schon alle die Nase voll von meinen Spinnereien.

Dort angekommen, begebe ich mich zur Radiologie, wobei mich schon bei der Anmeldung dieses elendige Pumpgeräusch des Kernspintomografen empfängt. Alle im Warteraum scheinen sehr entspannt zu sein, im Gegensatz zu mir, denn ich mache mir fast in die Hose. Mein Mund ist staubtrocken, und am liebsten würde ich die Flucht ergreifen.

Natürlich versuche ich, alles Erlernte zur Abwendung der Panik – *wie war doch gleich der Inhalt meiner Liste?* – in diesem

Augenblick anzuwenden, aber mein Gehirn will sich nicht am Monitor des Radiologen zur Schau stellen. Ist mir schon klar, wenn ich so kaputt wäre, würde ich mich auch davor hüten, es offiziell zu machen.

Jetzt würde es auch sicher toll rüberkommen, wenn ich mich vor den Augen der anderen Patienten stampfend und hüpfend durch das Wartezimmer bewegen würde, nur um den Tipp meiner Psychologin zu befolgen.

In meinem Schädel ist Party angesagt, mein Gehirn verarscht mich mal wieder gehörig. Ob wir wieder irgendwann mal Freunde werden …?, denke ich, und schon ruft mich die Schwester auf.

Sofort schildere ich ihr mein Befinden und meine panische Angst. In diesem Fall habe ich leider etwas Pech, denn sie scheint nicht sehr gesprächig zu sein. Vielleicht hat sie diese Geschichte schon tausendmal gehört. Sie meint lediglich: „Das ist ganz normal, wenn es gar nicht mehr geht, dann drücken Sie einfach auf den Notfallknopf."

Aha?! Na sicher drück ich den Knopf. Was bitteschön soll das für einen Sinn ergeben?

Langsam werde ich in diese Folterkammer geschoben, und die Schwester drückt mir noch Ohrenstöpsel und besagten Notfallknopf in die Hand mit den Worten: „Es wird gleich ziemlich laut, bitte erschrecken Sie nicht." Und weg ist sie.

Hier liege ich also, angebunden und den Kopf fixiert. Mir wird heiß und kalt, derweilen hat die Show ja noch gar nicht begonnen. Gott, steh mir bei, das stehe ich nicht durch. Den Notfallknopf drücke ich aber sicher nicht, die Blöße werde ich mir auf keinen Fall geben.

Jetzt geht's los! Ein lautes Hämmern, das einem Presslufthammer gleichkommt, läutet die Untersuchung ein.

Hab ich schon erwähnt, dass ich auch nicht schlucken soll? Ich habe das Gefühl, an meiner eigenen Spucke zu ertrinken – na klar denke ich unentwegt daran, mich dieser zu entledigen. „Denken Sie nicht an einen rosa Elefanten …"

Verdammt, ich weiß überhaupt nicht mehr, was ich denken soll. Meine Gedanken rasen mit extremer Geschwindigkeitsübertretung über meinen Datenhighway.

Dem Hämmern folgt ein Sägen. Man kann nichts spüren, aber ich fühle trotzdem etwas. Es kommt mir so vor, als stehe ich unter 1000 Volt Spannung – die Luft wirkt elektrisiert – schwer zu beschreiben.

Toll wäre es auch, wenn einem einmal jemand sagen würde, wie lange man hier noch auf seinen Tod warten muss. Mir kommt es jetzt schon wie eine Ewigkeit vor, dabei hat erst kürzlich alles angefangen. Da fallen mir Fabians aufmunternde Worte wieder ein.

„Ich bin letztes Mal sogar eingeschlafen."

Was?? Der kann dabei schlafen? Ich sterbe fast vor Angst, und mein Mann hat seelenruhig ein Nickerchen gemacht?

Sicher wird er mich fragen, wie die Untersuchung gewesen ist. Ich glaube, dieses Mal werde ich ihn anlügen und die Entspannte geben. Nicht, dass er nicht wüsste, wie ich ticke, aber unsere Reaktion ist hier wirklich extrem konträr – das kann er nicht verstehen.

Ich harre der Dinge mit einem Puls von – keine Ahnung – gefühlt 200. Mein Körper ist in Alarmbereitschaft, ob ich das jemals wieder in den Griff bekomme …?

Diese Geschichte hier verlangt mir wirklich alles ab, und sie scheint nicht enden zu wollen. Ich kann ja nicht mal fragen, wann hier Schluss ist. Warum erfährt man nicht wenigstens, wie lange es noch braucht? Die Schwestern und der Arzt könnten ja zu mir sprechen, aber keiner meldet sich. Vielleicht machen die gerade Pause und haben mich hier alleine zurückgelassen, in meinem Unglück.

Endlich, das Gerät steht still … Hoffentlich ist es aus! Die Lichter gehen an, und ich werde nach draußen gefahren. Gott hat meine Gebete erhört!

„Na, wie war's, Frau Peters?", zwitschert die junge Schwester.

„Ich dachte, ich sterbe", erwidere ich entnervt.

Jetzt lacht die auch noch! Und was heißt hier, wie war's? Ich bin ja nicht auf dem Volksfest Riesenrad gefahren. Die hat Nerven! Ich bin richtig grantig und total erledigt und versuche, so schnell wie möglich hier wegzukommen. Wenigstens ist dieses Horrorszenario jetzt vorüber. Gut, dass Luca heute länger im Kindergarten ist, da kann ich noch ein kleines Nickerchen zu Hause machen.

Einige Tage später bekomme ich den lang ersehnten Anruf von meinem Neurologen.

„Ich habe heute Ihre Befunde der Schädel-MRT bekommen …"

Sofort beginnt mein Herz, schneller zu schlagen, und mir bricht der Schweiß aus.

„Alles unauffällig, wie erwartet. Es handelt sich also lediglich um eine klassische Migräne. Falls Sie noch Fragen haben, können wir gerne noch einen Termin vereinbaren, ansonsten sehen wir uns in drei Monaten wieder."

Obwohl ich mir schon gedacht habe, dass ich keinen Gehirntumor habe, hätte ich am liebsten durch das Telefon geschrien, vor lauter Freude und Erleichterung.

„Vielen Dank, Herr Doktor, mir fällt ein Stein vom Herzen. Die Untersuchung war für mich zwar der blanke Horror, aber für dieses Ergebnis hat sich alles gelohnt. Ich melde mich in drei Monaten wieder wegen eines neuen Termins. Schönen Tag noch", singe ich schon beinahe in den Hörer.

Jetzt muss ich mich belohnen, am besten mit etwas Süßen.

Kapitel 30

Schwarz oder weiß?

– März 2012 –

Seit geraumer Zeit kämpfe ich mit meinem Gewicht oder besser mit meiner Waage, die es mir gnadenlos Tag für Tag vor Augen führt. Sind es die Tabletten, die ich seit Monaten regelmäßig einnehme, oder habe ich etwa eine andere Sichtweise, was meinen Körper betrifft? Jedenfalls habe ich schon lange nicht mehr mein Wohlfühlgewicht.

Denn vierundvierzig Kilogramm bei meiner Hochzeit, davon trennen mich jetzt Welten. Es muss nicht Size Zero sein, aber auch nicht Kleidergröße 40. Zwar kann ich nicht behaupten, mich derzeit nicht wohlzufühlen, aber ein paar Kilo weniger würden auf keinen Fall schaden. Derzeit bringe ich über sechzig Kilo auf die Waage! Das ist beinahe mein Höchstgewicht, nur in meiner Schwangerschaft wog ich noch etwas mehr. Sei's drum, irgendwann schaffe ich es sicher wieder, ein paar Kilos abzunehmen.

Auch Fabian hätte mich lieber etwas schlanker, aber derzeit fehlt mir die Kraft für eine Diät. Er wird sich deswegen schon nicht aus dem Staub machen.

Die Monate vergehen, und ich würde meinen Zustand als durchaus stabil bezeichnen. Immer mehr genieße ich die sogenannten kleinen Dinge des Lebens wieder und freue mich über jeden Tag, an dem es mir gut geht. Ich will nur, dass Luca gesund ist und Harmonie zwischen Fabian und mir herrscht. Mehr brauche ich nicht, um vollends glücklich zu sein.

Wenn mir früher zu Ohren gekommen ist, „es drifte wieder einmal jemand ab und sei auf der Suche nach dem eigenen Ich", fand ich das nur schrecklich oder lächerlich. Und ich habe mich gefragt, was „die Suche nach dem Ich“ heißen würde? Wo fange ich an zu suchen, oder besser, was suche ich überhaupt? Ach ja, das eigene Ich!

Wie sagt man so schön? Alles ist im Wandel – ich glaube, derzeit befinde auch ich mich auf einem Selbstfindungstrip. Ich finde es spannend, Verschiedenes auszuprobieren. Ich stehe gerade voll auf den Hippie-Look, Gitarre spielen und ein bisschen Scheiß-drauf-zu-sein. Ob ich das bin, weiß ich nicht, aber es ist lustig, in die Rolle eines zu meinem vorherigen Ich ganz konträren Charakters zu schlüpfen. Entweder schwarz oder weiß – alles oder nichts, das bin ich. Ein bisschen mehr Grau wäre sicher kein Fehler. Aber, ich arbeite daran …

Mein Umfeld, vor allem mein Mann, macht mit mir wirklich was mit, wenn ich immer von einem Extrem ins andere falle. Er hat mich blond und etwas fülliger kennengelernt. Kurz darauf hatte ich schwarzes Haar und nahm stark ab. Dann ließ ich mein sehr langes Haar raspelkurz schneiden und färbte es wieder blond. Mein Gewicht ging immer rauf und runter – eine richtige Berg-und-Tal-Fahrt. Jetzt spreche ich aber nur von den Äußerlichkeiten …

Man könnte auch hergehen und sagen: „Mit mir wird's nie fad!“

Ich denke aber, Fabian wäre es durchaus willkommen, wenn ihm mal langweilig wäre mit mir. Sehr oft beschwert er sich, dass bei uns nie Ruhe einkehren würde. Ich verstehe ihn gut, denn es dreht sich nun schon seit beinahe zwei Jahren fast alles nur um mich. Zu meiner Ehrenrettung muss ich aber ergänzen, dass ich hier offenbar auch etwas nachzuholen hatte.

Mein Körper hat sich – zu Recht total egoistisch – das geholt, was er am Notwendigsten gebraucht hat, nachdem ich es ihm nicht freiwillig gegeben habe.

„Gehe du vor“, sagte die Seele zum Körper, „denn auf mich hört sie ja nicht.“

„Ich werde krank werden“, sagte der Körper, „dann hat sie Zeit für dich.“

Mein Lieblingsspruch – er hat während der Reha über meinem Bett gehangen. Ich habe dadurch meine Situation besser begreifen können. Es stimmt schon: Höre ich nicht auf die Signale, die mir mein Körper sendet, muss er durch Krankheit gewaltsam auf sich aufmerksam machen, der arme Kerl. Ich habe mir den Sinnspruch zu Hause in meinem Büro an die Wand geheftet. Er hilft unbewusst, auch wenn ich ihn mir nicht täglich durchlese.

In wenigen Wochen werde ich versuchen, mein Medikament abzusetzen. Die Ärzte haben gesagt, zirka ein halbes Jahr müsse ich es einnehmen. Seit einem Dreivierteljahr bin ich nun schon stetig auf dem Weg der Besserung. Ich fühle mich wieder sicher und vertraue meinem Körper. Die letzte Panikattacke hatte ich bei der MRT-Untersuchung meines Kopfes, dies war aber eine Ausnahmesituation. Schön langsam traue ich mich zu sagen: „Ich glaube, ich bin über den Berg!"

Laut Fachärzten beendet man die Einnahme eines Antidepressivums nicht vor dem Winter, da hier die Stimmung aufgrund der wenigen Sonnenstunden bei depressiven oder ängstlichen Patienten ohnehin dazu neigt, sich etwas zu verschlechtern. Deshalb habe ich nun bis zum Frühling gewartet. Ich freue mich aber schon sehr auf den Tag, an dem ich nichts mehr brauche, obwohl ich so gut wie keine Nebenwirkungen davon habe.

Luca entwickelt sich auch sehr gut. Er ist jetzt nicht mehr alle drei Wochen krank, sondern nur mehr einmal in zwei Monaten. Unsere Kinderärztin ist sehr zufrieden mit seinen Fortschritten, offensichtlich hat sich seine Luftröhrenverengung wirklich verwachsen. Manchmal kann ich es noch gar nicht glauben, weil uns niemand sagen konnte, ob und wann sich die Situation für Luca vollständig bessern würde.

Ich kann gar nicht beschreiben, wie glücklich es mich macht, wenn es meinem Kind gut geht.

Eine Freundin von mir – sie hat ein sehr schwerbehindertes Kind – sagte kürzlich: „Mir geht es immer so, wie es meinem Kind geht."

Das kann ich, ebenso wie viele andere Mütter, sicher unterschreiben: Wir leiden mit unseren Kindern mit, als ginge es uns selbst schlecht.

Auch wenn wir Lucas Babyzeit nicht wirklich genießen konnten, so sehr schätzen Fabian und ich die Zeit, in denen er gesund ist. Früher haben wir nur darauf gewartet, dass die Zeit rasch vergeht und er größer und älter wird, damit es für ihn leichter wird.

Wie heißt es so schön? Die Zeit heilt alle Wunden. Wenn ich mir so zuhöre, dann klinge ich schon sehr weise, oder? Wie meine Oma! Aber keine Sorge, ich haue noch genauso regelmäßig daneben.

Kapitel 31

Aufwind

– Ende März 2012 –

Endlich ist es wieder richtig Frühling. Wie ich diese Jahreszeit liebe, ist es doch immer ein Neuanfang nach dem Stillstand und der Ruhe des Winters, zumindest was die Natur angeht. Dieses Jahr trifft das aber auch auf mein Leben zu, denn auch ich plane einen Neustart: Heute möchte ich mit der Einnahme meines Antidepressivums aufhören. Der letzte Winter, meine Chaosjahreszeit – wie ich sie nicht allzu liebevoll nenne – ist ohne gröbere Probleme vorübergegangen, und nun ist es an der Zeit, das Medikament abzusetzen. Ich fühle mich stark genug, diesen Schritt zu tun. Wobei ich schon sehr gespannt bin, wie es mir nach Weglassen des Medikaments ergehen wird. Mir sind sehr unterschiedliche Geschichten zu Ohren gekommen, die ich auszublenden versuche. Manche sprechen von Elektroschlägen im Gehirn, von enormer Unruhe oder kurzzeitiger Verschlechterung der Stimmung.

Natürlich habe ich alles mit meiner behandelnden Fachärztin – der Psychiaterin –, die mir das Medikament verordnet hat, besprochen.

„Wenn Sie die Dosis ganz langsam reduzieren und die Einnahme ausschleichen lassen, sollte es keine Probleme für Sie geben, Frau Peters“, hat sie gemeint.

Meinen Therapeuten habe ich noch einmal gewechselt. Ich bin bei Frau Doktor Lassmann nicht mehr weitergekommen, außerdem habe ich eine zu intensive Bindung zu ihr aufgebaut. Für mich fühlte es sich, da ich über lange Zeit regelmäßig bei ihr zur Therapie war, irgendwann so an, als wäre sie meine Mutter. Und jetzt wollte ich einen Mann als Therapeuten.

Doktor Niederhochmayr kommt ursprünglich aus der Wirtschaft und hat im Nachhinein erst sein Psychologiestudium absolviert. Ich war von Anfang an sehr begeistert von ihm, denn bei ihm ist die Therapie eher eine Art Coaching.

Sicher reden wir auch, aber er gibt mir auch immer Hausaufgaben bis zur nächsten Sitzung. Außerdem ist es der Blick nach vorne, der mir bei ihm sehr gut gefällt. In meiner Kindheit habe ich lange genug herumgesucht und bin zu keinem Ergebnis gekommen. Wir schauen, was ich in der Zukunft erreichen will, was ich konkret noch ändern muss. Es geht um Ziele und Visionen und nicht nur um Traumata aus der Kindheit.

Es ist auch viel positiver, nach vorne zu blicken und nicht nach zurück, denn die Vergangenheit kann ich nicht mehr ändern, die Zukunft schon.

Heute beginnt die zweite Woche meiner tablettenfreien Zeit. Ich konnte relativ rasch damit aufhören, weil ich eine sehr geringe Dosis eingenommen habe, ansonsten muss man das Medikament noch langsamer ausschleichen lassen. Mir geht es großartig dabei, worüber ich froh und dankbar bin.

Auch in meiner Ehe läuft es sehr gut. Fabian schaltet bei der Arbeit einen Gang zurück und hat bemerkt, dass er auch so genug leisten kann, ohne sich total auszupowern. Er ist jetzt nicht mehr vierundzwanzig Stunden am Tag, sieben Tage die Woche, am Handy erreichbar. Er bekommt auch keine Mails mehr auf sein Smartphone. Er hat zum Glück erkannt, dass es auch reicht, wenn dies zu den Bürozeiten erledigt wird.

Luca ist quietschfidel und liebt es, in den Kindergarten zu gehen.

Seit Februar arbeite ich wieder. Ich habe wieder großen Spaß, auf der Bühne zu stehen und als Redakteurin hinter der Kamera zu agieren. Der Schritt zurück ins Berufsleben war gar nicht so schlimm, wie ich es anfangs befürchtet habe. Bei meiner ersten Live-Moderation – nach der lange Pause – auf der Bühne, hatte ich ganz schön Muffensausen. Es lief aber alles prächtig, und gegen Ende der Veranstaltung war ich wieder voll in meinem Element und wollte gar nicht mehr von der Bühne runter. Das hat eine große Last von mir genommen, denn es war ein großer Wunsch von mir, meinen Beruf wieder ausüben zu können.

Fabian und ich haben ein neues privates Projekt begonnen. Schon im Januar haben wir uns ein Holzhaus angesehen, in einem Stadtteil, der mir immer am unsympathischsten schien. Mein Mann stöbert zum Zeitvertreib öfter im Internet nach günstigem Urlaub, Autos oder Häusern, und da ist ihm dieses Objekt sofort ins Auge gefallen.

Ich bin zu Beginn sehr skeptisch gewesen, weil ich mir nicht vorstellen konnte, in einem Holzhaus zu wohnen – das hat für mich schon immer eher den Wochenendhauscharakter. Aber an einem verregneten Samstag habe ich mich überreden lassen, das Haus zu besichtigen – und war sofort begeistert. Es ist, als hätte dieses Haus auf uns gewartet.

Wir lieben Bad Aussee in der österreichischen Steiermark, und dieses Haus erinnert uns stark an die Wohnhäuser in dieser Gegend. Es sieht von außen aus wie ein „richtiges", gemauertes Haus, was wahrscheinlich an dem dunkelbraunen Anstrich liegt. Die Fenster sind weiß gestrichen, und das Grundstück, auf dem es steht, ist sehr großzügig und toll aufgeteilt. Ich sehe mich dort schon alles umgraben und jede Menge Gemüse anpflanzen.

Sogleich haben wir Pläne zur Raumeinteilung geschmiedet und waren beide auf Anhieb hin und weg vom Raumklima und der Gemütlichkeit, die solch ein hölzernes Eigenheim ausstrahlt. Dass das Haus nicht möbliert ist, wir also bei der Einrichtung freie Hand hätten, hat uns ebenfalls sehr gefallen.

Einige Monate vergehen, bis wir uns dann doch nähere Gedanken darüber gemacht haben. Wir fühlen uns in unserer derzeitigen Wohnung sehr wohl und haben ursprünglich nicht an Umzug gedacht. Ich bin ohnehin ein absoluter Gewohnheitsmensch und brauche sehr lange, bis ich mich in einem neuen Umfeld wieder zurechtfinde und ankomme. Dieses Haus aber hat mich so in seinen Bann gezogen, dass ich zugestimmt habe. Auch auf die Gefahr hin, wieder einer stressigeren Zeit entgegenzublicken.

Der Hauseigentümer hat uns den Schlüssel überlassen, und so haben wir uns drei Wochen lang überlegen können, ob wir kaufen oder nicht. Eine sehr nette Geste, wenn man bedenkt, dass dieser Mann, wie er erzählt hat, nur Scherereien mit den Mietern dieses Hauses hatte.

Kaufen wollte es seltsamerweise bisher niemand. Diese Tatsache beschäftigt uns ebenso ein Weilchen und hat uns auch zu Beginn abgehalten, sofort übermütig zu werden und uns ins neue Abenteuer zu stürzen. Es kursieren im unmittelbaren Umfeld einige Gerüchte über dieses Haus, aber wir können vor allem den esoterischen Geschichten nichts abgewinnen. Es solle unter keinem guten Stern stehen, vielleicht sei es sogar verhext, heißt es. Seit vielen Jahren würde sich kein Käufer finden, und niemand wisse so genau, warum nicht.

Es sei dort zu Beginn die Praxis einer Energetikerin gewesen, die es angeblich verhext habe. So ein Unsinn ... Dann habe ein anderer Mieter einen enormen Wasserschaden am Haus gehabt, der laut Verkäufer aber selbst verschuldet gewesen sei. Wieder ein anderer Mieter habe es „weiterverkauft. Eine weitere Mieterfamilie habe er nur mit Müh und Not und Unterstützung der Polizei wieder aus dem Haus bekommen, weil sie keine Miete bezahlt hätten, so der Verkäufer.

Das Haus hat also schon viel erlebt, und keiner hat es geschätzt oder richtig gewollt. Das macht uns natürlich schon sehr nachdenklich.

Fabians Vater ist Baumeister und hat sich alles ganz genau angesehen, und er konnte keine offensichtlichen Mängel infolge des Wasserschadens entdecken. Laut Verkäufer sei das Grundproblem von damals im Kanal auch behoben worden.

Nach langer Überlegungszeit und einigen Unkenrufen in der Gegend zum Trotz haben wir den Kaufvertrag dann doch unterschrieben. Nun sind wir stolze Hauseigentümer, die sich damit auch jede Menge Arbeit eingehandelt haben. Ein wenig Angst vor den nächsten Monaten verspüre ich schon, aber derzeit überwiegt eher die Freude.

Unsere jetzige Nachbarschaft werde ich ebenso vermissen wie unsere alte Wohnung. Wir hatten mit einigen ein doch sehr enges

Verhältnis. Vor allem unsere Kinder sind alle im gleichen Alter, sodass Luca auch immer Spielgefährten gehabt hat. Hoffentlich ergibt sich in der neuen Umgebung auch wieder etwas für unseren Kleinen.

Mehrmals täglich wechseln sich Fabian und ich auf der Baustelle ab, um den Handwerkern etwas auf die Finger zu blicken und sie mit Essen zu versorgen. Leider brauchen die Herrschaften immer etwas Kontrolle, sonst läuft vieles schief.

Unser Haus war als Musterhaus konzipiert, und deshalb wollen wir jetzt ein wenig umbauen, denn die vorhandene Raumaufteilung ist etwas unglücklich. Zum Glück geht alles rasch voran dank Rigipswänden.

Vorausgesetzt, sie werden im Lot aufgestellt. Heute bin ich auf die Baustelle gekommen und habe gleich mit bloßem Auge erkannt, dass windschief nur ein Hilfsausdruck ist für dieses Turbomauerwerk.

Manchmal frage ich mich echt, woran diese Handwerker denken bei der Arbeit. Vor allem aber haben alle Häuslbauer mein tiefstes Mitgefühl. Bei denen dauert dieses Tohuwabohu beinahe ein Jahr. Wir werden in insgesamt acht Wochen fertig sein, und mir reicht das schon.

Selbstverständlich freut sich auch mein Perfektionismus wieder einmal über etwas Arbeit. Auch wenn ich gedacht habe, ich hätte schon viel von dieser Eigenschaft abgelegt, werde ich derzeit wieder eines Besseren belehrt. Unsere Handwerker haben davon offensichtlich noch wenig gehört, denn perfekt ist definitiv etwas anderes als die Arbeit, die sie abliefern. Sie scheinen einfach munter darauf loszuarbeiten, denn irgendetwas kommt sicher dabei heraus. Wenigstens sind sie dabei immer gut gelaunt.

Das ist offenbar das Los eines jeden Hauseigentümers, dem handwerkliche Fähigkeiten fehlen. Ich sehne jetzt schon den Tag herbei, an dem kein Fremder mehr mein Haus betritt, um sich darin handwerklich auszutoben.

Aber auch diese Zeit geht vorbei. Wir befinden uns, dem Himmel sei Dank, im Endspurt und wollen nächste Woche einziehen. Mein Mann koordiniert die Handwerker wirklich perfekt, und so löst einer den anderen ab. Hut ab vor so viel Organisationstalent, das mir weitgehend fehlt.

Seit Tagen putzen wir zu fünft wie ein paar wild Gewordene. Nachdem der Boden abgeschliffen worden ist, ist nun das ganze Haus innen mit feinem Holzstaub überzogen. Als ich das erste Mal mit dieser Misere konfrontiert werde, schießen mir die Tränen in die Augen. Jedes einzelne Holzbrett an der Wand und an der Decke, und das sind viele, ist über und über mit Staub bedeckt.

Bei im Schnitt täglich circa fünfunddreißig Grad Celsius macht das Putzen in unserer „finnischen Holzsauna" umso mehr Spaß. Mittags gibt's immer einen Aufguss, aber den Pool zur Abkühlung besitzen wir leider noch nicht.

Im Moment stoße ich körperlich und geistig wieder extrem an meine Grenzen. Ich bin so richtig fertig. Jetzt wird es wirklich Zeit, dass dieser ganze Spuk bald vorüber ist.

Zwischen Fabian und mir läuft es, wahrscheinlich stressbedingt, derzeit auch nicht unbedingt rosig. Wir streiten viel, und gemeinsame Zeit ist wieder einmal sehr rar. Manchmal zweifele ich, ob der Hauskauf wirklich die richtige Entscheidung gewesen ist. Es war gerade erst Ruhe eingekehrt in unser Leben, und wir haben gleich wieder das nächste nervenaufreibende Projekt begonnen, anstatt den Frieden und das, was wir hatten, zu genießen.

Na ja! Jetzt ist es zu spät, darüber weiter nachzudenken. Hoffentlich beruhigt sich die Lage wieder etwas, wenn wir erst einmal hier wohnen.

Abschied nehmen von unserer vorherigen Wohnung fällt mir auch sehr schwer. Natürlich freue ich mich wirklich riesig auf unser Haus mit siebenhundert Quadratmetern Garten. Der Umzug ist aber trotzdem ein großer Einschnitt in mein Leben.

Überall sieht es aus, als hätte eine Bombe eingeschlagen, und nirgends fühlen wir uns mehr wohl. Die Wohnung ist voll von Umzugskartons und ausgeräumten Möbelstücken, und im neuen Haus herrscht sowieso noch Chaos ohne Ende.

Passend zum Zustand meiner Ehe …

Kapitel 32

Aufbruchstimmung

– Sommer/Herbst 2012 –

Seit einigen Wochen machen mein Mann und ich eine Paartherapie. In vielen meiner Einzeltherapien ist herausgekommen, dass es auch in unserer Partnerschaft noch viele unerfüllte Bedürfnisse von meiner Seite gibt. Deshalb hat mir mein Coach empfohlen, mal gemeinsam mit Fabian über eine Paartherapie nachzudenken. Liegt es an der Kommunikation zwischen Fabian und mir, oder spreche ich nicht das aus, was mir wirklich wichtig ist und was mir fehlt – das wollen wir jetzt im Rahmen der Paartherapie herausfinden.

Fabian wollte anfangs nicht mitmachen, denn mit dem „Psychokram" hat er es bekanntlich nicht so. Außerdem schwingt auch eine Angst vor dem Unbekannten mit. Wie bei so vielen, die nicht wissen, was auf sie zukommt. Ich habe ihn aber überzeugen können, es einfach mal zu probieren, und mittlerweile – wir hatten bereits drei Sitzungen – ist er derjenige, der vorwiegend spricht und sich mitteilt.

Ich glaube, es tut ihm gut, sich zu öffnen und auch über seine Ängste und Sorgen zu sprechen. Schließlich musste er die letzten Monate einiges wegstecken und hat eher den Starken gemimt, anstatt über seine Gefühle zu reden. Wenn es zwischen uns beiden zu Streit oder Diskussionen gekommen ist, haben wir uns immer Vorhaltungen gemacht und uns gegenseitig nicht mehr richtig zugehört. Jeder wollte nur seine Themen anbringen.

In den Paartherapiesitzungen lernen wir, wieder besser miteinander zu kommunizieren und zuzuhören. Das tut uns beiden richtig gut. Dies würde meiner Meinung nach vielen anderen

Paaren ebenfalls sehr guttun. Vorausgesetzt, sie lieben sich noch. Ist das Gefühl einmal weg, nützt wahrscheinlich die beste Therapie nichts mehr. Therapeuten sind da anderer Meinung, ich weiß.

Frau Doktor Ulmer, eine Psychologin, betreut uns, und wir besuchen sie alle vierzehn Tage für eine Stunde. Anfangs kamen von uns beiden Themen und Vorwürfe, die wir wahrscheinlich ansonsten so nicht ausgesprochen hätten. Das ist nicht gerade angenehm, aber nach zwölf Jahren Beziehung schlägt fast überall der Alltag zu.

Man kann es natürlich akzeptieren und nebeneinander her leben, mit der Hoffnung auf Besserung. Dies wird aber ziemlich sicher irgendwann gegen den Baum gehen oder in einer Sackgasse enden.

Ich kenne sehr viele Paare, die sich arrangiert haben, das heißt, jeder macht, was er will, und auf dem Papier ist man halt noch verheiratet. Das schaut einfach nach außen hin besser aus! Glück und Liebe sind bei diesen Paaren Fremdwörter – eine Tatsache, die sich viele aber nicht eingestehen wollen. Für mich wäre eine solche Situation nicht akzeptabel, da lebe ich lieber alleine.

Fabian und ich sind beide sehr emotionale Menschen, deshalb kracht es auch oft bei uns. Dies wäre ja an sich nicht schlimm, leider haben wir mit den Jahren aber etwas die Hemmung verloren und Dinge ausgesprochen, die uns eigentlich leidtun oder die so nicht hätten gesagt werden müssen. Genau aus diesem Grund wollen wir nun verstärkt an unserer Kommunikation arbeiten. Ich möchte aber klarstellen, dass wir uns nie beschimpfen oder beleidigen, so viel Respekt sollte man immer für den Partner übrighaben.

Mein Gefühlsleben passt wirklich zu unserer momentanen Wohnungssituation, und ich denke, bei Fabian ist dies genauso.

Wie auch unsere Partnerschaft wieder Fortschritte macht, da wir seit unseren Therapiestunden wieder aufmerksamer und achtsamer mit uns umgehen, so kommen wir auch in unserem Haus ordentlich weiter, und der Umzug ist beinahe vollzogen. Obwohl wir beide situationsbedingt oft gereizt und überarbeitet sind, kommen wir halbwegs klar miteinander. Die Therapie greift also offenbar schon.

Wie immer, am Ende des Tunnels herrscht Licht. Ich bin so froh, dass Fabian und ich uns wieder angenähert haben. Ein Leben ohne ihn wäre für mich nämlich unvorstellbar.

Heute werden wir zum ersten Mal in unserem neuen Heim schlafen, und ich bin total aufgeregt. Seit Tagen arbeiten wir darauf hin. Luca schläft schon seit einer Woche bei meinen Eltern und kommt täglich vorbei, um die Fortschritte zu bewundern.

Meine Mama hilft mir jeden Tag beim Putzen, Ein- und Ausräumen und vielem mehr. Sie ist wirklich eine Perle. Sie hat immer einen Plan, ganz im Gegensatz zu mir, der absoluten Chaotin. Ich werde leider völlig chaotisch, wenn ich so viel auf einmal sehe und erledigen muss und nicht weiß, wo ich anfangen soll. Hier kommt mein Perfektionismus noch nicht zum Tragen. Erst später, wenn alles an seinem Platz steht, sozusagen beim Feinschliff, dann, wenn die letzten Dinge dekoriert werden, dann erst drehe ich den Buddha auf unserem Vorzimmerbord dreimal um die eigene Achse, bis ich die genaue Ausrichtung für ihn gefunden habe. Stelle Kerzen auf und verteile im ganzen Haus Blumen. Das muss dann für mich auch sein. Alles muss supersauber und an seinem Platz sein, da, wo ich mir einbilde, dass es notwendigerweise hingehört.

Meine Mutter kann einteilen und delegieren. Sie macht einen genauen Plan, wann was kommt. Eins nach dem anderen. Das kann ich nicht. Ich fange überall an und mache nichts fertig. Ich reiße zum Beispiel einen Umzugskarton auf, und währenddessen fällt mir ein, dass das Bad noch zu putzen ist. Dann laufe ich ins Bad, und der halb ausgeräumte Karton steht einsam mitten im Raum.

Als wir die Küche einräumen, schaltet sich auch Fabian noch ein. Ich weiß zwar für mich genau, was und in welche Lade ich es einräumen will, kann es aber alleine nicht bewerkstelligen. Bei zu viel Angebot und Unordnung verliere ich einfach den Überblick. Gemeinsam schaffen wir es aber dann doch.

Papa kümmert sich derweilen um Luca, der im Kindergarten Ferien hat. Luca ist traurig, dass er von seinen Freunden wegziehen muss, aber ich bin überzeugt, er wird hier sicher bald neue Spielkameraden finden und sich an die neue Lebenssituation gewöhnen.

Die erste Nacht im neuen Haus ist leider gar nicht so spektakulär, wie ich mir sie vorgestellt habe. Wir fallen beide todmüde ins Bett und träumen nicht einmal den berühmt-berüchtigten „Traum der ersten Nacht im Eigenheim", so kaputt sind wir.

An diesem Tag schläft Luca das erste Mal hier, und ich habe sein Zimmer genauso wie in unserem alten Zuhause dekoriert, sodass er sich gleich wohlfühlen wird. In wenigen Minuten kommt mein Papa mit ihm vom Zoo, und mich zerreißt es beinahe vor Vorfreude.

Es klingelt an der Türe, und mein Kleiner läuft mir entgegen – wir hatten wirklich wenig Zeit miteinander in den letzten Wochen.

„Komm, Luca, Papi und ich haben eine Überraschung für dich in deinem Zimmer."

Mit roten Wangen nimmt er mich, ebenso aufgeregt, an der Hand und öffnet gespannt die Tür zu seinem Zimmer. Inmitten des großen Raumes steht ein nigelnagelneues Fahrrad. Luca liebt es, Rad zu fahren. Wenn er könnte, würde er den ganzen Tag darauf sitzen. Sein altes Fahrrad ist zu klein geworden, und sein größter Wunsch ist ein neues, großes Rad mit Gangschaltung gewesen.

Offensichtlich haben wir damit voll ins Schwarze getroffen, denn vor lauter Freude über sein neues Zimmer und das tolle Rad beginnt er zu weinen und umarmt uns heftig. Für mich ist das das schönste Dankeschön auf Erden.

Wir haben uns schnell eingelebt. Alle sind wir angekommen in unserem neuen Zuhause. Ich habe nicht einziges Mal mit der Eingewöhnungszeit gehadert, sondern mich vom ersten Tag an zu Hause gefühlt. Unsere Partnerschaft läuft weitgehend harmonisch, und auch Luca spricht nicht einmal mehr von der „alten" Wohnung. Er hat auch schon einige neue Freunde gefunden, denn im Umkreis gibt es zum Glück viele Gleichaltrige. Gut, dass wir uns zu diesem Schritt entschieden haben. Wie sich jetzt im Nachhinein herausstellt, war es das Richtige.

Schön langsam zieht der Herbst ins Land. Obwohl ich diese Jahreszeit mit ihren erdigen Gerüchen und in ihrer Farbenvielfalt sehr gerne mag, kommt Wehmut in mir auf.

Ich weiß nicht, warum, aber die Tatsache, dass schon bald der Winter den Herbst ablösen wird, missfällt mir jedes Jahr aufs Neue. Manchmal bin ich geradezu schwermütig, denn meine „Chaosjahreszeit", der Winter, steht wieder bevor. Die Sonne kommt uns viel seltener besuchen, und die Natur präsentiert sich trostlos in diesem Grau in Grau. Es gibt kein Vogelgezwitscher und keine herrlichen Düfte von frisch gemähtem Gras oder blühenden Blumen. In dieser Zeit haben Leute, die an Depressionen leiden, am ehesten Beschwerden. Vielleicht fürchte ich die dunkle Jahreszeit deshalb etwas, weil ich gerne weiterhin ohne Antidepressivum auskommen möchte. Hoffentlich wird es ein guter Winter für mich!

Kapitel 33

Große Enttäuschung
– 26. Oktober 2012 –

In zwei Monaten feiern wir wieder Weihnachten, und unser Kleiner wird schon sechs Jahre alt. Und nächstes Jahr wird er bereits mit der Schule beginnen. Ging er nicht gerade noch in die Krabbelstube? Anfangs konnte mir die Zeit nicht schnell genug vergehen, und jetzt möchte ich sie manchmal am liebsten anhalten.

Uns erwartet ein verlängertes Wochenende. Fabian und ich haben uns jede Menge Dinge für die nächsten Tage vorgenommen, die noch zu erledigen sind. Wir sind hier eingezogen, und alles, was wir bis dahin nicht erledigt hatten, ist liegen geblieben. So ist das halt: Entweder man gewöhnt sich an den Anblick oder man hat dafür keine Zeit, weil es immer Wichtigeres gibt, als etwa die letzten Sockelleisten zu montieren.

Außerdem ist mir vor Kurzem aufgefallen, dass unser Boden im Essbereich und in der Küche uneben ist. Wenn der Staubsauger zum Einsatz kommt, macht sich dies besonders bemerkbar. Er rattert über den Holzboden, als würden sich die Bretter ungleich heben. Im Haus riecht es auch nicht mehr unbedingt nach Holz wie kurz nach unserem Einzug. Anfangs wurden wir beim Nachhausekommen von einer holzigen Brise begrüßt. Jetzt riecht es eher etwas … muffig. Sehr ungewöhnlich!

Da ich innerhalb meiner Familie über den besseren Geruchssinn verfüge, fällt es nur mir auf. Und wir erinnern uns an die Geschichte, die uns der Verkäufer erzählt hat: Ein Mieter hätte absichtlich das WC verstopft, weil er keine Miete mehr bezahlen konnte. In der Küche sei dann Wasser ausgetreten und habe unterhalb des Bodens den gesamten unteren Stock überflutet. Auch heute mache ich meinen Mann zum wiederholten Male auf unseren leicht beeinträchtigten Fußboden und den Geruch aufmerksam.

„Der Verkäufer hat doch von einem Rückstau im Kanal gesprochen“, sage ich zu Fabian und ziehe die Nase kraus. „Riechst du das denn nicht?“

Er schnuppert und schüttelt den Kopf. „Nein, nicht wirklich“, meint er. „Er hat uns doch zugesichert, das geringe Gefälle des Kanals hätte man danach beseitigt.“

„Jaaa schon, aber …, hoffentlich ist da nichts mit passiert“, sage ich und werfe einen zweifelnden Blick zum Boden hin. „Diese Unebenheit des Fußbodens und der Geruch … ob das damit wohl zusammenhängt?“

Fabian beschließt, in der Speisekammer neben der Küche dem Problem auf den Zahn zu fühlen. Bei solchen Sachen beschäftigt er sich nicht lange mit dem Problem, sondern mit der Lösung. Er schneidet dort in einem nicht sichtbaren Bereich mit der Kreissäge den Boden heraus.

Wie ja nun mittlerweile hinlänglich bekannt sein müsste, währt unser Glück leider niemals lange, und wir erleben nun die Enttäuschung unseres Lebens.

Fabian hebt das Brett heraus, und wir werden beide Zeugen einer unglaublichen Geschichte, die gerade erst ihren Anfang nimmt.

„Oh Mann, das darf nicht wahr sein!“

Ich traue meinen Augen kaum, denn unter uns steht das Wasser circa zwanzig Zentimeter hoch.

„So eine Scheiße!“, entfährt es Fabian.

Dieser Moment ist an Fassungslosigkeit kaum zu überbieten. Wir sehen uns beide an und finden keine Worte für dieses Horrorszenario. Bei mir brennen alle Sicherungen durch, und ich flippe völlig aus.

„Was soll das? Ich verstehe die Welt nicht mehr! Was machen wir jetzt?“, schreie ich völlig aufgelöst durch den Raum. Ich habe keine Ahnung, was ich zuerst tun soll, und vor allem, wie es jetzt weitergeht.

In meiner Verzweiflung rufe ich bei meinen Eltern an, damit sie Luca rasch abholen und er dieses Chaos nicht mitbekommt. Fabian hat währenddessen mit seinem Vater telefoniert, um ihn um Hilfe zu bitten. Er gibt uns den Tipp, einen Installateur sowie eine Leckortungsfirma zu beauftragen. Da heute der 26. Oktober, der österreichischer Nationalfeiertag, ist, ist es gar nicht so einfach, jemanden zu erreichen, trotz Notdienst.

Eine Stunde später kommt der Installateur. Der Fachmann versucht, mit einem Spezialgerät den Abfluss in der Küche zu durchstoßen, denn er geht von einer Verstopfung und einem Rückstau aus. Nach einer halben Stunde schickt er Fabian in den Garten, um zu überprüfen, ob Wasser von der Küche im Kanal ankommt. Das Gute ist, man kann den Kanal an der Grundgrenze unseres Gartens sehr gut auch als Laie erreichen. Gleichzeitig sollen wir auch alle anderen Wasserquellen betätigen, wie zum Beispiel das Waschbecken im Bad, die Dusche, Badewanne und WC.

Fabian gibt uns ein Zeichen, dass Wasser dort unten ankomme.

„Fürs Erste ist das okay“, meint der Installateur. „Das Ausgangsproblem scheint somit behoben zu sein.“

Wie wir das Wasser aus dem Fußboden herausbringen, wissen wir noch nicht.

Eine Stunde später meldet sich Gerhard, ein guter Bekannter, bei uns; er ist ebenfalls Installateur. Er möchte sich selbst versichern, dass das Problem wirklich gelöst worden ist, und kurz darauf ist er vor Ort. Ausgerüstet mit einer Rohrkamera und Bildschirm liegt er auf unserem Küchenboden und verfolgt jeden Millimeter der Kamera mit Argusaugen.

Sein Bauchgefühl hat ihn leider nicht getäuscht. Auf seinem Monitor präsentiert sich uns der absolute Wahnsinn.

„Sehe ich das richtig, Gerhard?“, fragt mein Mann fassungslos.

„Kaum zu glauben“, sagt Gerhard.

„Das ist nicht mehr das Abflussrohr, sondern euer Fußboden. Was für eine Schweinerei!“

Ich verstehe anfangs vor lauter Entsetzen den Ernst der Lage und auch die Thematik nicht, und Fabian erklärt mir: „Offensichtlich mündet unser Küchenabflussrohr überhaupt nicht in dem dafür vorgesehenen Kanal.“

„Was??“, schreie ich. What the F…? Das glaub ich jetzt nicht, oder? Kann mich mal jemand kneifen?

Laut Gerhard ist jeder Tropfen Wasser von Spüle und Geschirrspüler der letzten drei Monaten (mindestens) nicht in den Kanal, sondern unter unseren Fußboden geflossen. Der Abfluss ist nicht mit dem Kanal verbunden, und im Kanalrohr steckt ein Stück Küchenkrepp.

„Über den Daumen gerechnet, dürften das so gut tausend Liter Wasser sein, die sich unter euch ausgebreitet haben.“

Eine schöne Bescherung, allerdings zwei Monate zu früh.

Sofort telefonieren wir mit unserem Versicherungsmann, um ihm den Sachverhalt zu schildern. Er hat für uns aber keine positiven Nachrichten, denn seiner Meinung nach liege die Schuld allein beim Verkäufer, da diese Misere offensichtlich vor unserem Kauf geschehen sei.

„Das ist wohl ein versteckter Mangel des Hauses, denn Sie konnten ja nicht bemerken, dass es keine Verbindung zwischen Abflussrohr und Kanal gibt.“

„Heißt das, wenn wir Pech haben, können wir den Schaden auch noch selbst begleichen?“, fragen wir wie aus einem Munde.

Ich glaube, ich brauche jetzt nicht extra zu erwähnen, dass nach einem Hauskauf und Umbau nicht mehr unbedingt viel Geld über ist. Zum ersten Mal in meinem Leben verspüre ich Existenzangst. Ein scheußliches Gefühl ist das.

Bei uns zu Hause sieht es aus wie auf einem Schlachtfeld. Alles steht kreuz und quer. Dazu kommt noch der elende Geruch, der sich jetzt schön im Haus verbreiten kann. Natürlich spült man von der Küche aus nicht nur Wasser in den Abfluss, da kommen noch jede Menge andere leckere Dinge hinzu. Alle möglichen flüssigen Küchenabfälle suchen normalerweise den Weg in die Tiefen des Kanals oder – wie aktuell bei uns –, unter den Fußboden unseres Hauses.

Am Montag wird eine Wasser- und Brandschadensanierungsfirma kommen, um den Schaden zu begutachten und um die weitere Vorgehensweise zu besprechen. Nach derzeitigem Stand und laut Auskunft von Fabians Vater und dem Installateur werden wir wahrscheinlich die nächsten zwei Monate mit Trocknungsgeräten im Haus verbringen. Der Schaden ist jedoch so groß, dass gar nicht klar ist, ob man es überhaupt auf diesem Weg schaffen kann.

Das Wochenende ist natürlich von schlechter Stimmung geprägt. Keiner kann lachen, und die Unbeschwertheit der letzten Monate ist wie weggeblasen. Alle beide machen wir uns große Sorgen um unsere Zukunft, aber keiner spricht es aus.

Ich kann nicht einmal mehr weinen, der Vorrat an Tränen ist versiegt. Irgendwie versuchen wir, die Zeit bis Montag mit sinnlosen Dingen totzuschlagen. Im Haus wird jetzt nichts mehr verschönert, hat sowieso keinen Sinn. Am liebsten würde ich das Scheißteil wieder verscherbeln.

Endlich ist Montag. Die nette und beruhigende Art des Fachmannes der Sanierungsfirma lässt uns doch wieder etwas Mut schöpfen. Wahrscheinlich hat er bei seiner Anstellung gleich eine psychologische Ausbildung mit dazu erhalten. Schließlich hat er es immer mit schlimmen Schicksalen zu tun.

Nach einer ausführlichen Begutachtung teilt er uns mit, dass es derzeit nicht gut um unser Haus stehe. „Wissen Sie,

die Tatsache, dass Ihr Haus ein Holzhaus ist, ist bei Wasserschäden nicht unbedingt von Vorteil.

Es gibt jetzt zwei Möglichkeiten: Wir könnten acht Wochen lang Trocknungsgeräte aufstellen, oder der ganze Boden wird herausgerissen, der Untergrund getrocknet und ein neuer Fußboden verlegt. Bei der zweiten Variante müssten Sie aber für vier Wochen ausziehen."

Natürlich entscheiden wir uns für die Trocknungsgeräte, die in der kommenden Woche aufgestellt werden sollen.

Ein Techniker ist schon seit zwei Stunden in unserem Haus zugange. Er bohrt Löcher in unseren Boden und verlegt im ganzen Untergeschoss Schläuche, die warme Luft in den Unterbau blasen sollen. Man muss aufpassen, dass man nicht stürzt, und es sieht furchtbar aus. Aber egal, wir schaffen diese acht Wochen, denn es bleibt uns ohnehin nicht erspart. Weiterhin stellt er überall

Geräte auf, die die Feuchtigkeit aus der Luft aufnehmen sollen.

Als er fertig ist, nimmt er die Trocknungsgeräte in Betrieb, und ich bin augenblicklich geschockt. Man stelle sich vor, es laufen ungefähr fünf Staubsauger gleichzeitig auf Hochtouren und das vierundzwanzig Stunden am Tag, sechsundfünfzig Tage lang. Und heute ist erst der erste Tag.

Boah, ich weiß nicht, ob ich das aushalte? Oder ob ich nicht gleich freiwillig von hier ausziehe …

Am Abend bin ich schon total entnervt. Wie soll ich mich an diesen Krach bloß gewöhnen? Ein nervendes Dauergeräusch, ohne Aussicht auf baldige Besserung.

Als Fabian nach Hause kommt, erlebt auch er sein blaues Wunder.

„Herrlich, oder?“, empfange ich ihn mit lauter Stimme.

„Genau so etwas wünscht man sich nach einem anstrengenden Tag für den Feierabend“, meint er trocken. „Trautes Heim, Glück allein!“

Irgendwie bin ich total enttäuscht von unserem Traumhaus. Ich weiß, das ist blöd, aber meine Erwartungen an es sind definitiv nicht erfüllt worden. Ich fühle mich hier nicht mehr sicher und somit auch nicht mehr wohl, und das hat jetzt nichts mit unseren zweihundert Dezibel Dauerlautstärke zu tun.

Richtig wütend bin ich auf dieses ganze verdammte Projekt Haus und auf uns, dass wir uns überhaupt darauf eingelassen haben, obwohl wir gewusst haben, dass es wassertechnisch schon früher Probleme gab. Groteskerweise hat aber dieser Wasserschaden nichts mit dem vorherigen zu tun. Damals war es ein Rückstau, und das Wasser kam aus einem anderen Teil des Kanalanschlusses.

Irgendein Volltrottel, also einer der früheren Mieter, hat diesen Kanalanschluss einfach verschlossen und seinen Abfluss gegenüber angeschlossen, denn er hat seine Küche an der gegenüberliegenden Seite neu montiert. Das hat uns ein Nachbar erzählt, der damals öfter bei ihm zu Besuch gewesen ist. Wir wiederum haben unsere Küche wieder am eigentlich dafür vorgesehenen Platz aufgestellt und sie an einen Kanal angeschlossen, der nicht mehr im Betrieb war. Daran hat aber vor unserem Kauf niemand mehr gedacht, und so konnte uns auch keiner warnen, dass der Kanal nicht mehr an der Stelle angeschlossen war, an der sich unser Abfluss befindet.

Jetzt gilt es, den Übeltäter zu eruieren, nicht für unsere Genugtuung, sondern für die Versicherung, die ja nur dann den Schaden zahlt, wenn sie weiß, von wem er verschuldet wurde.

Fabian und ich versuchen, uns abzulenken, und schalten den Fernseher ein, aber schon nach wenigen Minuten brechen wir unser Vorhaben ab und geben auf, denn wir verstehen ohnehin kein Wort. Flucht in den Garten – ausgeschlossen, dafür ist es um diese Jahreszeit schlicht und einfach zu kalt. Bleibt also nur noch unser Schlafzimmer, in dem aber derzeit ebenso eisige Kälte zwischen Fabian und mir herrscht. Wie soll auch liebevolle Stimmung aufkommen in diesem chaotischen Wahnsinn?

Am nächsten Morgen traue ich meinen Augen nicht! Beim Verlassen unseres Schlafzimmers steigt mir ein unangenehmer Geruch sofort in die Nase, meine Augen brennen höllisch, und mein Hals kratzt.

Das gesamte Untergeschoss ist in ein sattes Grau getaucht, und ich habe zu tun, mich in dem Nebel zurechtzufinden. Sofort alarmiere ich meinen Mann und reiße ihn unsanft aus seinen Träumen. Auch Luca ist aufgewacht, tappt aus seinem Zimmer und beginnt sogleich zu husten. Alles ist mit einer Schicht grauem Feinstaub überzogen.

„Was ist hier passiert?“ Fabian schaltet umgehend die Trocknungsgeräte aus, und wir öffnen alle unsere Fenster, um dieses Teufelszeug so schnell wie möglich aus dem Haus zu bringen.

Eine halbe Stunde später kommt unser Betreuer der Sanierungsfirma zu uns, um sich dieses Inferno anzusehen. Er stellt fest, dass sich unter unserem Fußboden eine graue Schüttung befindet, die beim Trocknen ordentlich aufgewirbelt worden ist und sich somit einwandfrei im ganzen Haus verteilen konnte.

„Es war höchste Zeit, dass Sie die Geräte ausgeschaltet haben. So hohe Feinstaubbelastung kann gesundheitsgefährdend sein“, meint er kopfschüttelnd.

„Vor allem für Luca“, sage ich zu Fabian.

Es bleibt uns echt nichts erspart, und jetzt kommt‘s erst richtig:

Wir alle müssen so bald wie möglich ausziehen, denn alles muss raus! Variante zwei! Der Fußboden muss doch komplett erneuert werden. Dazu muss das gesamte Untergeschoss ausgeräumt werden, alle Möbel sowie die neue Küche werden abgebaut und in unserer Einfahrt in einem beheizten Container zwischengelagert.

„Was für eine verdammte Scheiße! Ich will nicht mehr!", bekommt Fabian mehrfach von mir zu hören.

Wir beschließen dann, uns auch für einige Wochen als Familie zu trennen. Fabian zieht zu seinen Eltern und Luca und ich zu meinen. Nirgendwo ist genug Platz für uns alle drei, und ins Hotel wollen wir nicht. Bis jetzt ist auch noch nicht geklärt, wer den Schaden zahlt. Verzweiflung macht sich breit. Wir sind mit unseren Nerven und unserer Geduld absolut am Ende.

Ein paar Tage später sind wir mit den gleichen Tätigkeiten wie vor wenigen Monaten wieder beschäftigt: Umzugskartons einräumen und im Container verstauen.

Toll, vor Kurzem habe ich extrem stolz den letzten Karton ausgeräumt, und nun packen wir wieder alles ein. Es ist wirklich zum Schreien, und es kotzt mich dementsprechend an.

Ich bin so grantig und gereizt, dass ich den ganzen Tag nur heulen könnte. Wieder einmal inmitten des ganzen Chaos hilft mir mein Lichtblick und meine Organisatorin, meine Mum. Ohne ihre Hilfe wäre ich schon längst irre geworden. Mit Engelsgeduld sortiert sie unsere gesamten Habseligkeiten ein und versucht, mich nebenbei noch mit ein paar aufmunternden Worten bei Laune zu halten.

Wenn ich meine Eltern auch wirklich über alle Maßen liebe, so graut es mir doch jetzt schon vor den nächsten Wochen. Wir alle sind es nicht mehr gewohnt, unter einem Dach zu leben, jeder hat seine Gewohnheiten und führt sein eigenes Leben.

Die letzten Kartons sind verstaut, und wir fahren Richtung Burgkirchen ins Haus meiner Eltern. Wehmütig schaue ich noch einmal zurück auf unser Heim, das uns eigentlich nur Glück und Freude bereiten sollte. Jetzt lassen wir es mit seinem Schicksal alleine zurück und hoffen alle auf einen guten Ausgang.

Auch Fabian ist heute sehr still und in sich gekehrt gewesen – natürlich sorgt er sich auch um unsere Zukunft. Im Rückspiegel beobachte ich, wie er langsam in sein Auto steigt und sich ebenfalls noch mehrmals umdreht. Er wirkt gebrochen. Hoffentlich macht er sich keine Vorwürfe. Niemand konnte wissen, dass uns so etwas widerfahren würde.

In meinem Elternhaus angekommen, würde ich mich am liebsten sofort in meinem alten Bett verkriechen. Ich will nichts mehr hören und sehen. Wir alle sind sehr angeschlagen. Nur Luca genießt die neue Lebenssituation in vollen Zügen. Sein größter Wunsch ist ohnehin, mit den Großeltern unter einem Dach zu leben.

Ich bin sehr froh, dass unser Kleiner wenigstens kein Problem mit der Situation hat, was aber nicht heißt, dass er sich nicht auch wünscht, sobald wie möglich wieder in unser Haus zurückzuziehen. Der einzige Vorteil in diesem ganzen Schlamassel ist, dass meine Schwiegereltern und somit auch Fabians Herberge nur fünf Minuten von meinen Eltern entfernt sind. Wir können trotz alldem schnell und unkompliziert Zeit miteinander verbringen, wann immer wir wollen.

Kapitel 34

Gewitterstimmung

– Dezember 2012/Januar 2013 –

Die Wochen vergehen, und mein Mann stürzt sich zur Ablenkung in extrem viel Arbeit. Er ist sehr viel unterwegs, und wir sehen uns selten. Das Zusammenleben mit meinen Eltern funktioniert nach leichten anfänglichen Anpassungsstörungen mittlerweile sehr gut. Auch ich bin derzeit beruflich gut ausgelastet, denn im Dezember finden immer viele Veranstaltungen statt. So kommt es mir im Moment sehr gelegen, dass Luca viel Zeit bei meinen Eltern verbringen kann, ohne dass ich ein schlechtes Gewissen haben muss.

In unserem Haus gehen die Arbeiten auch zügig voran, obwohl es derzeit noch rein optisch eher einer Baustelle bei Halbzeit gleicht. Alles wirkt noch ungemütlicher als vor unserem Einzug, und ich kann mir beim besten Willen nicht vorstellen, dass wir in gut zwei Wochen hier wieder einziehen sollen. Stichtag ist der 23. Dezember, praktisch unser diesjähriges Weihnachtsgeschenk. Ich will mich aber nicht zu früh freuen, sonst bin ich nachher umso enttäuschter, sollte es nicht klappen.

Fabian besucht täglich die Baustelle.

Ich erspare mir den Anblick, denn ich merke, wie sehr er mir zusetzt. In letzter Zeit verspüre ich wieder mehr körperliche Unpässlichkeiten, was mich eigentlich nicht verwundert. Ich bin viel gereizter, habe oft einen unergründlich schnellen Herzschlag und kann wieder schlechter schlafen. Mein Rücken ist stark verspannt, und Kopfschmerzen gehören zu meinem Alltag. Meine größte Angst ist jedoch, in ein so großes Loch zu fallen wie vor zwei Jahren. Da meine Belastbarkeit wieder enorm niedrig ist, flippe ich beinahe bei jeder Kleinigkeit aus. Richtig dünnhäutig bin ich. Hass gegen mich selbst kommt in mir auf, denn ich will so nicht sein, aber leider bin vollkommen machtlos dagegen.

„Gott, stehe mir bitte bei", bete ich, „und schicke mir etwas Zuversicht und endlich wieder Frieden in meinem Leben, sonst lande ich wirklich irgendwann einmal im Irrenhaus."

Morgen können wir wieder zurück in unser „Traumhaus", das für mich zum Albtraumhaus geworden ist. Die Arbeiten dort sind beendet, das ganze Desaster ist beseitigt worden. Die Abflüsse im Haus funktionieren jetzt hoffentlich so, wie es ihrer Aufgabe auch entspricht. Und der komplette Fußboden im Erdgeschoß ist saniert worden. Es könnte also alles so schön sein.

Nur leider fühle ich mich derzeit einem erneuten Umzug nicht gewachsen. Ich bin so unendlich müde und geschlaucht und schleppe mich wieder durch den Tag, von einer Aktion zur nächsten. Dass wieder jede Menge Arbeit zu Hause auf mich wartet, stresst mich zusätzlich, und das raubt mir noch mehr Energie. Ich will einfach nur meine Ruhe, und hätten wir nicht Luca, würde ich Weihnachten ausfallen lassen. Mir ist so gar nicht danach, heile Welt zu spielen.

Ich bemerke, wie sich wieder graue Wolken über mir zusammenbrauen und darauf warten, sich alsbald zu entleeren. Wie soll ich mich jemals psychisch erholen, wenn ständig ein neues Desaster hinter jeder Türe lauert? Einziger Lichtblick derzeit ist, dass die Versicherung des Verkäufers den Schaden übernehmen wird, das heißt, auf uns kommen – Gott sei Lob und Dank – keine Kosten zu. Die anderen Unannehmlichkeiten reichen ohnehin aus.

Geht es eigentlich mehr Familien so wie uns? Oder haben wir die Arschkarte gezogen, was unser Schicksal betrifft?

Ein Wunder, dass ich noch verheiratet bin, denn seit unserer Hochzeit ist es sukzessive nur bergab mit mir gegangen. Mein armer Mann hat eine adrette, umtriebige, lustige und kontaktfreudige Frau geheiratet und plagt sich jetzt mit einem psychischen Wrack herum. Soziale Kontakte sind mir zwischendurch immer wieder ein absolutes Gräuel gewesen, und ich hatte auch kurzzeitig meine Lebensfreude und mein sonniges Gemüt verloren. Es ist wirklich nicht einfach, mit einem Menschen wie mir zusammenzuleben.

Den ganzen Tag sind wir mit Auspacken und Einräumen beschäftigt. Eigentlich hat eine Reinigungsfirma unser Haus auf Vordermann bringen sollen. Das ist aber leider mehr schlecht als recht geschehen. Jetzt liegt es an uns, noch einmal genau Hand anzulegen. Wieder mit dabei, vorne an der Front, meine Mama. Und Papa bespaßt währenddessen Luca. Vielleicht schaffe ich es irgendwann einmal, unabhängig zu sein. Auch für meine Eltern ist das eine große Last, wenn die Tochter sie ständig braucht. Mittlerweile trauen sie sich schon nirgends mehr hinzufahren, weil gerade dann immer die große Katastrophe hereinbricht. Das geht echt gar nicht.

Der Geschirrspüler läuft auf Hochtouren, überall steht Krempel herum, und wir putzen und wienern um die Wette. Da kommt Fabian mit dem Christbaum an und strahlt übers ganze Gesicht. Am liebsten würde ich ihn jetzt samt blödem Baum wieder vor die Türe setzen.

„Ist der nicht schön?“, gibt er voll Freude von sich.

„Toll, Schatz, aber ich hab grad echt keine Nerven für das ganze Getue rund um Weihnachten. Schau mal, wie es hier aussieht!“, fauche ich.

Er hantiert an dem Weihnachtsbaum herum, der nass vom Schnee ist und den ganzen Boden einsaut.

„Hallo? Geht‘s noch? Du machst den ganzen Fußboden nass!“, herrsche ich ihn an.

„Entschuldige, aber jetzt sei doch nicht so, ist ja nur Wasser. Ich mach das gleich weg.“

Wenn ich mir jetzt nicht auf die Lippen beiße, dann ist Streit vorprogrammiert. Trotzdem platze ich mit „Wir plagen uns hier mit dem ganzen Scheiß, und du hast nur den blöden Baum im Kopf!“ heraus.

Kaum gesagt, tut es mir auch schon leid. Er kann ja nichts dafür. Ich entschuldige mich. Meine Mutter verlässt sogleich taktvoll den Raum.

„Ähm, das war richtig dumm von mir, aber meine Nerven

liegen blank … und Weihnachten kann mir im Moment echt gestohlen bleiben. Du hast es ja nur gut gemeint."

Er nimmt mich in den Arm und drückt mich an sich. „Ist verziehen, Schätzchen. Ich weiß, es ist im Moment wieder zu viel für dich, aber bitte tu mir und Luca einen Gefallen: Versuche, das Beste aus der Situation zu machen, sonst haben wir heuer nicht einmal zu Weihnachten Frieden im Haus."

Wie recht er doch hat. Wenn es nur so einfach wäre. Ich schäme mich für meine Gedanken, aber dieses negative Denken und Fühlen versucht immer mehr, von mir Besitz zu ergreifen. Langsam schleicht es sich an und wartet auf jede sich ihm bietende Gelegenheit, um zuzuschlagen.

Ich will um nichts in der Welt dieses Jahr Weihnachten feiern, aber ich muss wohl. Das Fest der Liebe und des Glücks – von wegen.

Als wir am Abend alleine sind und Luca friedlich in seinem Bett schlummert, platzt mir erneut der Kragen. Ich schleudere die verdammten Geschenke durch die Gegend und beginne, völlig aufgelöst und bitterlich zu weinen. Für einen kurzen Moment denke ich daran, einfach abzuhauen. Wegzulaufen von meinem Leben mit seinen vielen Problemen. Ich sehe alles tiefschwarz und spare auch nicht an Selbstmitleid.

Dann flippt auch Fabian aus. Wir streiten heftig und knallen uns gegenseitig jede Menge Schuldzuweisungen an den Kopf, obwohl wir bei der Paartherapie gelernt haben, wie es besser ginge.

„Du nervst mich so unglaublich mit deiner aufgesetzt positiven Stimmung. Alles ist scheiße, und du tust so, als wäre nichts geschehen!", fauche ich ihn an. „Ich müsste tausend Dinge erledigen, aber ich bin so müde, dass ich mir nicht vorstellen kann, wie ich das alles schaffen soll."

Geduldig hat er mir zugehört, jetzt aber platzt auch ihm der Kragen: „Ich nerve dich mit meiner aufgesetzt positiven Stimmung? Aha! Und was machst du? Du versuchst nicht mal, das Beste aus der Situation zu machen. Du nörgelst nur. Auch mir wird das schön langsam zu viel mit dir. Du ziehst uns alle mit deinem Scheiß runter. Schau, dass du das bald in den Griff bekommst, sonst kann ich für nichts garantieren!"

Diese Aussage versetzt mir einen kräftigen Schlag in die Magengrube.

„Wie bitte? Du drohst mir also? Hieß es nicht vor dem Traualtar, in guten wie in schlechten Zeiten? Willst du etwa aufgeben und alles hinschmeißen?“ Ich beginne zu schluchzen.

Fabian verdreht die Augen und seufzt. „Warum nur hörst du immer nur das heraus, was du hören willst? Ich verstehe dich nicht! Ich habe lediglich gesagt, dass du bitteschön deinen Groll und deine schlechte Laune in den Griff bekommen sollst. Und ich glaube, es ist nicht allzu schwer zu verstehen, wie schwer deine Krankheit auch oft auf mir lastet, oder? Ich weiß doch manchmal auch nicht mehr, wie ich dich behandeln soll, denn es ist sowieso nichts recht.“

Er wirkt verzweifelt. Und ich kann nicht mehr, ich muss raus aus dieser Streitsituation. Ich flüchte … Im Bett besucht mich wieder einmal nach langer, langer Zeit meine gute alte Bekannte Angst samt Panikattacke. Das kann ich jetzt nicht auch noch gebrauchen! Aber es war vorhersehbar.

Hätte ich den Lauf der Dinge, diesen elenden Kreislauf unterbrechen können, dass es erst gar nicht wieder so weit kommt? Trotz allem, was ich in den Therapien gelernt habe, geht es mir schlecht. Ich habe wieder zu wenig auf mich geachtet und meine Grenzen viel zu oft überschritten. Keinen der Tipps, ob sie nun auf Zetteln stehen oder in meinem Wissen verankert sind, kann ich derzeit erfolgreich anwenden, denn die Depression versucht wieder, vollständig die Oberhand zu gewinnen. Meine ständig negativen Gedanken und die enorme Gereiztheit sind die mir bereits bekannten Vorboten einer sich wiederholenden psychischen Erschöpfung. Gequält ergebe ich mich meinem Schicksal.

Mein lieber Körper, du hast gewonnen, denn ich habe wieder nicht auf deine Zeichen geachtet. Und ich weiß, es ist höchste Zeit, erneut an mir zu arbeiten.

Die Freude in Lucas Gesicht, als er am nächsten Tag den Weihnachtsbaum bestaunt, gibt mir kurzfristig ein positives Gefühl. Ansonsten stecke ich wieder tief in meinem Loch. Ich lasse es mir aber, so gut es geht, nicht anmerken.

Wie ich das schaffe? Ganz einfach, ich mobilisiere noch einmal meine gesamten Kräfte und spiele Theater: Ich versuche, zu lachen und die Unbekümmerte zu mimen. Das ist eine reichlich schwierige Aufgabe, aber ich habe mir das in den letzten Jahren zuverlässig antrainiert. Deshalb können viele mir nicht sehr nahestehende Personen nicht fassen, wenn ich ihnen sage, dass ich starke psychische Probleme habe und an einer Erschöpfungsdepression leide. Ja, so ist das, immer schön lächeln, dann merkt kein Mensch, wie scheiße es mir geht. Außer natürlich mein engster Familienkreis.

Wir packen die Geschenke aus, und Fabian und ich versuchen nach unserem gestrigen heftigen Streit wieder etwas die Wogen zu glätten. Es ist schließlich Heiligabend.

Ohne Worte nimmt er meine Hand, lächelt milde und sieht mich achselzuckend und fragend an.

„Wir sind ganz schön ausgetickt gestern, nicht wahr?", gebe ich ihm zur Antwort.

„Es tat sehr weh, was wir uns alles an den Kopf geworfen haben. Das hätte echt nicht sein müssen, oder?"

Ich muss ihn jetzt einfach küssen, denn er hat so recht. Fest drückt er mich an sich und signalisiert mir damit auch, wie sehr er mich liebt.

„Fabian, ich liebe dich so sehr, und ich hasse mich, wenn ich so bin. Bitte, verzeih mir. Ich werde eine Lösung finden. Versprochen!"

Liebevoll küsst er mich ein weiteres Mal. „Auch ich möchte mich bei dir entschuldigen, Maria. Ich weiß, du selbst kannst nichts dafür, und die letzten Wochen waren wieder der blanke Horror für dich. Niemals könnte ich dich verlassen, wegen so etwas, glaub mir. Ich halte zu dir, ganz egal, was kommt. Das musst du wissen. Ich liebe dich über alles."

Ich habe uns heiße Schokolade gemacht, und Fabian hat den Kamin eingeheizt, um es uns so gemütlich wie nur irgendwie zu machen. Unsere Musikanlage spielt Bing Crosby, und Fabian und ich sitzen händchenhaltend auf der Couch und beobachten unseren Sohn. Luca sitzt inmitten seiner Geschenke und ist glücklich. Die Wangen gerötet, spielt er mit seinen neuen Sachen und vergisst alles rund um sich. Wie schön es doch sein muss, ein unbeschwertes Kind zu sein. Wann war ich das letzte Mal so unbeschwert, so glücklich, so frei von allen Belastungen …?

Die nächsten Tage sind, wie immer an Weihnachten, vollgepflastert mit Besuchen bei Verwandten. Anstatt die Termine sausen zu lassen, die mir momentan statt Freunde nur extremen Stress bereiten, sage ich nichts dazu und komme mit, denn ich will kein Spielverderber sein.

Dabei weiß ich sehr wohl, dass Ruhe jetzt für mich das Wichtigste wäre, aber ich will meine Familie nicht enttäuschen. Zu oft mussten sie in der Vergangenheit auf mich Rücksicht nehmen … So oft schon mussten Fabian und Luca alleine los, weil es mir schlecht ging und ich den Lärm nicht aushielt.

Meine Schwiegereltern haben das Haus voll. Ich habe in eine nicht gerade stille Familie hineingeheiratet. Grundsätzlich bin ich ja auch einiges von meiner riesigen Familie gewohnt. Heute aber habe ich das Gefühl, am Lärm zu ersticken. Kaum am Esstisch Platz genommen, bekomme ich die Krise. Mir wird total schwindelig, und es verschlägt mir meine Ohren. Kalter Schweiß bricht mir aus, und mein Herz schlägt Stakkato. Warum bin ich nur mitgekommen?

Sofort verziehe ich mich ins Wohnzimmer und bekomme eine Panikattacke. Fabian eilt mir hinterher.

„Maria, was ist? Geht's dir nicht gut?“ Besorgt schaut mich Fabian an.

„Ich … muss raus … hier! An die die frische Luft …“

Mittlerweile hat auch Fabian gelernt, mit solchen Krisensituationen besser umzugehen. Er kümmert sich und versucht, auf mich einzugehen. Fürsorglich reicht er mir meinen Mantel und geht mit mir in den Garten hinaus.

„Was kann ich für dich tun? Wie kann ich dir helfen?“, fragt er mich unsicher, während er mich stützt.

„Es reicht, wenn du einfach da bist und mir Zeit gibst.“ Ich halte seine Hand ganz fest, als ob das was helfen würde. Es beruhigt mich ein wenig. „Wärst du sehr böse, wenn du mich … nach Hause bringen würdest? Ich habe es wirklich versucht, glaube mir … Weil ich euch nicht den Tag verderben wollte. Aber leider geht es im Moment nicht. Die vielen Menschen … der Lärm sind eine Zumutung für mich."

„Möchtest du, dass wir sofort fahren, oder … kann ich noch meinen Wein austrinken?"

Am liebsten wäre mir natürlich, auf der Stelle zu flüchten, aber das kann ich fast nicht erwarten von ihm. Bis er den Wein ausgetrunken hat, bleibe ich im Wohnzimmer. Luca und den anderen erzählt Fabian, ich hätte unerträgliche Kopfschmerzen. Fabian will mich auch nicht nur nach Hause bringen, sondern auch bei mir sein, was ich ihm hoch anrechne, denn er bekommt seine Familie nicht so oft zu Gesicht. Ich schäme mich wieder einmal total für das, was hier geschieht.

Im Auto fragt mich Fabian voll Sorge: „Was ist los mit dir, Schatz? Warum hast du nicht zu Hause schon gesagt, dass es dir nicht gut geht?"

„Ich denke … es geht wieder los", antworte ich kleinlaut. „Seit Wochen fühle ich mich schon sehr schwach und merke, wie sich immer mehr negative Gedanken in meinem Gehirn einnisten."

Fabian wirft mir einen kurzen Blick zu. „Aber was genau ist dein Problem? Sag es mir, bitte! Ich kann es doch sonst nicht verstehen. Jetzt sind wir doch wieder zurück in unserem Haus."

„Ja schon, aber …" Ich versuche, ihm zu erklären, dass die gesamte Situation der letzten Monate, das Haus, der Umzug zu den Eltern, die Trennung unserer kleinen Familie, die Arbeit, Weihnachten, einfach alles mir immens viel Energie geraubt habe. Der Akku war ja davor auch nie richtig voll, und deshalb braucht nur eine emotional stressige Situation auftreten und es wirft mich gleich wieder aus der Bahn. Aber es ist leider sehr schwer für ihn zu verstehen, dass es mir dann gleich wieder komplett das Genick bricht.

„Ich denke, es liegt daran, dass ich einfach noch nicht so stabil bin. Kaum habe ich mich etwas erholt, kommt bei uns doch schon das nächste Fiasko."

Ich sehe ihm die Ratlosigkeit an.

„Ja, aber was willst du jetzt unternehmen, Maria? Ich dachte, nach der ganzen Zeit, den Therapien und so hättest du es im Griff?" Jetzt klingt er beinahe verzweifelt.

Ich versuche, möglichst ruhig zu bleiben und ihm meine Ängste zu erklären. „Das dachte ich eigentlich auch. Nun ist es aber wieder anders gekommen. Was glaubst du, wie dumm ich mich dabei fühle? Ich habe auch Angst, nie mehr aus diesem Schlamassel herauszukommen. Nächste Woche habe ich einen Termin bei Doktor Niederhochmayr. Er wird hoffentlich eine Lösung finden. Ich denke auch wieder über die Einnahme eines Antidepressivums nach."

Von der Seite beobachte ich Fabians Reaktion. Er schweigt beharrlich, blickt geradeaus auf die Straße, und ich weiß, dass er gänzlich überfordert ist. Ich sage es ja immer, ein Mensch, der diese Art von Krankheit noch nicht selbst erlebt hat, kann nur sehr schwer nachvollziehen, wie es sich anfühlt. Es ist nichts Greifbares, nichts Offensichtliches, kein gebrochenes Bein zum Anfassen oder eine Operationsnaht. Alles spielt sich in meinem Kopf ab, und in den kann er nun mal nicht hineinschauen.

In den nächsten Tagen und Wochen verändert sich mein Zustand nicht zum Positiven. Die Tage sind wieder eine Qual für mich, und ich schaffe das alltägliche Leben nur mit Unterstützung meiner Eltern, die mir Luca wieder sehr viel abnehmen, damit ich zur Ruhe kommen kann.

Es ist mittlerweile Ende Januar, und die Sonne hat sich seit Wochen nicht mehr sehen lassen. Dieser Winter präsentiert sich von seiner heftigsten Seite, seit ich denken kann. Anfang Dezember hatten wir sogar minus 20 Grad Celsius, und nun ist es seit einer Ewigkeit nass, kalt und trüb – also perfekt zu meiner miesen Stimmung passend.

Ich denke, ich komme um einen Termin bei meiner Fachärztin nicht herum. Sie wird mir wohl oder übel wieder ein Medikament verschreiben müssen. Auf keinen Fall warte ich wieder so lange, bis ich ein absolutes Wrack bin. Derzeit hadere ich aber noch mit meinem schlechten Gewissen und mache mir Vorwürfe. Warum habe ich es wieder so weit kommen lassen? Ich dachte eigentlich, ich bin schon so gut unterwegs und auf dem richtigen Weg!

Mein Therapeut, Doktor Niederhochmayr, versucht, mir die schwere Last bei jeder Sitzung etwas zu nehmen, indem er mir immer wieder vor Augen führt, wie anstrengend das letzte halbe Jahr für mich war. Selbst ein völlig gesunder Mensch könnte daran zerbrechen, macht er mir klar.

„Sie haben sich leider nicht ausreichend Zeit gelassen, Frau Peters. Ihr Akku war bis dahin noch nicht vollständig aufgeladen, und jetzt ist sein Füllstand wieder im Minus“, sagt er. Meine Sitzungen finden nun im Wochenrhythmus statt, und er gibt mir viele Hausaufgaben mit. Ich soll abends den Tag Revue passieren lassen, soll reflektieren, was an diesem Tag gut gelaufen ist oder wo ich besser hätte auf mich achten können.

„Wenn Sie Fortschritte feststellen, dann loben Sie sich. Bei Dingen, die nicht so gut gelungen sind, aber bitte nicht schimpfen! Seien Sie geduldig mit sich selbst und nehmen Sie sich viel Zeit.“

Kapitel 35

Kopflos

– Januar 2013 –

Zum wiederholten Male habe ich eine furchtbare Nacht hinter mir. Schlaflos habe ich mich stundenlang in meinem Bett umhergewälzt. Schließlich bin ich dann irgendwann eingeschlafen, habe aber schlecht gelegen, denn mein Nacken ist seit heute Morgen absolut steif. Ich kann meinen Kopf überhaupt nicht mehr bewegen. Keine Ahnung, wie ich das angestellt habe, aber mich plagen starke Schmerzen und ich bin extrem eingeschränkt.

Nach einem Telefonat mit Fabians Cousin Peter, unserem Familienorthopäden, und versorgt mit jeder Menge guter Tipps, mache ich mich ans Werk und befolge alle seine Ratschläge: Rotlichtbestrahlung, ein warmes Bad, leichte Dehnungsübungen, aber nicht einmal die Einnahme von Schmerzmittel lindern meine Beschwerden.

Gegen Abend wird es noch schlimmer. Es fühlt sich so an, als könnte ich meinen Kopf nicht mehr halten. Ich bin kurz davor, zur orthopädischen Ambulanz ins Krankenhaus zu fahren. Eine Nacht warte ich noch ab, aber wenn bis morgen keine Besserung eintritt, hole ich mir Hilfe, beschließe ich dann.

Schlaf finde ich leider so gut wie keinen, denn ich bin ratlos, wie ich mich am besten betten soll. Nicht eine Position bringt meinen angespannten Nackenmuskeln Entspannung. Beim Versuch, die Seite zu wechseln, verspüre ich plötzlich einen scharfen Stich in dieser angeschlagenen Region.

„Verdammt!“, schreie ich laut um Hilfe. Jetzt ist es endgültig vorbei mit jeglicher Bewegung des Kopfes. Vielleicht hat sich ein Nerv eingeklemmt?

Fabian versucht, mich etwas zu beruhigen, wirkt aber hilflos und überfordert. Die Schmerzen sind fast unerträglich, beinahe muss ich mich übergeben. Vor lauter Panik bin ich aufgestanden, und jetzt kann mich nicht mehr zurück ins Bett legen, denn meine Nackenmuskulatur hat den Dienst quittiert.

Eine halbe Stunde später kommt der Notarzt. Es ist mittlerweile halb drei nachts, und wir haben keinen anderen Rat gewusst, als ihn zu rufen. Er gehört, wie ich finde, nicht unbedingt zur kreativsten Sorte Ärzte, denn eigentlich hat er keinen Plan.

Rudi Ratlos, wie ich ihn bei mir nenne, fängt nun vorsichtig an, in meine akut verspannte Nackenmuskulatur ein Betäubungsmittel einzuspritzen, und postwendend verabschiedet sich mein Kreislauf.

Als ich wieder zu mir komme, liege ich am Boden und sehe in Fabians ebenso bleiches Gesicht. Jetzt glaube ich, braucht mein Mann auch einen Arzt oder zumindest ein gutes Kreislauftonikum.

Ein bisschen besser sind meine Beschwerden geworden, ich kann aufstehen und mich zumindest wieder zurück ins Bett legen.

Um kurz nach sieben Uhr sitze ich schon im bereits überfüllten Wartezimmer meiner Hausärztin. Die Luft ist jetzt schon zum Schneiden, und ich spüre förmlich all die Keime, die mich umringen. Solche Wartezimmer sind mir extrem verhasst, fast jeder hustet und schnäuzt sich, und man nimmt sich mehr mit nach Hause, als man herbringt. Gut, dass ich nicht lange warten muss, ich weiß sowieso nicht mehr, wie ich sitzen und meinen Kopf halten soll.

Meine Hausärztin ruft mich auf, und ich beginne schon auf halbem Weg, bitterlich zu weinen … voll peinlich, aber ich kann es einfach nicht zurückhalten.

Mein Aufenthalt in ihrer Ordination ist nicht von langer Dauer, denn sie schreibt mir eine Überweisung fürs Krankenhaus. Nicht schon wieder, denke ich, füge mich aber meinem Schicksal und lasse mich von Fabian ins Krankenhaus bringen.

Dort herrscht wie immer Hochbetrieb, alle laufen hektisch durch die Gänge, und wir stellen uns gleich schon mal darauf ein, dass wir etwas länger warten werden. Einen medizinischen Beruf sollte man ausüben, da geht die Arbeit sicher nie aus.

Solche Ambulanzen wie diese sind schon eine Nervenprobe für Arzt und Patient. Sicher sind hier auch Menschen, die es vorziehen, lieber den Tag hier zu verbringen, als arbeiten zu gehen, so mancher wirkt nämlich richtig munter und fit.

Nach einer guten Stunde weiß ich schon gar nicht mehr, wohin ich mich noch winden soll, denn meine Schmerzen im Nacken sind so stark, dass ich sie selbst meinem ärgsten Feind nicht wünschen würde. Endlich ruft mich die Schwester auf, allerdings nur zur Vorbesprechung und Anamnese für den Arzt.

Dann heißt es wieder warten. Ich halte es schon fast nicht mehr aus und bitte Fabian nach einer weiteren halben Stunde, der Schwester am Empfang mitzuteilen, dass ich dringend ein Schmerzmittel brauche. Dann geht es schnell. Keine Ahnung, warum, aber wahrscheinlich hat die Belegschaft vorher gedacht, ich simuliere ebenso wie manch andere.

Ich habe das Glück, von einem sehr netten Arzt betreut zu werden. Sofort bekomme ich einen Venenzugang gelegt, und die Infusion läuft wenige Minuten später durch. Aber leider wieder keine Besserung. Laut Herrn Oberarzt muss er nun „schwere Geschütze" auffahren. Ich soll also zum ersten Mal in meinem Leben Morphium bekommen.

Shit, wenn ich jetzt zu zicken anfange und sage, wie sehr ich mich vor so einem Zeug fürchte, glauben die wahrscheinlich, ich habe gewaltig einen an der Waffel. Das muss ich jetzt wahrscheinlich bis zum Ende durchziehen, oder?

Dieses Rauschmittel wirkt prompt. Mir wird schwindelig, und ich habe das Gefühl, extrem besoffen zu sein ... Ich glaube, ich lalle sogar. Niemals könnte ich Drogen nehmen, es ist furchtbar. Ich kann echt nicht verstehen, wie man auf so ein Scheißgefühl abfahren kann. Wenn ich mal ein Glas zu viel habe, okay, aber das hier ist Kontrollverlust pur.

Als sich die Infusion zur Gänze in meinem Körper ausgebreitet hat, sind die Schmerzen Gott sei Dank weg, aber ich bin im Drogenrausch und völlig Banane. Vielleicht hat mir der freundliche Doc ja noch andere Substanzen dazugemischt?

Entweder schlafe ich oder ich lalle vor mich hin oder beginne wie eine Blöde zu lachen. Fabian findet es voll witzig. Ich eher nicht so, aber besser als diese höllischen Schmerzen ist dieser Zustand trotzdem.

Fabian muss wieder zurück ins Büro. In meinem Luxuszimmer angelangt, verspüre ich nur einen Wunsch – schlafen, schlafen und nochmals schlafen. Meine Erschöpfung ist so groß, dass ich auch sofort in einen gefühlten hundertjährigen Schlaf falle. Vier Stunden später werde ich wieder von quälenden Schmerzen geweckt.

Mein Gott, jetzt bekomme ich sicher wieder die nächste Ladung dieser Droge. Im Moment wäre ich heilfroh, ein Pseudojunkie sein zu dürfen. Ich bettle förmlich danach ... So schnell geht das also mit der Abhängigkeit. Die Schwester meint aber, ich müsse noch drei Stunden warten, dann erst gäbe es die nächste Dröhnung. Sie hat aber anderes „Zeug" dabei. Das könnte ich aber auch gleich in der Pfeife rauchen, denn es hilft überhaupt nicht.

Nacheinander läuft ein Medikament nach dem anderen in meine Vene, aber meine Muskulatur entspannt sich trotzdem nicht, und der Schmerz bleibt.

„Vielleicht versuchen Sie jetzt, ein wenig zu schlafen, Frau Peters", meint die Schwester zuversichtlich.

„Ja, das wäre schön, aber ich kann nicht. Oder kann ich derweilen meinen Schädel samt Nacken bei Ihnen abgeben? Ich selbst kann ihn nämlich nicht mehr halten." Auch wenn es mir leidtut – denn sie kann nichts dafür –, ich klinge sicher schon extrem genervt.

Keine Ahnung, wie ich die Zeit bis zu meiner nächsten Stoff-Lieferung verbringen soll. Social Media, World Wide Web, Mama, beste Freundin, Oma, alle müssen herhalten, und ich mülle sie zu mit meinem Kummer und meinen Sorgen. Irgendwie muss ich mir ja die Zeit vertreiben.

Aber drei Stunden können echt lang sein, wenn man auf die Erlösung wartet. Ich bin schon gespannt, wie das hier weitergehen soll. Schließlich kann ich die Schmerzen derzeit nur mit Morphium ertragen.

Die Türe meines Krankenzimmers öffnet sich, und schlagartig bessert sich auch meine Stimmung. Die Zeit ist um, ich werde erlöst. Eine halbe Stunde später bin ich zwar wieder völlig hinüber, aber glücklich, keine Schmerzen mehr erleiden zu müssen. Sogleich schlafe ich ein und genieße die heiß ersehnte Ruhe.

Mein Frieden währt aber nicht lange, eine Pflegehelferin weckt mich relativ unsanft. „Frau Peters, Sie müssen zum MRT", sagt sie in einem sehr bestimmten, fast schrillen Tonfall.

„Schon gut, aber selbst kann ich nicht gehen. Dieses Medikament setzt mir nämlich ordentlich zu. Ich glaube, ich würde mich wahrscheinlich verlaufen."

„Gut, dann muss ich Sie eben fahren", gibt sie, offensichtlich angesäuert, von sich.

Mein Gott, ihre Stimme ist nicht auszuhalten … Was kann ich denn dafür, dass ich mich fühle, als hätte ich drei Promille im Blut.

Zum Glück schweigend, schiebt sie mich in die Radiologie, und ich merke, wie ich trotz Mega-Schmerzmittel schlagartig nervös werde. Bei meiner letzten MRT-Untersuchung bin ich ja tausend Tode gestorben.

Das Morphium lässt auch meine Muskulatur so erschlaffen, dass ich – wenn ich auf dem Rücken liege – das Gefühl habe, keine Luft zu bekommen. Jawohl, genau das Richtige für diese Untersuchung. Jetzt wird mir auch noch der gesamte Kopf in ein enges Gerüst gespannt, und ich darf zwanzig Minuten nicht schlucken. Das kenn ich doch. Das schaff ich nie … Und mit diesem Gedanken kommt eine Riesenangst auf. Kneifen kann ich aber auch nicht, denn die Ärzte wollen mit dieser Untersuchung einen Bandscheibenvorfall ausschließen.

Diese Momente hasse ich immer am allermeisten, wenn ich überhaupt nicht will, aber muss. Dann fängt mein Körper immer wie ein kleines Kind zu bitzeln an und traktiert mich.

Letzten Endes stehe ich die Untersuchung jedoch durch, aber mich darf niemand fragen, wie. Ich komme immer wieder irgendwie aus der Panik heraus. Ich lerne sogar bei jedem Mal, ein kleines bisschen besser damit umzugehen, wenngleich die Situation an sich eine körperliche und geistige Extremherausforderung ist.

Die letzte Nacht verlief etwas besser als die beiden davor. Ich habe ein Muskelrelaxans zur Entspannung verabreicht bekommen und habe relativ gut geschlafen. Heute beginne ich mit einer leichten Physiotherapie.

Eine überaus sympathische, junge Physiotherapeutin zeigt mir klitzekleine Übungen für meinen Nacken, das heißt zum Beispiel Augenrollen, minimal den Kopf in die Unterlage drücken oder Übungen mit der Zunge. Unglaublich, wie alles in unserem Körper zusammenspielt. Aber wer denkt schon daran, wenn er gesund ist.

Die Frau ist der Hammer, sie weiß genau, wo meine Probleme liegen. Außerdem vermittelt sie mir das beruhigende Gefühl, dass alles wieder in Ordnung kommen wird.

Ich habe auch eine Halskrause bekommen. Kurzeitig dachte ich, dadurch eine Verbesserung zu spüren, nun aber geht mir dieses Ungetüm schon mächtig auf den Keks. Sie drückt nämlich sehr stark in den Bereich, an dem der Schädelknochen beginnt, und das wiederum verursacht starke Kopfschmerzen – irgendwie ein Teufelskreis.

Heute Nacht soll ich sogar mit dem Teil schlafen. Ich habe keine Ahnung, wie das gehen soll. Die Physiotherapeutin ist auch nicht zu hundert Prozent davon überzeugt. Na ja, mal sehen, ich muss sowieso letzten Endes nach meinem Gefühl gehen.

Tag drei im Krankenhaus. Die Nacht habe ich, jedenfalls zum größten Teil, ohne Halskrause verbracht. Zu Beginn habe ich es ernsthaft probiert. Die Schmerzen sind aber durch dieses Ding wieder stärker geworden. Ich bin heute sehr sensibel, man braucht mich nur schief anzusehen und los geht's mit der Heulerei.

Meine Eltern haben ihren bevorstehenden Urlaub wegen mir verschoben und fliegen erst in zwei Wochen nach Gran Canaria. Bis dahin muss ich natürlich wieder halbwegs fit sein, Luca braucht mich doch.

Daran darf ich aber im Moment nicht denken, denn sonst heule ich gleich wieder. Alles ist gerade wieder unglaublich aussichtslos.

Es wird wirklich Zeit, zu Frau Doktor Horeth zu gehen. Den Termin habe ich bereits vereinbart. Nun bin ich mir langsam sicher, dass ich um eine erneute Einnahme eines Antidepressivums nicht mehr herumkomme. Der Karren ist schon tief im Dreck. Ich schaffe es sicher nicht alleine, hier wieder rauszukommen. Und ich muss bedenken, die vollständige Wirkung des Medikaments setzt erst nach circa sechs Wochen ein.

Sicher fühle ich mich, als wäre ich extrem gescheitert, weil ich es nicht ohne schaffe. Aber was soll's? Ich muss an mich und natürlich auch an meine Familie denken. Irgendwann ist Schluss mit lustig. Und es ist keine Schande, sich helfen zu lassen, und wenn dies auch bedeutet, ein Antidepressivum einnehmen zu müssen. Andere Menschen haben halt Probleme mit dem Blutdruck oder dem Herzen. Egal, wo man seine Schwachstelle hat – wenn es sich so massiv auf den Körper auswirkt, muss professionelle Hilfe sein.

Meine Beschwerden im Nacken-Schultergürtel werden jeden Tag um ein kleines Stück besser, wenn auch nur langsam. Meine Muskulatur entspannt sich allmählich wieder etwas. Einen Bandscheibenvorfall habe ich zum Glück nicht.

Unglaublich, wie sehr doch die Psyche Einfluss auf unseren gesamten Körper hat, oder? Viele Begleiterscheinungen wie starke Verspannungen, Kopfschmerzen, Magenschmerzen, Stuhlprobleme, um nur einige zu nennen, werden oft durch eine psychische Überlastung ausgelöst. Die Schulmedizin hat hier in den letzten Jahren sehr aufgeholt, dies anzuerkennen. Ich habe bereits einen entsprechenden Stempel aufgedrückt durch meine in meiner Krankenhausakte dokumentierte Erschöpfungsdepression. Bei mir wird gleich von Anfang an davon ausgegangen, dass jegliche Beschwerden psychischer Natur sind. Da stehe ich aber drüber, und in gewisser Weise stimmt's ja auch oft, aber eben nicht immer. Und dann liegt es an mir, den Mund aufzumachen und der sogenannten Obrigkeit zu widersprechen.

Endlich kann ich nach Hause. Meine Eltern überlegen, ihren Urlaub ganz sausen zu lassen. Einerseits will ich das nicht, denn es löst Schuldgefühle in mir aus, und andererseits will ich nichts lieber als das, denn ich kann mir nicht vorstellen, die nächsten Wochen ohne sie auszukommen.

Fabian muss ab übermorgen wieder mal aus beruflichen Gründen drei Tage auswärts schlafen. Wüsste ich es nicht besser, würde ich fast behaupten, er macht sich immer dann aus dem Staub, wenn es ungemütlich wird. Ich an seiner Stelle würde aber manchmal auch am liebsten von zu Hause flüchten.

Kaum bin ich zu Hause angekommen, gibt es deshalb zwischen uns wieder heftige Diskussionen. Ich kann ja nicht einmal Auto fahren, denn mein Kopf sitzt immer noch wie anbetoniert zwischen meinen Schultern.

„Und wer bringt Luca dann in den Kindergarten?"

Fabian hat in seiner lockeren, lösungsorientierten Art zwar auf jede meiner Fragen eine Antwort und für ihn auch die passende Lösung, aber ich komme damit nur mäßig zurecht. Wenn es mir nur nicht immer so schwer fallen würde, über meinen Schatten zu springen.

Er hat's wirklich nicht leicht mit mir, ich weiß! Und im Moment bin ich auch noch viel unflexibler als sonst …

Letzten Endes stimme ich zu, es einmal ohne die Sicherheit, meine Eltern jederzeit rufen zu können, zu versuchen.

„Und wenn was ist, dann rufst du mich an. Ich komme dann zurück, so schnell ich kann", macht er mir Mut. Ich glaube, das ist für mich sehr wichtig und auch für meinen Mann. Er kann mir jetzt endlich einmal beweisen, dass er auch wochentags für uns da sein kann, falls es notwendig wird.

Mittlerweile hat er ja auch vieles geändert. Auf seiner früheren Arbeitsstelle war er für uns so gut wie nie greifbar. So gesehen hat sich hierbei wirklich viel zum Positiven getan. Wahrscheinlich hat auch mein Zusammenbruch etwas dazu beigetragen.

Mein verstorbener Großvater mütterlicherseits pflegte immer zu sagen: „Es ist nirgendwo ein Schaden, wo nicht auch ein Nutzen dabei ist."

Meine Eltern fliegen morgen Richtung Süden. Ich versuche, all meine Kräfte zu mobilisieren und mime die Starke, obwohl es in mir völlig anders aussieht. Ich habe panische Angst, dass ich wieder zusammenbreche. Meine Gedanken kreisen nur darum, was wieder alles passieren könnte. Der Druck, den ich mir wieder einmal mache, ist pures Gift für meine Nerven. Funktionieren zu müssen, ist eine schwere Bürde für einen Menschen, der ausgebrannt ist.

Immer wieder gehe ich in Gedanken den Worst Case durch und beruhige mich damit, dass es immer irgendeine Lösung geben wird. Mein Mann wird sicher für mich da sein, und im schlimmsten Fall könnten meine Eltern wieder nach Hause fliegen.

Stur, wie ich aber bin, will ich es auf jeden Fall alleine schaffen, und das wiederum erhöht meinen Leistungsdruck – selbst schuld.

Ich versuche, die Tage einfach zu überstehen, ohne die Nerven zu verlieren, und ich muss sagen, es gelingt mir auch ganz gut. Es ist zwar ein Kraftakt für meine angeschlagene Psyche, aber mit Fabians Unterstützung schaffe ich es. Ein sehr schönes Gefühl. Er unterstützt mich, wo er nur kann. Morgens bringt er Luca in den Kindergarten. Und außer diesen drei Tagen schläft er nicht mehr auswärts. Das Wissen, ihn im Notfall rufen zu können, beruhigt mich ungemein. Am Abend bin ich dann immer heilfroh, wenn alles gut gegangen ist, Fabian zu Hause ist und Luca in seinem Bett liegt.

Dreimal pro Woche gehe ich weiterhin zur Physiotherapie ins Krankenhaus, und Alfreda leistet wirklich ganze Arbeit. Zwar sind die Behandlungen zum Teil richtig schmerzhaft, aber sie wirken. Und ich muss zu Hause mit speziellen Übungen mithelfen.

Seit einer guten Woche nehme ich nun wieder ein Antidepressivum ein, die anfänglichen Nebenwirkungen wie zum Beispiel furchtbare Übelkeit kenne ich und weiß, dass diese bald wieder vorübergehen. Dieses Mal war es für mich um einiges leichter, zu akzeptieren, dass ich das Medikament brauche, und ich habe mir geschworen, es nicht mehr so weit kommen zu lassen.

Dieses Mal habe ich mir auch einiges ganz fest vorgenommen. Gegen die Einflüsse meiner Umwelt bin ich zwar machtlos, aber ich muss noch mehr an mir arbeiten und werde noch einmal einiges verändern. Auf jeden Fall werde ich zukünftig mehr auf mich und meine Bedürfnisse achten. Ich will daran arbeiten, meine Sichtweise auf viele Dinge endgültig zu ändern. Es ist wirklich sehr schwer, alte Muster wie zum Beispiel meinen Perfektionismus abzulegen. Oder dann auch aufzuhören, wenn ich merke, es wird mir zu viel. Nicht dann erst, wenn ich absolut nicht mehr kann.

Ich stoße infolge meiner großen Erschöpfung noch immer

körperlich und geistig an meine Grenzen, und oft gehe ich trotzdem darüber hinaus. Ich will es einfach nicht wahrhaben, dass ich nicht mehr das leisten kann, was früher ging. Eigentlich logisch, dass es zu viel war, sonst wäre ich ja heute nicht so fertig mit den Nerven. Diese verdammten hundert Prozent zu geben, mich zwischendurch nie hinzusetzen, mal kurz innezuhalten und zu rasten, sind pures Gift für meinen Körper. Immer nur ging es von einem Termin zum nächsten. Beruflich und privat. Ich habe mir den Terminkalender vollgepackt, so voll ich nur konnte, anstatt mich mal über etwas freie Zeit zu freuen.

Es reicht jetzt wirklich! Vielleicht brauchte ich noch einmal einen Dämpfer, um es zu kapieren, denn kaum geht es einem gut, wird man schon wieder übermütig.

Die Dinge lockerer nehmen zu können, zu versuchen, nicht nur das Perfekte als ausreichend anzuerkennen, ist ein großes Ziel von mir, genauso, wie ich mich nicht mehr von der Leistungsgesellschaft beeinflussen lassen möchte. Ich steige aus diesem Hamsterrad und befreie mich von all den Zwängen, die mir auferlegt werden oder die ich mir selbst auferlege.

Auch der ganze Schlankheits- und Schönheitswahn kann mich mal. Ich bin gut so, wie ich bin! Zufrieden will ich sein mit all dem, was ich habe, und nicht andauernd nach noch mehr Materiellem streben. Mein kleiner Kosmos, meine Familie – das ist mein Lebensinhalt. Sollen die anderen sagen und denken, was sie wollen – mir egal! Ich habe die Schnauze voll und lasse mich von niemandem mehr beeinflussen. Ich lebe mein Leben, so, wie ich es für richtig empfinde, und will wieder glücklich und zufrieden werden.

Jetzt ziehe ich es durch, komme, was wolle!

Kapitel 36

Ziel in Sicht
– Sommer 2014 –

Es war die beste Entscheidung meines Lebens vor eineinhalb Jahren, wieder auf ein Medikament zurückzugreifen, auch wenn ich das nie gedacht hätte. Seit die vollständige Wirkung der Zauberpille – so, wie ich sie liebevoll nenne – eingesetzt hat und ich meine Sichtweise auf sehr viele Dinge in meinem Leben nochmals geändert habe, lebe ich viel entspannter.

Ich habe es wirklich geschafft, eine lockerere Sichtweise auf mein Leben zu bekommen, mache mir nicht mehr so viele Sorgen und bin auch nicht mehr so ängstlich. Ich habe wieder gelernt, meinem Körper zu vertrauen, denn er macht nicht mehr nur das, was er will. Wir sind wieder eine Einheit – er und ich –, wir arbeiten wieder gut zusammen. Ich höre auch sehr stark auf die Signale, die er mir sendet, und richte mich danach.

Will er Ruhe, bekommt er sie. Egal, ob ich in diesem Moment andere Pläne habe oder nicht, ich nehme Rücksicht auf meinen Körper. Ich gönne mir viel Zeit mit mir selbst und habe kein schlechtes Gewissen dabei. Meine Panikattacken, die so gut wie gar nicht mehr auftreten, und wenn, dann nur mehr in sehr abgeschwächter Form, sehe ich als Warnung dafür, dass ich es wieder übertrieben habe und schleunigst kürzertreten muss.

Luca ist heute siebeneinhalb Jahre alt geworden und wirklich ein Sonnenschein. Was meine Rolle als Mutter betrifft, so habe ich gelernt, dass ich nicht immer alles richtig und perfekt machen kann. Ich kann meinem Kind nicht jeden Stein aus dem Weg räumen, denn Luca muss selbst Erfahrungen sammeln. Wenn ich ihn nicht rechtzeitig loslasse und ihm das Gefühl gebe, es auch alleine ohne meine Hilfe zu schaffen, kann er sich nicht richtig entwickeln und wird ebenso ängstlich und sorgenvoll, wie ich es immer war. Meinen Job als Moderatorin, Redakteurin und Sprecherin, der oft auch viel Oberflächlichkeit mit sich bringt, übe ich nur noch selbstständig aus. Jetzt kann ich allein entscheiden, wie viel ich arbeite und vor allem, mit wem ich zusammenarbeite. Alles, was Spaß macht, ist niemals eine Belastung für mich!

Auch meine Ehe profitiert aus heutiger Sicht sehr stark von den Geschehnissen der letzten Jahre.

Ich glaube, über kurz oder lang hätten Fabian und ich uns – wie so viele andere Paare – auch scheiden lassen, denn wir haben uns damals in zwei komplett unterschiedliche Richtungen entwickelt. Ich war durch die Erschöpfungsdepression mit meiner Persönlichkeitsentwicklung beschäftigt und habe erkannt, dass ich einen Gang zurückschalten muss. Mein Mann jedoch wollte zu diesem Zeitpunkt der Welt ein Loch reißen, immer noch mehr leisten und hat sich total auf seinen Erfolg im Job reduziert. Wir hätten irgendwann wahrscheinlich auch aufgehört, ordentlich miteinander zu reden und bei unseren Gesprächen in die Tiefe zu gehen. So aber haben wir viel an unserer Beziehung gearbeitet und beide stark umgedacht. Jetzt wird das ausgesprochen, was uns belastet. Wir reden offen über unsere Bedürfnisse, Wünsche und Ängste. Und wir gehen respektvoll und wertschätzend miteinander um und hören zu.

Heute genießen wir unsere Zeit zu zweit oder zu dritt. Wir verreisen gerne und lassen es uns gut gehen. Ein Feuer am Abend im Sommer auf der Terrasse oder ein gutes Gespräch zwischen uns zwei erfüllt uns. Wir brauchen das ganze Remmidemmi, die unzähligen Veranstaltungen von früher nicht mehr, und das nicht nur, weil wir auch älter geworden sind. Freilich kommen uns auch immer wieder Freunde besuchen, und wir verbringen nette Nachmittage oder Abende miteinander. Wir legen aber keinen Wert mehr auf oberflächliche Gesellschaft, die von bloßem Schein dominiert wird.

Manche Paare können miteinander nichts anfangen, wir schon, denn wir haben uns – selbst nach beinahe vierzehn Jahren – noch immer genug zu sagen.

Wenn ich zurückblicke auf die letzten sieben Jahre und sie Revue passieren lasse, dann erfüllt es mich trotz allem mit Stolz. Ich finde heute nicht mehr, dass ich damals gescheitert bin. Nein, mein großer Zusammenbruch hat mich sozusagen geläutert und wachsen lassen, und ich habe die Chance bekommen, mein Leben zu ändern, um letzten Endes gestärkt aus all den Vorfällen herauszugehen.

Natürlich ertappe ich mich auch heute noch immer wieder dabei, wie ich mich verleiten und verführen lasse von dieser ganzen wahnsinnigen Maschinerie und alten Verhaltensmustern. Niemand kann und soll sich ganz ändern, sonst wären wir ja nicht mehr wir selbst.

Es ist nicht die Arbeit, nicht das Umfeld, kein anderer Mensch oder irgendetwas anderes, was uns kaputtmacht. Ich bin mittlerweile überzeugt, dass die Ursache nur in jedem allein liegt, dass es die eigene Haltung gegenüber diesen Dingen ist. Jeder muss für sich entscheiden, was es mit einem macht: Berührt es dich zu tief, oder schaffst du es, etwas mehr über den Dingen zu stehen? Steigst du aus, oder machst du mit?

Nehmen wir uns doch nicht immer alles so sehr zu Herzen und uns selbst nicht immer so wichtig. Ich weiß, wie schwer das ist! Vor allem in Situationen, in denen uns das Schicksal einen Streich spielt, es vielleicht nicht gut mit uns meint und uns ganz plötzlich aus der Bahn wirft. Aber auch dabei liegt es an jedem selbst, was er aus der Situation macht und wie er damit umgeht.

Ich habe mich mit professioneller Hilfe und der Unterstützung meiner Familie noch rechtzeitig für den richtigen Weg in meinem Leben entschieden, und ich versuche, ihn konsequent weiterzugehen.

Mein Körper und ich, wir mögen uns wieder und sind auf einer Wellenlänge – die besten Voraussetzungen also für ein harmonisches Zusammenleben mit mir selbst.

Am Ende wird immer alles gut, und wenn es noch nicht gut ist, dann ist es noch nicht das Ende … *(Oscar Wilde).*

Liebe Leserinnen, liebe Leser!

Den Frauen unter Ihnen möchte ich gerne sagen: Lassen wir uns doch wieder mehr von unseren Männern helfen und unterstützen, wir müssen nicht alles alleine tun! Auch wenn wir noch so stark um Gleichberechtigung kämpfen, im Haushalt wie bei der Kindererziehung, vergessen wir immer wieder, dass das starke Geschlecht ebenso zupacken kann und ebenso in der Verantwortung ist.

Ich stehe jedenfalls nicht allzu gerne meinen Mann, wie man so schön sagt. Es gibt Arbeiten und Dinge, die sind nicht umsonst in der Männerwelt zu Hause. Oder wechseln Sie gerne selbst Ihre Reifen?

Sie, liebe Männer, tun mir manchmal sogar richtig leid – das muss ich jetzt auch mal loswerden –, denn Sie haben es auch nicht gerade einfach mit uns. Sie sollen arbeiten, möglichst viel Geld verdienen, trotzdem aber auch wieder viel Zeit zu Hause verbringen und immer für uns und die Familie da sein.

Wir haben Sie gerne sensibel, aber dann doch wieder nicht zu soft, und oft auch wieder wild. Sie sollen uns im Haushalt helfen, machen es uns dann aber auch wieder nicht recht. Wir spielen die harten und starken Emanzen, bis uns alles zu viel wird. Wieso denn? Wofür denn?

Und noch etwas … Lasst uns im Kampf um die Gleichberechtigung zwischen Mann und Frau eines nicht vergessen: Wir sollten dabei versuchen, noch attraktiv für das andere Geschlecht zu bleiben. Wir verlieren uns manchmal dabei und werden zu verbissen. Das macht uns uncharmant und unsexy, nicht gerade förderlich, um an unser Ziel zu kommen, oder?

Alle, denen es so wie mir wirklich schlecht ging oder geht, können darauf vertrauen, dass auch sie irgendwann wieder aus diesem Sumpf herauskommen. Obwohl es in dieser Situation fast undenkbar scheint – das ist mir klar –, aber wenn Sie es selbst wollen und sich auch helfen lassen, sind die ersten Schritte bereits geebnet.

Ich wünsche mir wirklich, die/den eine/n oder andere/n vielleicht schon früher dafür motivieren zu können, sich professionelle Hilfe zu holen. Es ist keine Schande, auch wenn psychisch krank zu sein, noch immer ein Tabuthema ist. Wenn wir aber offen damit umgehen, wird es in den nächsten Jahren vielleicht immer weniger Scham geben.

Ich finde, es zeichnet uns sogar aus, Menschen mit einem guten Gespür zu sein und sensible Antennen zu haben.

Auch wenn wir schwach sind, sind wir stark.

Wir brauchen „unsere Frau" und „unseren Mann" nicht zu stehen bis zum wortwörtlichen Umfallen!

Zum Abschluss möchte ich noch einige meiner Lieblingszitate und Weisheiten zusammenfassen, die mir in den letzten Jahren immer wieder etwas geholfen haben. Vielleicht zaubern sie auch Ihnen ein Lächeln auf die Lippen?!

„Zu perfekt macht unsympathisch!"
(Frau Dr. Hanisch, meine Psychotherapeutin)

„Gibst du im Beruf von Anfang an einhundertzwanzig Prozent, kannst du nicht so schnell wieder kürzertreten, es wird dir stets vorgehalten."
(Meine Schwiegermutter)

„Wenn du den Weg nicht kennst, fragst du doch auch nach Hilfe!"
(Peter, unser Familienarzt :-))

„Fragen Sie sich in dem Moment, in dem es Ihnen schlecht geht, nicht, was brauche ich jetzt?"
(DKS Hilde, meine Bezugsschwester in der Reha)

„Denke nicht an das Problem, sondern an die Lösung."
(Mein Mann)

Man sollte, bevor man über einen Menschen urteilt, zuerst vier Wochen in seinen Mokassins gelaufen sein.
(Indianische Weisheit)

„Kann man nix machen, außer umdrehen und lachen."
(95-jährige, krebskranke Ordensschwester)

„Willst du etwas verändern, so musst du dich selbst ändern."
(Meine Mama)

Die Zeit heilt alle Wunden.
(Sprichwort)

Blicke stets nach vorne, denn die Vergangenheit kannst du nicht ändern. Die Zukunft jedoch schon.
(Weisheit)

Einfach sein, ohne einfach zu sein.
(Mein Lebensmotto)

Danksagung

Als Erstes möchte ich mich bei meinem Mann und meinem Sohn bedanken, denn die beiden ermöglichten es mir mit viel Geduld und Vertrauen ihrerseits, diesen Roman zu schreiben.

Natürlich bedanke ich mich auch bei meinen Eltern und Schwiegereltern, die gerade in der heißen Schlussphase des Schreibens oft eingesprungen sind, um sich um meinen Sohn zu kümmern.

Auch Sie, werte Leserinnen und Leser, haben meinen vollsten Dank, denn Sie kauften dieses Buch und interessierten sich für meine Geschichte, die sich aber leider täglich in vielen anderen Familien wiederholt. Ich hoffe, ich konnte Sie mit diesem Roman ansprechen und Ihnen vielleicht auch ein Stück weit weiterhelfen, denn das war mein Ziel, als ich begonnen habe, diesen Roman zu schreiben.

Danke auch an alle meine Wegbegleiter: Familie, Freunde, Therapeuten und Ärzte, die mich all die Jahre unterstützt haben.

Ein besonders großes Dankeschön geht an meine beiden Liebsten, Florian und Mica, und an Mama und Papa – meine Felsen in der Brandung –, an meine Schwiegereltern Helga und Herbert, an Trixi, Sebastian und Tamara, an meine Omi und Hans, an Steyr Omi und Opa, an meinen Opa und an Gerti Oma, an Erni und Helmuth, an Boris und Lisi, an Brigitte und Paul, Nicole und Helmut, an Melanie, Oliver, Thomas und Nina, Christiane, Tamara, Erika und Mel und Stefan, an Schwester Hilde, Antonia, meine Physiotherapeutin, und an Olivia, meine Osteopathin, an Silvia, unsere Masseurin, und an Kerstin, meine Zumba Trainerin, die mir gezeigt hat, dass Sport auch unendlich Spaß machen kann.

Ohne die gute Unterstützung von allen Seiten wäre mein Weg noch steiniger gewesen. Ihr wart sehr oft ein Licht für mich, das mir in meiner dunklen Zeit den Tag erhellt hat. Danke, dass Ihr mich in dieser schweren Zeit so oft getragen habt und mir beigestanden seid. Die vielen Gespräche mit Euch gaben mir immer wieder Mut und Kraft, um weiterzumachen.

Liebe Sarah Saxx, auch bei Dir möchte ich mich tausendmal bedanken. Du hast mir so unendlich viele Tipps gegeben und mir geholfen. Mir die besten Adressen und Ansprechpartner verraten. Du warst mitunter ein Grund dafür, dass ich überhaupt zu schreiben begonnen habe. Ich schätze Dich sehr als Mensch und Autorin und wünsche Dir noch viele weitere liebenswerte Bestseller. Allen, die gerne wundervolle Liebesromane lesen, kann ich *www.sarahsaxx.com* wärmstens empfehlen.

Außerdem gehört mein ganzer Dank für das wunderschöne, stimmige und äußerst ansprechende Cover und dem Buchsatz, dem Kreativbüro Schmetterlingsfabrik. Tausend Dank für die gute Betreuung und die zahlreichen kreativen Ideen, die mir wahrlich Schmetterlinge im Bauch gezaubert haben.

Danke, danke, danke auch an Annika Bühnemann. Auch Du hattest stets ein offenes Ohr für meine tausend Fragen und hast mich auch sensationell gecoacht. Außerdem hast Du mit Deiner Erfahrung als erfolgreiche Autorin und Grafikerin meine Homepage gestaltet und sie zum „Leuchten“ gebracht. Ich liebe Deine Geschichten und hoffe noch auf viele weitere lustige, spannende und romantische Romane von Dir. Mehr über Annikas Bücher und ihren hilfreichen Blog „Vom Schreiben leben“ finden sie unter *www.annikabuehnemann.de*

Ebenso bedanken möchte ich mich bei meiner psychiatrischen Fachärztin Dr. Waltraud Horeth und bei Mag. Ursula Janout in ihrer Funktion als Psychotherapeutin und Psychologin. Ich sage Danke für Ihre Zeit, Ihre Fachauskunft und somit auch Ihre Mitarbeit an diesem Buch.
Weitere Infos unter: *www.therapie-janout.at*

Meinen allerherzlichsten Dank möchte ich auch meinen Psychotherapeuten aussprechen, die mich durch die anstrengende Zeit hindurch begleitet haben: Frau Dr. Claudia Muhr, Frau Dr. Sonja Prasser und Herrn Dr. Thomas Himmelfreundpointner. Ich habe sehr viel bei Ihnen gelernt und bin froh, Sie auf meinem Lebensweg getroffen zu haben.

Ein ebenso riesengroßes Dankeschön geht an meine Lektorin Kornelia Schwaben-Beicht (*www.abc-lektorat.de*). Vielen Dank, liebe Konny, für Deine Beharrlichkeit, Deine Genauigkeit und Deine Ehrlichkeit. Du hast so auch noch den „letzten Rest" aus mir herausgekitzelt. Es war mir eine Ehre, mit Dir zusammenarbeiten zu dürfen. Ich hoffe, Du lektorierst auch mein nächstes Werk wieder.

Zum Abschluss noch ein ganz besonderes Danke an meinen Mann. Du warst mir in all den Jahren eine sehr große Stütze und gabst mir Halt, wann immer es Dir möglich war. Ich weiß, dieser ganze Psychokram ist überhaupt nicht Dein Ding, und so hattest Du es sicher am schwersten, mit dieser Situation umzugehen.

Danke, dass Du durchgehalten hast, denn jetzt haben wir es beide geschafft. Wir können stolz sein auf alles, was wir in unserer Partnerschaft erreicht und uns aufgebaut haben.

Ich liebe Dich über alles, für immer und ewig.

Über Maria Peters

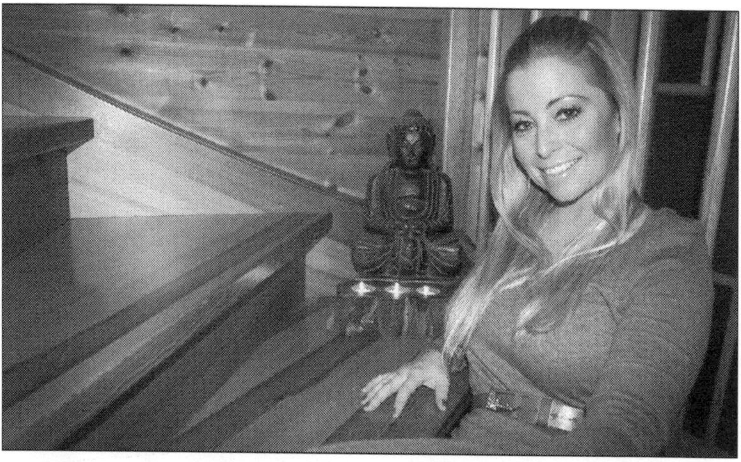

Maria Peters ist Eventmoderatorin, Geschäftsführerin ihrer eigenen Filmproduktionsfirma, arbeitet als Sprecherin für TV und Radio Werbespots und bietet Mediencoachings an.
Die Autorin, 1977 geboren, lebt mit ihrem Mann und ihrem Sohn in Oberösterreich in einem gemütlichen Holzhaus.
Tiere liebt sie über alles und am liebsten hätte sie gerne einen ganzen Zoo. Derzeit beschränkt sich ihre Liebe, aber „nur" auf ihren 15 Jahre alten Mischlingsrüden Sammy und ihre einjährige Katze Lilly.
In ihrer Freizeit macht sie das zu dem sie Lust hat, wie zum Beispiel: mit Freundinnen treffen, Sport und große Feste feiern.

Mehr Maria Peters:

Website: www.maria-peters.com
E-Mail: mail@maria-peters.com
Facebook: on.fb.me/1yVERdu

38960679R00180

Made in the USA
Charleston, SC
24 February 2015